Essentials of Diagnostic Surgical Neuropathology

神经病理诊断精要

原著　Chitra Sarkar　　　Vani Santosh　　　Geeta Chacko

主译　梅开勇

中国科学技术出版社

·北 京·

图书在版编目（CIP）数据

神经病理诊断精要 /（印）奇特拉·萨卡尔（Chitra Sarkar），（印）瓦尼·桑托什（Vani Santosh），（印）吉塔·查科
(Geeta Chacko) 原著；梅开勇主译 . — 北京：中国科学技术出版社，2022.8
书名原文：Essentials of Diagnostic Surgical Neuropathology
ISBN 978-7-5046-9613-7

Ⅰ. ①神… Ⅱ. ①奇… ②瓦… ③吉… ④梅… Ⅲ. ①神经系统疾病—病理学—诊断 Ⅳ. ① R741.04

中国版本图书馆 CIP 数据核字（2022）第 083193 号

著作权合同登记号：01-2022-2989

Copyright ©2018 of the original English language edition by Thieme Medical and Scientific Publishers Private Limited., Uttar
Pradesh, India
Original title: *Essentials of Diagnostic Surgical Neuropathology*
by Chitra Sarkar, Vani Santosh, Geeta Chacko
《神经病理诊断精要》（第 1 版）由印度北方邦的 Thieme Medical and Scientific Publishers Private Limited. 于 2018 年出版，
版权归其所有。作者：［印度］奇特拉·萨卡尔（Chitra Sarkar），［印度］瓦尼·桑托什（Vani Santosh），［印度］吉塔·查
科（Geeta Chacko）。

策划编辑	丁亚红　焦健姿
责任编辑	丁亚红
文字编辑	弥子雯　方金林
装帧设计	佳木水轩
责任印制	徐　飞

出　　版	中国科学技术出版社
发　　行	中国科学技术出版社有限公司发行部
地　　址	北京市海淀区中关村南大街 16 号
邮　　编	100081
发行电话	010-62173865
传　　真	010-62179148
网　　址	http://www.cspbooks.com.cn

开　　本	889mm×1194mm　1/16
字　　数	343 千字
印　　张	15.5
版　　次	2022 年 8 月第 1 版
印　　次	2022 年 8 月第 1 次印刷
印　　刷	运河（唐山）印务有限公司
书　　号	ISBN 978-7-5046-9613-7 / R·2899
定　　价	158.00 元

（凡购买本社图书，如有缺页、倒页、脱页者，本社发行部负责调换）

译者名单

主　译　梅开勇

译　者　（以姓氏笔画为序）

王　强　武汉市黄陂区中医医院

尹为华　北京大学深圳医院

付伟伟　青岛大学附属医院

刘雪咏　福建医科大学附属第一医院

安　晋　广州医科大学附属第二医院

李伟松　赣南医学院

李海南　广东三九脑科医院

沈　恬　南京医科大学附属南京医院

张明辉　广东省人民医院

张梦霞　广州医科大学附属第二医院

郅　程　广州医科大学附属第二医院

金香兰　北京大学深圳医院

黄文斌　南京医科大学附属南京医院

梅开勇　广州医科大学附属第二医院

曾子淇　南方医科大学珠江医院

内容提要

....

　　本书引进自 Thieme 出版社，由三位知名神经病理学专家 Chitra Sarkar 教授、Vani Santosh 教授和 Geeta Chacko 教授，联合众多权威专家共同编写。书中全面介绍了神经系统肿瘤及其他神经系统病变与损伤的各种病理改变，从定义、发病率、年龄及性别分布、发病部位、大体检查、镜下特征、免疫表型和预后等方面进行了细致阐释，可帮助读者掌握及鉴别不同神经系统疾病的病理改变。此外，本书还介绍了需要外科治疗的非肿瘤性病变的病理学，如癫痫、血管畸形、动脉瘤、感染和创伤性脑损伤。本书系统明晰，图文互参，不仅对神经病理学从业人员有重要指导意义，还可供相关学科临床医师在实践工作中阅读参考。

主译简介

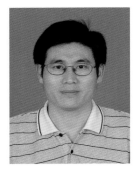

梅开勇

广州医科大学附属第二医院主任医师，硕士研究生导师。临床病理科教学基地主任，国家卫生健康委能力建设和继续教育中心专家组委员，广东省临床医学学会病理学专业委员会副主任委员，广州市医学会病理学分会副主任委员，广东省医师协会病理科医师分会常务委员，广东省精准医学应用学会肾脏病分会常务委员，广东省精准医学应用学会分子病理分会常务委员，中国医疗保健国际交流促进会病理学分会常务委员，中华医学会消化病学分会消化病理协作组委员，中华医学会病理学分会骨与软组织疾病学组委员，中国抗癌协会淋巴瘤专业委员会委员，中国抗癌协会肿瘤病理专业委员会胃肠间质瘤协作组副组长，中国抗癌协会肿瘤病理专业委员会淋巴瘤学组委员，中国抗癌协会肿瘤病理专业委员会分子病理协作组委员，广东省抗癌协会肿瘤病理专业委员会委员，《中华病理学杂志》《中国临床新医学杂志》编委及审稿专家，《临床与实验病理学杂志》《中国肿瘤临床》《广东医学》《中华脑科疾病与康复杂志》特约审稿专家。从事肿瘤病理诊断及研究工作 20 余年，擅长淋巴造血系统肿瘤、软组织肿瘤、神经系统肿瘤、头颈肿瘤及女性生殖道肿瘤等疑难肿瘤病理诊断，先后师从国内著名病理学家林汉良教授、著名华人病理学家 Dengfeng Cao（曹登峰）和国际著名病理学家 John K.C. Chan（陈国璋）。主持承担广东省卫生厅基金项目 4 项，广州市科技局项目 1 项，广州市卫生局基金项目 4 项，参与广东省自然、科技厅、中医药局及市卫生局基金项目多项。参编专著 3 部，主译专著 5 部，发表论文 20 余篇，其中 SCI 收录论文 6 篇。

原书编者名单

原 著

Chitra Sarkar, MD, FRCPath, FICPath, FASc, FNASc, FAMS, FNA
JC Bose National Fellow
Professor
Department of Pathology
All India Institute of Medical Sciences (AIIMS)
New Delhi

Vani Santosh, MD, FAMS, FICPath
Professor and Head
Department of Neuropathology
National Institute of Mental Health and Neuro-Sciences (NIMHANS)
Bangalore

Geeta Chacko, MD, PhD
Professor
Section of Neuropathology, Department of Pathology
Christian Medical College
Vellore

参编者

Chitra Sarkar, MD, FRCPath, FICPath, FASc, FNASc, FAMS, FNA
JC Bose National Fellow
Professor
Department of Pathology
All India Institute of Medical Sciences (AIIMS)
New Delhi

Vani Santosh, MD, FAMS, FICPath
Professor and Head
Department of Neuropathology
National Institute of Mental Health and Neuro-Sciences (NIMHANS)
Bangalore

Geeta Chacko, MD, PhD
Professor
Section of Neuropathology, Department of Pathology
Christian Medical College
Vellore

Sundaram Challa, MD, FAMS, FICPath
Faculty and Advisor
DNB Pathology, Department of Pathology
and Laboratory Medicine
Basavatarakam Indo American Cancer Hospital and Research Institute
Hyderabad

Bishan Radotra, MD, PhD (UK), MAMS, FICPath
Professor of Neuropathology
Department of Histopathology
Post Graduate Institute of Medical Education and Research (PGIMER)
Chandigarh

Mehar C Sharma, MD, FRCPath
Professor
Department of Pathology
All India Institute of Medical Sciences (AIIMS)
New Delhi

Yasha TC, MD
Professor
Department of Neuropathology
National Institute of Mental Health and Neuro-Sciences (NIMHANS)
Bangalore

Vaishali Suri, MD
Professor
Department of Pathology
All India Institute of Medical Sciences (AIIMS)
New Delhi

Kirti Gupta, MD
Professor
Department of Histopathology
Post Graduate Institute of Medical Education and Research (PGIMER)
Chandigarh

Uttara Chatterjee, MD
Professor
Department of Pathology
Institute of Postgraduate Medical Education and Research (IPGMER)
Kolkata

Sridhar Epari, MD
Professor
Department of Pathology
Tata Memorial Centre
Mumbai

**Poonam Elhence, MD, DNB, PDCC
(Cytopathology)**
Additional Professor and Head
Department of Pathology
All India Institute of Medical Sciences
(AIIMS)
Jodhpur

Anita Mahadevan, MD, DNB
Additional Professor
Department of Neuropathology
National Institute of Mental Health and
Neuro-Sciences (NIMHANS)
Bangalore

Sushama Patil, MD, AB (Neuropathology)
Senior Consultant of Neuropathology and
Surgical Pathology
Department of Pathology
Apollo Cancer Institutes
Chennai

Megha S Uppin, MD
Associate Professor
Department of Pathology
Nizam's Institute of Medical Sciences
Hyderabad

Aanchal Kakkar, MD
Assistant Professor
Department of Pathology
All India Institute of Medical Sciences
(AIIMS)
New Delhi

Suvendu Purkait, MD
Assistant Professor
Department of Pathology
All India Institute of Medical Sciences
(AIIMS)
Bhubneswar

B N Nandeesh, MD, DNB
Assistant Professor
Department of Neuropathology
National Institute of Mental Health and
Neuro-Sciences (NIMHANS)
Bangalore

Bimal Patel, MD, PDF (Neuropathology)
Assistant Professor
Section of Neuropathology, Department of
Pathology
Christian Medical College
Vellore

Tanush Vig, MD
Assistant Professor
Department of Pathology
Christian Medical College
Vellore

Kavneet Kaur, MD
Senior Research Associate
Department of Pathology
All India Institute of Medical Sciences
(AIIMS)
New Delhi

Aruna Nambirajan, MD, DNB
Senior Resident
Department of Pathology
All India Institute of Medical Sciences
(AIIMS)
New Delhi

Shilpa Rao, MD
Senior Resident
Department of Neuropathology
National Institute of Mental Health and
Neuro-Sciences (NIMHANS)

Bangalore

RT Rajeswarie, MD, DNB
Senior Resident
Department of Neuropathology
National Institute of Mental Health and
Neuro-Sciences (NIMHANS)
Bangalore

Parul Jain, MD, DNB
Senior Resident
Department of Neuropathology
National Institute of Mental Health and
Neuro-Sciences (NIMHANS)
Bangalore

Pooja Chavali, MD, DNB
Senior Resident
Department of Neuropathology
National Institute of Mental Health and
Neuro-Sciences (NIMHANS)
Bangalore

Sumitra Sivakoti, MD
Senior Resident
Department of Neuropathology
National Institute of Mental Health and
Neuro-Sciences (NIMHANS)
Bangalore

Sabuj Ghana Mukhopadhyay, MD
Clinical Tutor
Department of Pathology
Burdwan Medical College
Burdwan, West Bengal

Swetha Lakshmi Narla, MD
Junior Consultant
Department of Histopathology
Apollo Cancer Institutes
Chennai

原 书 序

  我很荣幸能为这部由三位著名教授编写且广受好评的神经病理学专著作序。近年来，神经病理学这一领域的发展与进步日新月异，导致平日忙碌的临床医生和大部分病理学家很难跟上该领域专业知识的更新速度，这也是出版本书的主要目的。

  我们非常欣慰地注意到，随着该领域的飞速发展，涌现出大量专家，并且其数量还在持续增加中。

  通过本书的一些内容，可以很明显地感受到病理学不再局限于常规的组织病理学，还有分子生物学和基因组学予以补充。这些补充有助于人们对结构异常的理解，还有助于认识这些异常的发生、发展过程。另外，这些补充也有助于提供更可靠的预后信息。

  与传统的教材版式不同，本书著者采用"要点条目＋高质量插图"的形式编排，更有利于忙碌的临床医生关注重点。著者根据他们丰富的经验对患病人群中观察到的不同亚型归纳了他们的认识和理解。

  我要祝贺和感谢本书的参编者，他们对本书的辛勤付出无疑是一种无私的爱。这也证实了一句流传已久的话，"给予总比索取多"。

Prof P. N. Tandon
Emeritus Professor, AIIMS
National Research Professor

译者前言

  神经病理学是外科病理学中非常重要的一门亚专科，也是神经科学的重要分支。本书系统介绍了中枢神经系统肿瘤性病变和非肿瘤性病变，其中，肿瘤性病变采用了 WHO 中枢神经系统肿瘤分类（2016 年修订版）的内容，描述了肿瘤的定义、WHO 分级、临床病理特点、免疫表型、分子改变及预后；非肿瘤性病变则从病因、机制和病理形态学特点等方面进行了详细阐述。本书将癫痫的相关病理作为独立章节，详细介绍了颞叶内侧硬化、脑皮质发育不良和局灶性脑皮质发育不良的病理分型及病理形态学改变。本书病种齐全，内容简明扼要，重点突出，不失为一部全面实用的工具书，可作为神经科医生、病理科医生、神经肿瘤学家、高校病理学教师、住培生的重要案头参考书。

  由于本书内容涵盖广泛，加之中外术语规范及语言表达习惯有所差异，中文翻译版中可能存在一些疏漏之处，恳请读者批评指正，不吝赐教。

广州医科大学附属第二医院

原书前言

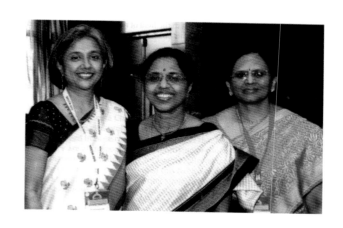

　　近十年来，随着免疫组织化学和分子病理学的引入，神经病理学，特别是神经肿瘤学取得了显著进展，发生了根本性变化。这大大提高了诊断的准确性，并增加了预后信息。这些改变促使了 2016 年 WHO 中枢神经系统肿瘤分类修订版的发布，该分类强调"结合形态学、免疫组织化学和分子遗传学的综合诊断"方法。这种个体化医疗的出现也导致了临床医生和病理医生对神经病理学诊断方式的转变。因此，临床医生和外科病理医生对这一领域最新进展的及时跟进是很重要的。编写本书的目的是帮助病理医生结合预后信息做出准确诊断，进而帮助临床医生制订更加先进、精确和个性化的患者管理。

　　鉴于人们对中枢神经系统肿瘤的理解发生了革命性变化，本书也将重点放到了肿瘤病理学。此外，书中还解释了需要手术干预的非肿瘤性病变的病理学，其中一些疾病的临床和影像学特征可类似于肿瘤病变，因此其诊断极具挑战性。了解这些病变的病理是非常重要的，特别是一些可能在日常实践中遇到的病变。

　　本书可作为临床医生和病理医生日常工作中的参考资料，可供神经外科、神经病学、神经肿瘤学、神经放射学和其他相关领域的临床医生、住院医生、规培生使用。本书对病理学规培生及不太熟悉神经病理学亚专科的大外科病理学医生亦有帮助。

　　书中所述包含了神经外科肿瘤和非肿瘤病理学，提供了流行病学和形态学的相关内容。在目前的临床实践中，临床医生越来越依赖于组织和分子的综合诊断来辅助临床决策。由于辅助检查是诊断和最终综合病理报告中非常重要的组成部分，所以我们纳入了免疫组织化学和分子诊断，特别是在脑肿瘤活检中。

病变的主要特征包括近年来大体和组织形态学、免疫组织化学特征和基因方面的进展，将以要点式形式呈现，并辅以神经外科病理学重要领域的代表性镜下图片。

本书共两篇 6 章：第 1～21 章为上篇神经系统肿瘤，第 22～26 章为下篇其他神经系统病变与损伤。在肿瘤部分，我们总结了 2016 年 WHO 中枢神经系统肿瘤分类的最显著特征。难治性癫痫是神经外科病理学的一个非常重要的组成部分，病理学家需要了解与该疾病相关的组织病理学的多样性，以做出准确的诊断。颅内动脉瘤、血管畸形和创伤性脑损伤是神经外科病理学的另一重要部分，在书中也进行了介绍。一些感染、炎症和脱髓鞘病变可类似肿瘤，书中也进行了讨论。

本书以简洁的形式涵盖了丰富的内容，将成为诊治神经系统疾病的临床医生和病理医生日常实践中的实用参考书。

本书是印度神经病学协会（NSI）在持续努力增长其成员和扩展整个医疗社会的知识基础上的成果。挑选的著者们在印度全国和国际神经病理学领域中均得到广泛认可。我们对印度神经学学会、Thieme 出版社及所有参与的作者致以最真诚的感谢。特别是印度国家科学院副部长 Dr. VP Singh 的真诚付出和无条件支持。

我们真诚地希望读者发现本书不仅实用而且有趣。相信本书将成为神经外科病理学界给予规培生、病理医生及神经肿瘤学和神经病学领域临床医生的宝贵参考资料。

致　谢

交响乐不是一个人演奏出来的，需要整个乐队的配合。

——**H. E. Luccock**

　　我对与我共同编写本书的 Vani Santosh、Geeta Chacko，以及那些在繁重工作中还为这一庞大工程付出宝贵时间和努力的参编者致以最真挚的感谢。我们为本书集结的每一位编者都令人印象深刻，这也反映了神经病理学正成为病理学中一门举足轻重的学科。各位编者负责确认本书包含的所有内容。我也非常感谢我的同事 Mehar Sharma 和 Vaishali Suri，他们减轻了我在科室中日常工作的压力，让我得以投入更多时间完成本书。我要对 Aanchal Kakkar 和 Kavneet Kaur 致以最深切的感激，如果没有他们无条件的帮助和坚定的支持，我将无法完成这一项目。他们的价值无法估量，我们的努力方向一致，配合也天衣无缝，尽管他们的日程安排十分紧张，但他们仍会为此花费大量时间，即使在假期也不例外，并且所有人都带着极富感染力的微笑，这时常鼓舞着我，让我充满热情。借此机会我也想感谢我的导师 Subimal Roy教授（已故）、P. N. Tandon 教授和 A. K. Banerji 教授，是他们带领我进入神经病理学的领域。我还要感谢所有的技术人员、学生和研究人员，他们是我所有科研成果的基石。我非常感谢我的长期秘书助理 Kamal Gulati，他是我所有成就中努力和稳定的源泉。感谢印度神经病学协会给我们这个机会，让我们进行如此规模的项目。感谢我的家人，包容我在深夜及周末花费大量时间进行写作，甚至因此错过很多家庭活动。最后，我要感谢我们的部门主任 S. K. Panda 教授，以及所有同事一直以来的支持和鼓励。

Chitra Sarkar

　　我十分感谢 NSI 给予我们参与编写这部有关神经病理学诊断最新进展著作的机会。我很享受与亲爱的同事 Chitra Sarkar 和 Geeta Chacko 共同编写本书的过程。我要对 NIMHANS 所有院系及神经病理科的所有住院医师致以真诚的感谢，他们为本书的内容做出了巨大贡献。我要特别感谢 Shilpa Rao 对

本书部分章节内容和格式所做的贡献，以及 K. Manjunath 对数据收集所做的
贡献。我非常感谢我们的技术人员和研究人员的不懈努力，为本书提供了完
美的组织学和分子学成果。

Vani Santosh

在过去几个月里我们三人之间的邮件、短信和电话从不停歇。我目睹了
Chitra Sarkar 为了完成这一项目不断地努力，对于 Vani 和 Chitra，我只能说，
与你们合作真是一次非常宝贵的经历。实际上，我认为这次经历大大加强了
神经病理学同行间的沟通，让我们三人有了更紧密的联系。我要向我的共同
著者致敬，感谢他们的付出，感谢他们在繁忙的工作中仍能按时完成此书。

我要感谢印度神经病学协会紧跟 WHO 2016 年版的更新，并及时给予我
们这一机会。我也非常感谢韦洛尔基督教医学院 (CMC,Vellore) 和广场医院
（Dhaka、Bimal、Bidoura、Taufiq、Farzana 和 Israt）的同事们提供的支持，
让我有充足的时间完成这次学术任务。我的技术人员 Janet、Sunitha，以及
Masud Rana 和他的团队为这一项目打下了基础。没有他们，本书就不会问世。

衷心感谢我的导师 Mathew J. Chandy 教授和 Sushil M. Chandi 教授，是他
们带领我进入神经病理学这一激动人心的领域。感谢我的家人、学生及老师
们对我的支持、激励和鼓励。

Geeta Chacko

目 录

上篇 神经系统肿瘤

下篇　其他神经系统病变与损伤

上 篇

神经系统肿瘤
Tumors of the Nervous System

第 1 章 中枢神经系统肿瘤 WHO 分类概述[1]

Introduction to the WHO 2016 Classification of Tumors of the Central Nervous System-Revised Fourth Edition

Vani Santosh 著

沈 恬 黄文斌 译

世界卫生组织（World Health Organization, WHO）分类是全球公认的中枢神经系统肿瘤分类系统。这一分类系统为中枢神经系统（central nervous system, CNS）肿瘤的神经病理学诊断奠定了基础，并具有预后和治疗意义。截至目前，该肿瘤分类已更新至第 4 版，俗称"蓝皮书"，分别于 1979 年、1993 年、2000 年和 2007 年发布。在所有的版本中，诊断、分类和分级均基于常规苏木精–伊红染色切片上的组织病理学特征做出，免疫组化标记常作为辅助性方法来辅助诊断。

在过去 20 年中，分子数据急剧增加，这些分子数据从临床相关的分子生物标志中演化而来，并被发现在肿瘤亚群中具有预后和预测价值。有些分子标志虽然已被纳入 2007 年发布的 WHO 中枢神经系统肿瘤分类中，但在公认的组织学标准建立的诊断亚组中仅作为预后或预测性标志物。之后，为了将这些分子数据应用到常规诊断中去，于 2014 年 5 月的荷兰哈姆勒，由 10 个不同国家的神经病理学家组成的国际神经病理学会（International Society of Neuropathology,

ISN）召开会议讨论将分子标记纳入下一版 WHO 分类中。在临床同事的帮助下，协会成员制订了兼具组织学和分子数据的中枢神经系统肿瘤诊断指南。新指南提议诊断报告需要至少三方面的基本信息，即组织学分类、WHO 分级和分子信息，这将有助于获得"整合诊断"（表型和基因型）。

为了获得整合诊断，ISN 哈姆勒指南建议的多层诊断格式见表 1–1。整合诊断的多层诊断报告格式示例见表 1–2。

因此，随着病理学家对中枢神经系统肿瘤分子数据的理解加深，决定提前发布"修订第 4 版"（由 2007 年第 4 版中枢神经系统肿瘤 WHO 分类更新而来），而不再等待第 5 版。2016 年发布的中枢神经系统肿瘤 WHO 分类更新内容见表 1–3。与 2007 年的版本相比，此次更新增加了一些变化。最重要的是，WHO 首次提出了在分子时代应如何构建中枢神经系统肿瘤诊断的概念。

2016 年发布的 WHO 分类更新中的一些主要变化如下。

• 弥漫性胶质瘤和髓母细胞瘤，其他胚胎性

---

[1] WHO 分类引自 2016 年，修订第 4 版

表 1-1　中枢神经系统肿瘤诊断的多层诊断格式

第一层次	组织学分类
第二层次	WHO 分级（反映自然病程）
第三层次	分子信息
第四层次	整合诊断（整合所有以组织学为基础的信息）

表 1-2　WHO Ⅱ级"整合诊断"的多层诊断格式（以弥漫性星形细胞瘤为例）

组织学分类：弥漫性星形细胞瘤	
WHO 分级：WHO Ⅱ级	
分子信息	整合诊断
IDH 突变 /1p19q 非共缺失 /ATRX 缺失	IDH 突变型弥漫性星形细胞瘤，WHO Ⅱ级
IDH 突变 /1p19q 共缺失 /ATRX 存在	1p19q 共缺失的 IDH 突变型少突胶质细胞瘤，WHO Ⅱ级
IDH 野生型	IDH 野生型弥漫性星形细胞瘤，WHO Ⅱ级
未检测	非特指型弥漫性胶质瘤（星形细胞形态），WHO Ⅱ级

IDH. 异柠檬酸脱氢酶；WHO. 世界卫生组织

肿瘤进行了重大调整，新增了基因上定义的疾病类型。

- 取消了"原始神经外胚层肿瘤"PNET 这一术语。
- 增加了遗传学定义的室管膜瘤变异型 [v-rel avian reticuloendotheliosis viral oncogene homolog A（RELA）基因融合阳性]。
- 删除了以前的疾病类型（如大脑胶质瘤病）及其变异（如原浆型和纤维性星形细胞瘤及细胞性室管膜瘤）。
- 疾病类型的扩大包括在中枢神经系统造血 / 淋巴系统肿瘤（淋巴瘤和组织细胞肿瘤）。

- 增加了脑组织侵犯作为非典型脑膜瘤的一个诊断标准。
- 将孤立性纤维性肿瘤（solitary fibrous tumor，SFT）和血管外皮细胞瘤（hemangiopericytoma，HPC）合并为一个单一类型，并采用分级系统体现这一变化。
- 神经鞘膜肿瘤分类的改变包括两方面：①增加杂交性神经鞘膜肿瘤；②将黑色素性神经鞘瘤与其他神经鞘瘤区分开。

2016 年发布的中枢神经系统肿瘤 WHO 分类更新的部分新肿瘤类型、变异及模式见表 1-4。

表 1–3　中枢神经系统肿瘤 WHO 分类（2016 年）

弥漫性星形细胞瘤和少突胶质细胞瘤	分　级	脑神经和椎旁神经肿瘤	分　级
• IDH 突变型弥漫性星形细胞瘤		• 神经鞘瘤	I
－ IDH 突变型肥胖细胞性星形细胞瘤	II	－ 细胞神经鞘瘤	
• IDH 野生型弥漫性星形细胞瘤	II	－ 丛状神经鞘瘤	
• 非特指型弥漫性星形细胞瘤	II	－ 黑色素性神经鞘瘤	
• IDH 突变型间变性星形细胞瘤	III	• 神经纤维瘤	I
• IDH 野生型间变性星形细胞瘤	III	－ 非典型神经纤维瘤	
• 非特指型间变性星形细胞瘤	III	－ 丛状神经纤维瘤	
• IDH 野生型胶质母细胞瘤		• 神经束膜瘤	I
－ 巨细胞型胶质母细胞瘤	IV	• 混合型神经鞘瘤	
－ 胶质肉瘤		• 恶性外周神经鞘膜瘤（MPNST）	I / III / IV
－ 上皮样胶质母细胞瘤		－ 伴多向分化的恶性外周神经鞘膜瘤	
• IDH 突变型胶质母细胞瘤		－ 上皮样恶性外周神经鞘膜瘤	
• 非特指型胶质母细胞瘤	IV	• 伴神经束膜分化的恶性周围神经鞘膜瘤	
• H3K27M 突变型弥漫性中线胶质瘤	IV		
• IDH 突变型少突胶质细胞瘤	IV	**脑膜瘤**	**分　级**
• 伴 1p/19q 共缺失	II	• 脑膜上皮型脑膜瘤	I
• 非特指型少突胶质细胞瘤	II	• 纤维性脑膜瘤	I
• IDH 突变及 1p/19q 共缺失型间变性少突胶质细胞瘤	III	• 过渡型脑膜瘤	I
• 非特指型间变性少突胶质细胞瘤	III	• 沙砾体型脑膜瘤	I
• 非特指型少突星形细胞瘤	II	• 血管瘤型脑膜瘤	I
• 非特指型间变性少突星形细胞瘤	III	• 微囊型脑膜瘤	I
		• 分泌型脑膜瘤	I
其他星形细胞肿瘤	**分　级**	• 淋巴浆细胞型脑膜瘤	I
• 毛细胞型星形细胞瘤	I	• 化生型脑膜瘤	I
• 毛黏液星形细胞瘤	NA	• 脊索样脑膜瘤	II
• 室管膜下巨细胞星形细胞瘤	I	• 透明细胞型脑膜瘤	II
• 多形性黄色星形细胞瘤	II	• 非典型脑膜瘤	II
• 间变性多形性黄色星形细胞瘤	III	• 乳头状脑膜瘤	III
		• 横纹肌样脑膜瘤	III
室管膜瘤	**分　级**	• 间变性（恶性）脑膜瘤	III
• 室管膜下瘤	I	**间质非脑膜上皮性肿瘤**	**分　级**
• 黏液乳头性室管膜瘤	I		
• 室管膜瘤	II	• 孤立性纤维性肿瘤 / 血管外皮细胞瘤	I / II / III
－ 乳头状室管膜瘤		• 血管母细胞瘤	
－ 透明细胞性室管膜瘤		• 血管瘤	
－ 伸长细胞性室管膜瘤		• 上皮样血管内皮细胞瘤	I
• RELA 融合阳性室管膜瘤	II / III	• 血管肉瘤	I
• 间变性室管膜瘤	III	• 卡波西肉瘤	
		• 尤因肉瘤 / 周围性原始神经外胚层肿瘤	
其他胶质瘤	**分　级**	• 脂肪瘤	
• 第三脑室脊索样胶质瘤	II	• 血管脂肪瘤	
• 血管中心性胶质瘤	I	• 冬眠瘤	
• 星形母细胞瘤	II	• 脂肪肉瘤	
		• 韧带型纤维瘤病	

（续表）

脉络丛肿瘤	分　级
• 脉络丛乳头状瘤	I
• 非典型脉络丛乳头状瘤	II
• 脉络丛癌	III

神经元和混合性神经元 – 胶质肿瘤	分　级
• 胚胎发育不良性神经上皮肿瘤	I
• 节细胞瘤	I
• 节细胞胶质瘤	I
• 间变性节细胞胶质瘤	III
• 小脑发育不良性节细胞瘤（Lhermitte-Duclos 病）	I
• 婴儿促纤维增生性星形细胞瘤和节细胞胶质瘤	I
• 乳头状胶质神经元肿瘤	I
• 玫瑰花结样胶质神经元肿瘤	I
• 弥漫性软脑膜胶质神经元肿瘤	NA
• 中枢神经细胞瘤	II
• 脑室外神经细胞瘤	II
• 小脑脂肪神经细胞瘤	II
• 副神经节瘤	I

松果体区肿瘤	分　级
• 松果体细胞瘤	I
• 中分化的松果体实质细胞肿瘤	II / III
• 松果体母细胞瘤	IV
• 松果体区乳头状瘤	II / III

胚胎性肿瘤	分　级
• 髓母细胞瘤	IV
• 非特指型髓母细胞瘤	
• 基因定义型髓母细胞瘤	
– WNT 激活型髓母细胞瘤	
– SHH 激活 /TP53 突变型髓母细胞瘤	
– SHH 激活 /TP53 野生型髓母细胞瘤	
– 非 WNT 型 / 非 SHH 型髓母细胞瘤	
• 组织学定义型髓母细胞瘤	
– 经典型髓母细胞瘤	
– 促纤维增生性 / 结节性髓母细胞瘤	
– 伴广泛结节的髓母细胞瘤	
– 大细胞间变性髓母细胞瘤	
• C19MC 变异型胚胎性肿瘤伴多层菊形团结构	IV
• 非特指型胚胎性肿瘤伴多层菊形团结构	IV
• 其他中枢神经系统胚胎性肿瘤	IV
– 髓上皮瘤	IV
– 中枢神经系统神经母细胞瘤	IV

间叶性，非脑膜上皮型肿瘤	分　级
• 肌成纤维细胞瘤	
• 炎性肌成纤维细胞瘤	
• 良性纤维组织细胞瘤	
• 纤维肉瘤	
• 未分化多形性恶性肉瘤	
• 纤维组织细胞瘤	
• 平滑肌瘤	
• 平滑肌肉瘤	
• 横纹肌瘤	
• 横纹肌肉瘤	
• 软骨瘤	
• 软骨肉瘤	
• 骨瘤	
• 骨软骨瘤	
• 骨肉瘤	

黑色素细胞性肿瘤	NA
• 脑膜黑素细胞增多症	
• 脑膜黑素瘤病	
• 脑膜黑色素细胞瘤	
• 脑膜黑色素瘤	

淋巴瘤	NA
• 中枢神经系统弥漫大 B 细胞淋巴瘤	
• 皮质激素缓解淋巴瘤	
• 前哨病变	
• 免疫缺陷相关性中枢神经系统淋巴瘤	
• AIDS 相关的弥漫大 B 细胞淋巴瘤	
• EBV 阳性的非特指型弥漫大 B 细胞淋巴瘤	
• 淋巴瘤样肉芽肿	
• 血管内大 B 细胞淋巴瘤	
• 低级别 B 细胞淋巴瘤	
• T 细胞和 NK/T 细胞淋巴瘤	
• 间变性大细胞淋巴瘤（ALK 阳性 /ALK 阴性）	
• 硬脑膜 MALT 淋巴瘤	

组织细胞肿瘤	NA
• 朗格汉斯细胞组织细胞增多症	
• Erdheim-Chester 病	
• Rosai-Dorfman 病	
• 幼年性黄色肉芽肿	
• 组织细胞肉瘤	

（续表）

胚胎性肿瘤	分　级		生殖细胞肿瘤	NA
– 中枢神经系统节细胞神经母细胞瘤	IV		• 生殖细胞瘤	
– 非特指型中枢神经系统胚胎性肿瘤	IV		• 胚胎性癌	
– 非典型畸胎瘤 / 横纹肌样瘤	IV		• 卵黄囊瘤	
• 中枢神经系统胚胎样肿瘤伴横纹肌样特征			• 绒毛膜癌	
			• 畸胎瘤	
			• 成熟型畸胎瘤	
家族性肿瘤综合征	**NA**		• 未成熟型畸胎瘤	
			• 畸胎瘤恶变	
• 神经纤维瘤病 1 型			• 混合性生殖细胞肿瘤	
• 神经纤维瘤病 2 型				
• 神经鞘瘤病			**鞍区肿瘤**	
• von Hippel-Lindau 病				
• 结节性硬化			• 颅咽管瘤	I
• Li-Fraumeni 综合征			• 造釉细胞瘤型颅咽管瘤	I
• Cowden 综合征			• 乳头状型颅咽管瘤	I
• Turcot 综合征			• 鞍区颗粒细胞肿瘤	I
• 错配修复癌综合征			• 垂体细胞瘤	I
• 家族性腺瘤性息肉病			• 梭形细胞嗜酸细胞瘤	I
• 家族性基底细胞癌综合征			**转移性肿瘤**	**NA**
• 横纹肌样肿瘤易感综合征				

NA. 未明确

表 1–4　中枢神经系统肿瘤 WHO 分类（2006 年）中的新肿瘤类型、变异及模式

肿瘤类型	变异型	模　式
IDH 野生型和 IDH 突变型的胶质母细胞瘤	上皮样胶质母细胞瘤	含原始神经元结构的胶质母细胞瘤
H3K27M 突变型弥漫性中线胶质瘤		
C10MC 变异型胚胎性肿瘤伴多层菊形团结构		神经节细胞肿瘤伴多结节和囊状结构
RELA 融合阳性室管膜瘤		
弥漫性软脑膜胶质神经元混合性肿瘤		
间变性多形性黄色星形细胞瘤		

IDH. 异柠檬酸脱氢酶；RELA. v-rel avain 网状内皮增生症病毒癌基因同源物 A；WHO. 世界卫生组织

第2章 弥漫性星形细胞瘤和少突胶质细胞瘤
Diffuse Astrocytic and Oligodendroglial Tumors

Shilpa Rao　Vani Santosh　著

沈　恬　黄文斌　译

一、弥漫性星形细胞瘤

【定义】

- 一种由具有高度细胞分化和缓慢生长的中度多形性细胞组成的弥漫性浸润性星形细胞瘤（WHO，2016）。

弥漫性星形细胞瘤可以进一步分类如下。

- IDH 突变型弥漫性星形细胞瘤。
  - ➤ IDH 突变型肥胖细胞性星形细胞瘤。
- IDH 野生型弥漫性星形细胞瘤。
- 非特指型弥漫性星形细胞瘤。

【WHO 分级】

- 低级别胶质瘤，对应 WHO Ⅱ 级。
- 可进展为间变性星形细胞瘤（WHO Ⅲ 级），晚期可发展为胶质母细胞瘤（WHO Ⅳ 级）。

【发病率】

- 占所有星形细胞瘤的 11%～15%（WHO，2016）。
- 每年发病率为 0.55/10 万，新发病率为 0.75/10 万。

【年龄及性别分布】

- 发病年龄中位数为 38 岁（IDH 突变型星形细胞瘤）。
- 据报道，男女比为 1.3：1。

【发病部位】

- 大脑半球肿瘤。
- 额叶最常见。

【大体检查】

- 病变呈弥漫浸润性生长，常侵犯正常解剖结构，导致灰白质交界分界不清。
- 可有继发性改变如微囊或巨囊形成，有时囊腔内可充满胶样物质。
- 偶尔可呈局部肿块性病变，但边界模糊不清。
- 钙化罕见。

【镜下特征】

IDH 突变型弥漫性星形细胞瘤

该类型定义为"具有 IDH1 或 IDH2 基因突变的弥漫浸润性星形细胞瘤"（WHO，2016）。大多数弥漫性星形细胞瘤为 IDH 突变型。

- 低级别胶质瘤，细胞密度中等。
- 由纤维细胞、原浆型细胞和星形胶质细胞以不同的组合 / 比例组成。
- 背景为纤维性伴或不伴微囊改变。
- 核非典型及核分裂象少见。
- 缺乏微血管增生及坏死。

【免疫表型】

- 大多数弥漫性星形细胞瘤表达胶质纤维酸性

蛋白（glial fibrillary acidic protein，GFAP）。

- 约 90% 的 IDH 突变的星形细胞瘤能采用抗 IDH1（R132H）抗体的免疫组化方法检出，肿瘤细胞胞质 IDH1（R132H）阳性。

- 弥漫性星形细胞瘤特征性表现为肿瘤细胞 α- 地中海贫血精神发育迟缓 X 连锁综合征（ATRX）的核表达阴性。

- ATRX 表达缺失提示 ATRX 基因突变，是弥漫性星形细胞瘤的一个诊断特征。

- 内皮细胞、小胶质细胞、淋巴细胞、正常胶质细胞和过度的神经元正常表达 ATRX，这可作为内对照。

- 在大多数 ATRX 阴性的星形细胞瘤中可检测到 P53 阳性表达，但考虑其有假阳性和假阴性结果，因而该标志物对星形细胞瘤诊断既不敏感也不特异。

- 弥漫性星形细胞瘤增殖指数较低，一般不超过 4%。

【遗传学谱系】

1. 弥漫性胶质瘤中的 IDH1 和 IDH2 突变

- IDH 催化异柠檬酸氧化羧化生成 α- 酮戊二酸（α-KG），进一步生成磷酸酰胺腺嘌呤二核苷酸（NADPH），从而保护胶质细胞免受氧化应激。

- 人体内有 3 种 IDH 同源型，其中 IDH1 定位于过氧化物酶体和胞质中。

- 任何表型的弥漫性低级别胶质瘤（星形细胞瘤、少突胶质细胞瘤和少突星形细胞瘤）和进展期胶质瘤包括继发性胶质母细胞瘤中多数都可检测到 IDH1 和 IDH2 突变，但在原发性胶质母细胞瘤无 IHD1 和 IDH2 突变。

- 具有 IDH1/IHD2 突变的胶质瘤患者有较好的临床结局。

- IDH1 杂合突变主要抑制野生型 IDH1，导

致 α-KG 生成减少，2- 羟基戊二酸（2-HG）增加。2-HG 是一种肿瘤性代谢物，可抑制双氧化酶活性及去甲基化酶活性，进而影响 DNA 机制和染色质修饰。

- IDH1 突变导致各种基因启动子 CpG 岛（G-CIMP）的 DNA 高甲基化和组蛋白高甲基化，通过靶基因的转录沉默而进一步阻滞细胞分化。

- 胶质瘤中最常见的 IDH1 突变位点是 132 号位点（R132H），野生型的精氨酸为组氨酸取代，这种突变也称为经典性 IDH1 突变。造成这种突变的核苷酸改变为 G395A，即 395 号位点的 G 变为 A。

- 该位点的其他少见突变包括 R132C（精氨酸变为半胱氨酸）、R132S（丝氨酸）、R132L（亮氨酸）、R132G（甘氨酸）和 R132V（缬氨酸）。所有这些突变都是错义和杂合突变。

- IDH2 有 5 种点突变，分别是 172 号位点的精氨酸（R172）变为甘氨酸（R172G）、甲硫氨酸（R172M）、赖氨酸（R172K）、丝氨酸（R172S）和酪氨酸（R172Y）。

- 虽然 IHC 可作为 IDH1（R132H）突变的一个替代的标志物，但其他少见的 IDH1 和 IDH2 突变需要通过 DNA 测序方法检测。

2. ATRX 突变

- ATRX 基因位于 Xq21 上，是一种 DNA 解旋酶和染色质重构基因。ATRX 胚系突变与 α- 地中海贫血精神发育迟缓 X 连锁综合征（ATRX）相关，因此得名。

- ATRX 突变导致 ATRX 蛋白表达缺失。

- ATRX 和死亡结构域相关蛋白（DAXX）表达缺失在端粒维持机制中具有重要作用。

- ATRX 表达缺失常见于大多数 Ⅱ 级和 Ⅲ 级胶质瘤以及继发性胶质母细胞瘤中。

- ATRX 突变与 1p/19q 共同缺失的少突胶质细胞瘤相互排斥，后者 IHC 常显示保留的 ATRX 表达。
- ATRX 的分子检测现在常规使用免疫组化进行，其突变表型可表现为蛋白表达缺失。

3. TP53 突变

- TP53 突变是弥漫性胶质瘤，特别是星形细胞瘤中的常见突变基因之一。
- 通常采用免疫组化检测细胞核中 P53 蛋白的积聚。然而，这种核积聚仅是一个

指征，并不是 TP53 基因突变的一个有力证据。

- 虽然 ATRX 缺失被认为是星形细胞瘤的一个明确的分子改变，但 P53 免疫组化可以补充 ATRX。因此，这两个标志物通常会一起使用以诊断弥漫性星形细胞瘤。

4. IDH 突变型肥胖细胞性星形细胞瘤

- 肥胖细胞性星形细胞瘤，IDH 突变型，是 IDH 突变弥漫性星形细胞瘤的一种变异，其特征是存在明显（＞ 20%）比例的肥胖细胞性星形细胞瘤。

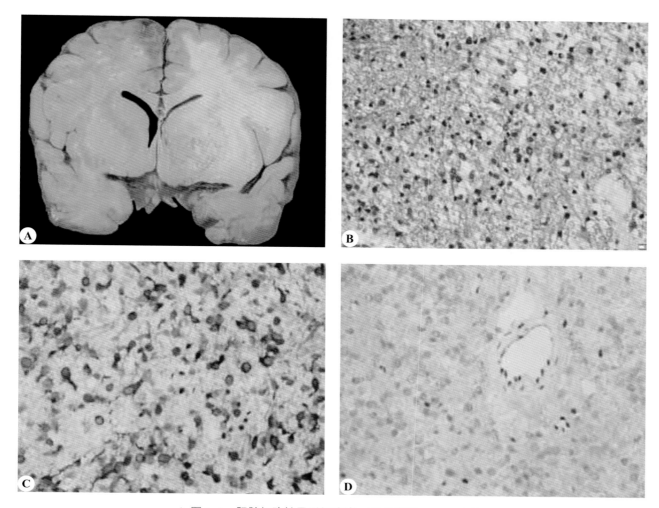

▲ 图 2-1　肥胖细胞性星形细胞瘤，IDH 突变，WHO Ⅱ级

A. 左侧大脑半球弥漫浸润性星形细胞瘤大体标本；B. 纤维性和原浆型星形细胞显示轻度核异型性，分散于纤维性微囊性间质上（HE，100×）；C. 免疫组化染色显示肿瘤细胞胞质呈 IDH1（R132H）阳性（200×）；D. ATRX 免疫组化染色显示肿瘤细胞核表达缺失，内皮细胞和一些突出的正常胶质细胞染色呈阳性，起到内对照的作用（200×）

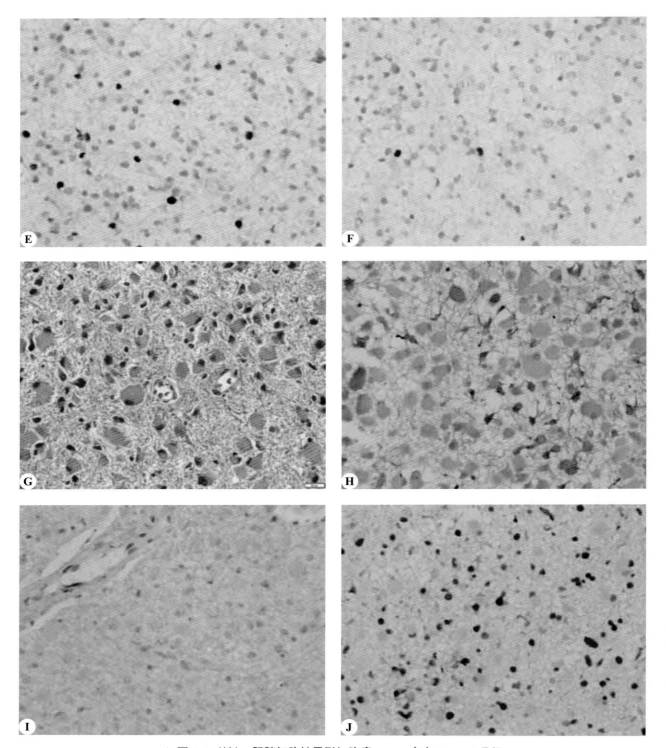

▲ 图 2-1（续）　肥胖细胞性星形细胞瘤，IDH 突变，WHO Ⅱ级

E. P53 免疫组化染色显示多种核阳性（200×）；F. 肿瘤细胞 MIB-1 增殖指数低（200×）；G. 片状肥胖星形细胞显示轻度的核异型性（HE，200×）；H. 免疫组化染色显示一些肥胖星形细胞胞质呈 IDH1（R132H）阳性（200×）；I. ATRX 免疫组化染色显示肿瘤细胞核中失表达，内皮细胞和一些正常胶质细胞染色呈阳性，起到内对照的作用（200×）；J. P53 免疫组化染色显示弥漫性阳性（200×）

- 肥胖星形细胞体积肥胖，胞质嗜酸性，呈毛玻璃样，胞质突起短钝。
- 核偏位，核仁小。
- 间质粗糙和纤维样。
- 作为一种 IDH 突变型肿瘤，细胞弥漫表达 IDH1（R132H）。
- 超过 80% 的病例中可有 P53 突变。

5. IDH 野生型弥漫性星形细胞瘤

- 定义为 "一种弥漫性浸润性生长，不伴有 IDH 基因突变的星形细胞肿瘤"（WHO，2016）。
- 注意：对于弥漫性星形细胞肿瘤，IDH 野生型的诊断，需要通过序列分析 IDH1 的密码子 132 和 IDH2 的密码子 172，确认肿瘤所有突变均为阴性。

6. 非特指型弥漫性星形细胞瘤

- 定义为 "一种具有弥漫性星形细胞瘤的组织学特征，但 IDH 突变情况未能充分评估的肿瘤"（WHO，2016）。

根据 2016 年发布的 WHO 分类，早期的纤维性和原浆型星形细胞瘤两个疾病类型不再考虑为弥漫性星形细胞瘤的变异型。

【预后】

- 肥胖细胞性星形细胞瘤与早期恶性进展和预后差有关。
- 与 IDH 野生型肿瘤相比，IDH 突变型星形细胞瘤预后更好。
- ATRX 缺失定义了一个具有较好预后的星形细胞瘤亚组。
- IDH 野生型肿瘤中，具有 TERT 启动子突变、EGFR 扩增 / 突变和 H3F3A 突变与不良预后相关。

二、间变性星形细胞瘤

【定义】

- 一种具有局灶或散在间变和明显增殖活性的弥漫性浸润性星形细胞瘤（WHO，2016）。

间变性星形细胞瘤可以进一步分类如下。

- IDH 突变型间变性星形细胞瘤。
- IDH 野生型间变性星形细胞瘤。
- 非特指型间变性星形细胞瘤。

【WHO 分级】

- 间变性星形细胞瘤为 WHO Ⅲ 级。
- 可以新发，无前驱低级别胶质瘤，或可由 Ⅱ 级弥漫性星形细胞瘤发展而来。

【发病率】

- 发病率为 0.37/10 万。

【年龄及性别分布】

- 确诊时平均年龄为 53 岁，但 IDH 突变型平均年龄为 36 岁。
- 男女比为 1.39∶1。

【发病部位】

- 大脑半球肿瘤。
- 额叶最常见。

【大体检查】

- 可辨别的肿块病变，浸润性生长，受累结构增大。
- 可见继发性囊肿，但少见。

【镜下特征】

- 间变性星形细胞瘤是一种富于胶质细胞性肿瘤，其特征为核多形性伴细胞数量增加，核质比升高和核分裂象增加。
- 核分裂象增加（≥ 6 个 /10HPF）是诊断间变性星形细胞瘤最重要的组织学标准。

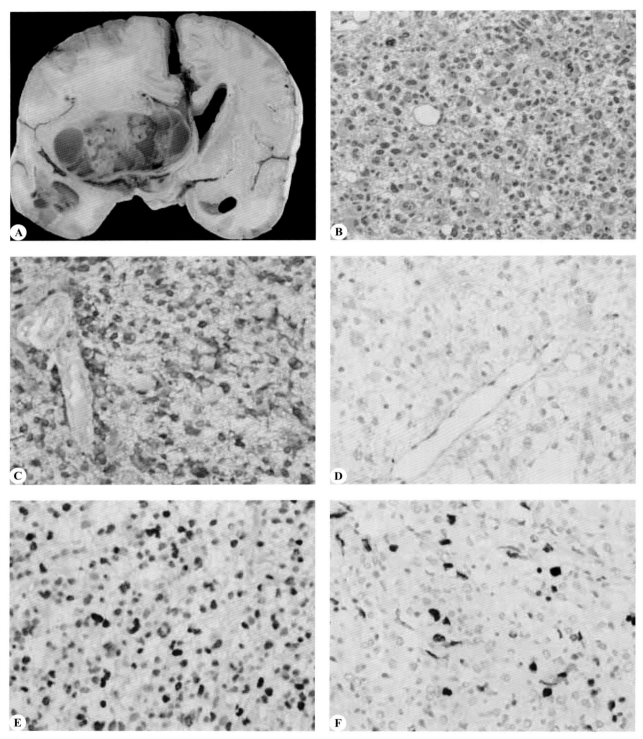

▲ 图 2-2　间变性星形细胞瘤，IDH 突变

A. 大体标本显示一个弥漫性浸润到脑实质中的异质性肿瘤；B. 间变性星形细胞瘤显示中度核异型性和核分裂象增多（HE，100×）；C. IDH1（R132H）免疫组化染色显示肿瘤细胞胞质阳性（100×）；D. ATRX 免疫组化染色显示肿瘤细胞表达缺失（100×）；E. P53 免疫组化染色显示强烈的核阳性（100×）；F. 肿瘤细胞 MIB-1 增殖指数高（100×）

- 微血管增生和坏死的缺乏可与胶质母细胞瘤区分。

【免疫表型】

- 胶质纤维酸性蛋白（GFAP）普遍阳性。
- IDH1（R132H）突变型星形细胞瘤中可见 IDH1（R132H）免疫组化检测阳性。
- ATRX 突变型间变性星形细胞瘤的 p53 核阳性病例中，大多数可观察到 α- 地中海贫血精神发育迟缓 X 连锁综合征（ATRX）的核表达阴性。

【遗传学谱系】

- 60%～80% 的间变性星形细胞瘤具有 IDH1（R132H）突变。
- 其他 IDH1/IDH2 突变比较少见。
- 大多数肿瘤有 ATRX 突变，常伴有 TP53 突变。

涉及从Ⅱ级进展为Ⅲ级星形细胞瘤的遗传学改变

- 其中一个重要通路是视网膜胶质母细胞瘤通路，包括 CDKN2A/p16、CDK4 和 Rb1 基因突变。
- 19 号染色体长臂缺失也见于肿瘤进展中。

【预后】

- 平均生存时间为 3～5 年。
- 与 IDH 野生型相比，IDH 突变型预后更好。
- 间变性星形细胞瘤中，CDKN2A、CDK4 和 Rb1 缺失与预后差相关。

1. IDH 野生型间变性星形细胞瘤

- IDH 野生型间变性星形细胞瘤具有间变性星形细胞瘤的组织学特征，但缺乏 IDH（IDH1 和 IDH2）突变，是一种非常罕见的肿瘤。近期研究发现大多数诊断为间变性星形细胞瘤的病例，IDH 野生型具有与 IDH 野生型胶质母细胞瘤和 H3.3K27M 突变型中线胶质瘤相似的分子特征。

- IDH 野生型间变性星形细胞瘤，WHO Ⅲ级的预后比 IDH 突变型胶质母细胞瘤，WHO Ⅳ级的预后更差。

2. 非特指型间变性星形细胞瘤

定义为"一种具有间变性星形细胞瘤的组织学特征，但 IDH 突变情况未能充分评估的肿瘤"（WHO，2016）。

三、胶质母细胞瘤

胶质母细胞瘤（GBM）是成人最常见的原发性脑肿瘤，呈侵袭性生长。根据 2016 年发布的 WHO 分类，胶质母细胞瘤可进一步分类如下。

- IDH 野生型胶质母细胞瘤及其变异型。
  - ➢ 巨细胞型胶质母细胞瘤。
  - ➢ 胶质肉瘤。
  - ➢ 上皮样胶质母细胞瘤。
- IDH 突变型胶质母细胞瘤。

【WHO 分级】

- 胶质母细胞瘤为 WHO Ⅳ级。

（一）IDH 野生型胶质母细胞瘤

【定义】

- 一种以星形细胞分化为主的高级别胶质瘤；特征为核异型性、细胞的多形性、核分裂象、典型的弥漫性生长模式，以及伴微血管增生和（或）坏死；缺乏 IDH 基因突变（WHO，2016）。

【WHO 分级】

- IDH 野生型胶质母细胞瘤为 WHO Ⅳ级。

【发病率】

- 最常见的恶性脑肿瘤。
- 约占所有颅内肿瘤的 15%，原发性恶性脑肿瘤的 45%～50%。

- 全世界范围的年发病率为 0.55/10 万至 3/10 万～5/10 万。
- 胶质母细胞瘤，IDH 野生型约占胶质母细胞瘤的 90%，约等同于 "原发性胶质母细胞瘤"。

【年龄及性别分布】

- 胶质母细胞瘤常见于老年人。
- 发病高峰为 55—85 岁。
- 确诊时的中位年龄是 62 岁。
- 男性多于女性。

【发病部位】

- 胶质母细胞瘤常发生于大脑半球，并可广泛累及大脑多个解剖区域。
- IDH 野生型胶质母细胞瘤最常见部位为颞叶，其次为顶叶、额叶和枕叶。
- 特有的生长方式是肿瘤可跨髓鞘、胼胝体（连合）生长，并累及邻近皮质和对侧半球（蝶鞍胶质瘤）。
- 也可累及基底神经节，丘脑和脑干。

【大体检查】

- 肉眼观肿瘤颜色不一，质地不均。
- 肿瘤切面可见质软（坏死）区域。
- 可见大面积出血和含有液化坏死组织的囊肿。

【镜下特征】

- 细胞密度高，由大量间变性星形胶质细胞组成。
- 胶质母细胞瘤的各种细胞成分包括纤维性、肥胖性、原浆型、未分化和多形性星形细胞。
- 可构成肿瘤的少量或主要部分的其他类型细胞，有胞质富含脂质的圆形或多边形组织细胞、多核奇异肿瘤巨细胞，以及颗粒状星形细胞。

- 肿瘤细胞显示明显的核异型和核分裂象。
- 瘤细胞分散于不同程度伴或不伴微囊性改变的纤维化间质中。
- 显著的微血管增生和（或）地图样 / 栅栏坏死是诊断胶质母细胞瘤的必要条件。
- 微血管增生典型表现为多层内皮细胞形成，且与平滑肌细胞或周细胞一样可见核分裂象的肾小球样簇。
- 胶质母细胞瘤的其他常见组织学特征是硬化血栓形成的血管，伴有新鲜和（或）陈旧性出血及肿瘤内新生血管（新形成的血管芽）。
- 肿瘤的浸润性特征镜下可表现为继发性 Scherer 神经周围 / 血管周围卫星灶和硬膜下 / 室管膜下扩散的二级结构。

以下是在胶质母细胞瘤中观察到的一些组织学类型。

1. 小细胞胶质母细胞瘤

- 该肿瘤的特征是单核小细胞，核质比高，胞质少；组织学上类似淋巴细胞，有时类似去分化间变性少突胶质细胞瘤。
- 肿瘤轻度表达胶质纤维酸性蛋白（GFAP）。
- 常有表皮生长因子受体（EGFR）扩增 / 过表达和 10q 缺失，无 1p/19q 共缺失。

2. 颗粒细胞性胶质母细胞瘤

- 颗粒细胞是具有丰富嗜酸性到颗粒状胞质的大细胞，被认为是许多肿瘤中的一种成分。
- 胶质母细胞瘤由大量的颗粒细胞组成，侵袭性更强。

3. 重度脂质化胶质母细胞瘤

- 脂质化细胞是指含有大的空泡状的泡沫胞质的细胞。
- 具有大的脂质化细胞区域的胶质母细胞瘤称为 "重度脂质化胶质母细胞瘤"。

4. 伴有原始神经成分的胶质母细胞瘤

- 该肿瘤具有特征性双向结构,即有胶质母细胞瘤成分和原始神经成分组成的境界清楚的结节,后者细胞丰富,细胞核质比高,明显的核分裂和细胞凋亡。
- 原始神经元成分免疫组化染色呈突触素阳性,而胶质细胞呈 GFAP 阳性。
- 肿瘤可新发或发生于原发性胶质母细胞瘤后。早期被称为"伴 PNET 成分的胶质母细胞瘤"。
- 在原始神经元成分中可检测到 MYC 或 MYCN 扩增。
- 由于这种类型肿瘤可通过脑脊液扩散,因此正确诊断至关重要。

【遗传学谱系】

1. 细胞遗传学异常

- 胶质母细胞瘤中存在不同比例的染色体改变。
- 最常见的是 7 号染色体获得和 9、10、13 号染色体缺失。
- 7p 获得和 10q 缺失的组合(7p+/10q-)最常见。
- EGFR 基因位于 7 号染色体短臂,10q 缺失影响的关键基因是 PTEN。因此,EGFR 扩增和 PTEN 缺失与 7p+/10q- 相关。
- 部分病例中可有 19 和 20 号染色体的组合获得。

2. EGFR 扩增或突变

- EGFR 基因扩增是最常见的基因改变。
- 在细胞增殖、分化和发展中均发挥重要作用。
- 较常见于原发性胶质母细胞瘤中和其他 IDH 野生型胶质瘤,在经典型胶质母细胞瘤的分子变异型中常可检测到。
- EGFR 编码一种细胞表面受体酪氨酸激酶,通过与配体结合,启动信号转导级联(RAS/MAPK 和 P13K/AKT),从而促进 DNA 转录,血管生成,抗凋亡和细胞增殖。
- 约 50% 的具有 EGFR 扩增的肿瘤中可检测到 EGFR 突变(EGFR vⅢ)。
- EGFR vⅢ 表达的细胞不仅能促进自身的生长,还能通过细胞因子受体,由旁分泌信号促进邻近 EGFR 野生型表达细胞的增殖。
- 检测胶质母细胞瘤中 EGFR 基因表达水平可仅有助于筛选出可能对 EGFR 靶向治疗获益的患者。

3. PTEN 基因突变

- 染色体 10q 含有在 10 号染色体上缺失的 PTEN 基因。
- PTEN 缺失主要通过 Akt 和 PI3K 通路发挥脂质磷酸酶的作用。
- PTEN 缺失和 10q 号缺失(包括 PTEN 基因)与更具侵袭性表型相关。

4. O^6- 甲基鸟嘌呤 DNA 甲基转移酶基因启动子甲基化

- 替莫唑胺治疗 GBM 的化疗药物,其作用机制是增加鸟嘌呤 O^6 位点的甲基化,导致 DNA 损伤。
- O^6- 甲基鸟嘌呤 DNA 甲基转移酶基因(MGMT)是一种 DNA 修复酶的编码基因,其可在 DNA 内鸟嘌呤 O^6 位点去除烷基。
- 因此,高 MGMT 活性的肿瘤对替莫唑胺化疗具有耐药性。
- MGMT 启动子区域甲基化使其沉默(表观遗传沉默),阻止化疗诱导的 DNA 损伤修复,这样可能使肿瘤对化疗药更加敏感。
- MGMT 促进子甲基化本身被证实是部分胶质母细胞瘤的一个重要事件。
- 目前临床上广泛应用的 MGMT 启动子区

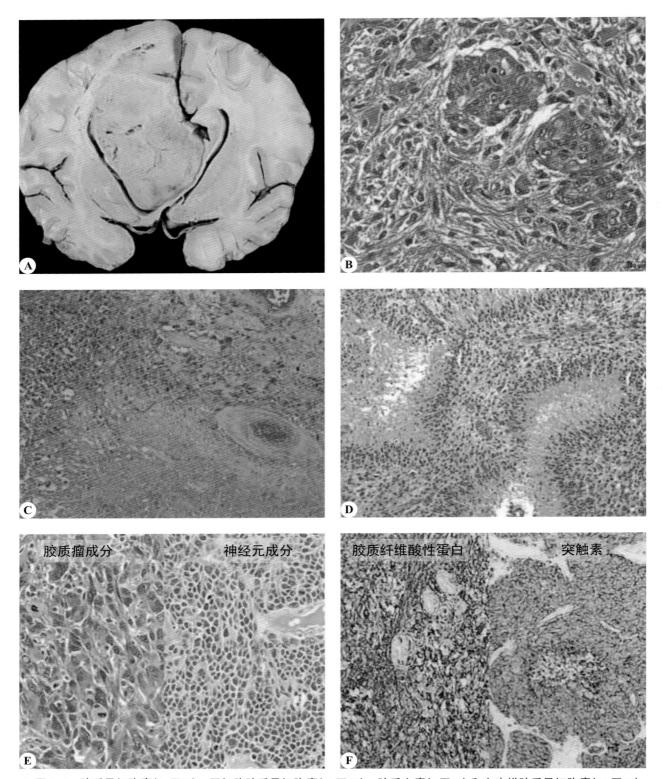

▲ 图 2-3　胶质母细胞瘤（A 至 F）、巨细胞胶质母细胞瘤（G 至 H）、胶质肉瘤（I 至 L）和上皮样胶质母细胞瘤（M 至 N），**WHO Ⅳ级**

A. 大体标本显示一个大的肿瘤弥漫性浸润脑实质，引起大脑中线偏移；B. 肿瘤由多形性星形细胞组成，微血管增生明显（HE，100×）；C. 肿瘤内融合的坏死和硬化的血栓性血管（HE，100×）；D. 纤维性星形细胞围绕栅栏栏状坏死（HE，100×）；E. 伴有原始神经元成分的胶质母细胞瘤显示高级别胶质瘤成分（标记胶质细胞侧）和其邻近的神经元成分，后者由具有高度的核分裂象和凋亡的小圆细胞组成（HE，200×）；F. 胶质细胞成分呈 GFAP 免疫阳性，神经元成分呈突触素阳性（100×）

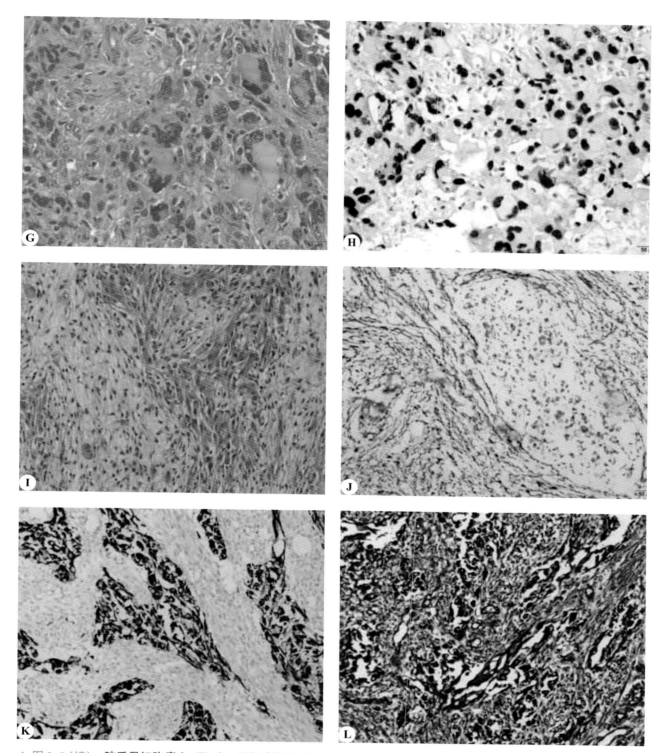

▲ 图 2-3（续）　胶质母细胞瘤（A 至 F）、巨细胞胶质母细胞瘤（G 至 H）、胶质肉瘤（I 至 L）和上皮样胶质母细胞瘤（M 至 N），WHO Ⅳ级

G. 巨细胞胶质母细胞瘤显示数个奇异的多核肿瘤巨细胞；H. 肿瘤细胞核呈弥漫性、P53 免疫组化染色显示强阳性；I. 胶质肉瘤显示肿瘤性胶质和间叶成分的双相结构（HE，200×）；J. 银染突出了富含网状纤维的间叶成分（网状蛋白，200×）；K. GFAP 染色突出了胶质成分（200×）；L. 在胶质成分和间叶成分，Vimentin 免疫染色呈阳性（200×）

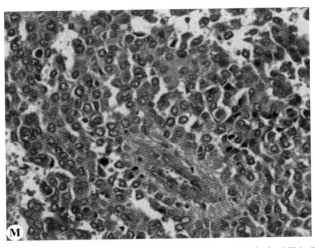
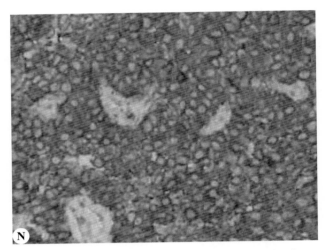

▲ 图 2-3（续） 胶质母细胞瘤（A 至 F）、巨细胞胶质母细胞瘤（G 至 H）、胶质肉瘤（I 至 L）和上皮样胶质母细胞瘤（M 至 N），WHO Ⅳ级

M. 肿瘤由片状分布的肥胖上皮样细胞组成，并围绕血管（HE，100×）；N. BRAF（V600E）免疫染色呈弥漫性阳性（200×）

甲基化的检测方法是半定量甲基化特异性聚合酶链反应（MS PCR），实时定量 MS PCR（qRT-PCR）和焦磷酸测序。

5. TP53 突变

- TP53 突变与 IDH 和 ATRX 突变一起，现在被认为是弥漫性星形细胞瘤（WHO Ⅱ级）、间变性星形细胞瘤（WHO Ⅲ级）和继发性胶质母细胞瘤的分子标志特征。
- 有意思的是，巨细胞胶质母细胞瘤是 IDH 野生型肿瘤，通常具有 TP53 突变型。
- TP53 基因突变启动涉及 p53/MDM2/p14ARF 通路的分子级联事件是胶质瘤发病机制的关键事件之一。

6. 端粒酶反转录酶启动子突变

- 通过端粒酶反转录酶维持端粒是肿瘤细胞保持永生化的重要机制。
- 端粒酶反转录酶（TERT）启动子区突变位点是 228 C > T 和 250 C > T 上的点突变，并导致 TERT 上调，通过阻止端粒缩短和抑制细胞凋亡而在端粒维持中发挥重要作用。
- 存在于 70%～80% 的原发性 GBM 中。

- IDH 野生型比突变型胶质母细胞瘤更常见，且预后较差。

7. 血小板源性生长因子受体 α

- 血小板源性生长因子受体 α（PDGFRA）在正常中枢神经系统发育过程中发挥作用，调节正常胶质细胞增殖和少突胶质细胞分化。
- PDGFRA 表达增强可导致过度增殖、血管形成，是恶性肿瘤的特征。
- 约 15% 的 CBM 中可检测到 PDGFRA 基因扩增。

8. 1 型神经纤维瘤病基因失活

- 肿瘤抑制基因 1 型神经纤维瘤病（NF1）编码神经纤维瘤蛋白，负性调控星形细胞中的 Ras 和 mTOR 信号通路，导致抗肿瘤效应。
- GBM 中的 NF1 基因改变是缺失或失活性突变。
- NF1 突变主要见于 GMB 中的间叶亚组。

9. 分子表达谱

- 癌症基因图谱（TCGA）使用多平台谱系统并完整地定义了 GBM 的基因组图谱。

- GBM 基于基因表达的分子分类有 4 种分子变异型，包括原始神经型、神经型、经典型和间叶型。它们分别与 PDGFRA、IDH1、EGFR 和 NF1 基因突变相关。
- 另外，IDH1 突变主要存在于 GBM 的原始神经型亚组中。

【预后】

- 年轻患者（＜ 45 岁）预后较好。
- 与 IDH 野生型胶质母细胞瘤（15 个月）相比，IDH1/IDH2 突变的预后和总生存期（31 个月）更好。
- EGFR 扩增和 PTEN 突变的预后作用有争议，因为不同的研究结果并不一致。
- MGMT 甲基化的肿瘤相较于非甲基化肿瘤，对化疗（替莫唑胺）更敏感。

（二）巨细胞胶质母细胞瘤

【定义】

- IDH 野生型胶质母细胞瘤的一种罕见组织学变异型，组织学特点为奇异多核巨细胞，偶可见丰富的网状纤维网（WHO，2016）。

【发病率】

- 在所有 GBM 的发病率中占不到 1%。

【年龄及性别分布】

- 巨细胞型 GBM 发病年龄较经典型年轻，平均年龄 51 岁。
- 男女比为（1.1～1.5）∶ 1。

【发病部位】

- 境界清楚的肿物。
- 常见于颞叶和顶叶。

【大体检查】

- 巨细胞型 GBM 边界清楚，切面质硬。
- 可能模拟转移灶或脑膜瘤（当以脑膜为基部时）。

【镜下特征】

- 特征为巨型星形细胞，伴有奇异多核细胞，有些细胞有明显核仁，偶尔有核内胞质内含物。
- 核分裂象多见，伴核异型性。
- 可见肿瘤浸润性淋巴细胞。

【免疫表型】

- GFAP 表达高度不一。
- 肿瘤细胞 IDH1（R132H）表达阴性。
- 80% 以上的病例 P53 阳性。

【遗传学谱系】

- 作为 IDH 野生型的 GBM，这些肿瘤不存在 IDH 突变。
- 巨细胞型胶质母细胞瘤大多有 TP53 突变（75%～90%）和 PTEN 突变（33%）。

【预后】

- 巨细胞型胶质母细胞瘤预后较经典型好，总生存率大于 10%。

（三）胶质肉瘤

【定义】

- IDH 野生型胶质母细胞瘤的一种变异型，组织学特征是具双向组织形态，交替分布显示胶质和间叶分化的区域（WHO，2016）。

【发病率】

- 在所有 GBM 的发病率约占 2%。

【年龄及性别分布】

- 好发于 40—60 岁的中老年人。
- 平均年龄约 52 岁。

【发病部位】

- 颞叶最常见，其次为额叶、顶叶和枕叶。

- 其他少见部位有侧脑室和颅后窝。

【大体检查】

- 胶质肉瘤可见丰富的胶原性间质，大体上胶质肉瘤通常界清，质硬，类似于脑膜瘤（当病变位置表浅时）或转移性病变。
- 含胶原成分较少的病例通常具有类似于经典型 GBM 的特征。

【镜下特征】

- 胶质肉瘤的组织病理学显示具有胶质和间叶区域的双向性组织结构。
- 胶质成分通常显示 GBM 的特征。
- 胶质成分最常为星形细胞分化，较少见少突胶质细胞及室管膜细胞分化。
- 肉瘤成分由类似纤维肉瘤梭形细胞组成，呈束状分布，或可显示向软骨、骨、平滑肌 / 横纹肌或脂肪谱系分化。
- 胶质肉瘤的间叶成分富含网状纤维。

【免疫表型】

- 胶质成分呈 GFAP 阳性，而间叶成分呈 GFAP 阴性；两种成分中 Vimentin 均可呈弥漫阳性。
- 当 P53 阳性时，胶质和间叶成分均为阳性。
- IDH（R132H）为阴性。

【遗传学谱系】

- 胶质肉瘤的遗传学变异为 7 号、9q 和 20q 染色体获得，10、17 和 9q 染色体丧失，以及 3 号染色体改变。
- TP53 和 PTEN 突变及 CDKN2A 缺失常见。
- EGFR 扩增在胶质肉瘤中罕见。
- 通过高密度基因芯片检测证实，肿瘤间叶成分特有的遗传学变异位点是 13q13.3—q14.1 的局灶扩增，含有 STOML3、FREM2 和 LHFP 基因。
- 可诱导上皮 – 间叶转化（EMT）的转录因子 twist、slug 和 MMP9 被发现仅在胶质肉瘤的间叶成分中表达。

【预后】

- 胶质肉瘤患者预后较 GBM 差。
- 颅骨有全身扩散及侵犯的记录。

（四）上皮样胶质母细胞瘤

【定义】

上皮样胶质母细胞瘤是 2016 年发布的 WHO 分类中新增的一种变异型。

- 一种高级别弥漫性星形细胞瘤的变异型，主要以紧密排列的上皮样细胞为主，有些为横纹肌样细胞，可见核分裂象、微血管增生和坏死（WHO，2016）。

【WHO 分级】

- 对应 WHO Ⅳ级。

【发病率】

- 一种罕见的病变，尚未有全球发病率数据。
- 截至目前，文献中已有 50 多例病例被报道。
- 病变可为原发，也可由低级别胶质肿瘤或多形性黄色星形细胞瘤（WHO Ⅱ级）前驱病变发展而来。

【年龄及性别分布】

- 多发生于小于 30 岁人群。
- 常见于青壮年和儿童。
- 男性较女性稍多。

【发病部位】

- 多发于大脑半球和间脑。
- 常见于额叶和颞叶。
- 也可发生于中枢神经系统的其他部位。

【大体检查】

- 较大的孤立性病灶。
- 与 GBM 一样，没有独特的大体特征。
- 可见脑膜播散和囊性变。

【镜下特征】

- 病变以上皮样细胞为主，形态一致，细胞膜清晰，嗜酸性胞质将核推到外周。
- 核染色质空泡状，核仁明显。
- 缺乏胞质突起，细胞间神经毡少。
- 细胞增殖活跃，核分裂象多见。
- 常见局灶性脂肪变性、巨细胞改变和促纤维增生。
- 通常缺乏上皮特征，如鳞状化生、腺样改变、巢状结构、腺体形成等。
- 缺乏 Rosenthal 纤维和嗜酸性颗粒小体。
- 常见带状坏死。
- 与经典型 GBM 不同，典型的栅栏状坏死和微血管增生通常不见于这种变异型中。

【鉴别诊断】

- 转移性癌。
- 发生于硬脑膜的脑膜瘤。
- 恶性黑色素瘤。
- 间变性多形性黄色星形细胞瘤。
- 非典型畸胎样 / 横纹肌样瘤（AT/RT）。

【免疫表型】

- S100 和 Vimentin 弥漫性免疫阳性。
- GFAP、CK（AE1/AE3）、EMA、p53 和 synaptophysin 的不同程度斑片状染色阳性。
- 约 50% 的病例对 BRAF V600E 突变蛋白的 VE1 抗体染色阳性。
- INI1 在肿瘤细胞中均保留表达，因此排除了 AT/RT。

【遗传学谱系】

- 与传统型 GBM 的分子途径不同，约 50% 存在 BRAF V600E 突变。
- EGFR 扩增、TERT 启动子突变、CDKN2A 纯合缺失、PTEN 丧失等也有不同程度报道。
- 少数病例具有 H3K27M 突变。

【预后】

- 作为一种高侵袭性肿瘤，预后较传统型胶质母细胞瘤差。
- 早期复发，肿瘤内部出血，脑膜扩散。
- 中位生存期成年人约 6.3 个月（0.6～82 个月），儿童约 5.6 个月（1.5～9.7 个月）。

致谢：感谢 Parul Jain 教授的贡献。

（五）IDH 突变型胶质母细胞瘤

【定义】

- 一种主要以星形细胞分化的高级别胶质瘤，其特征为核异型性、细胞多形性、核分裂象和典型的弥漫性生长方式，以及微血管增生和（或）坏死，伴有 IDH1 或 IDH2 基因突变（WHO，2016）。

【发病率】

- IDH 突变型 GBM 在所有 GBM 发病率约占 10%，对应于"继发性 GBM"（WHO，2016）。

【年龄及性别分布】

- 诊断时平均年龄 45 岁。
- 男女比约 0.96∶1。

【发病部位】

- 最常见于额叶。

【大体检查】

- 肿瘤呈弥漫浸润性生长，灰白质界限不清。

【镜下特征】

- 组织学特征和 IDH 野生型 GBM 类似。
- 与 IDH 野生型 GBM 相比，IDH 突变型 GBM 中较少见大片的缺血性和（或）栅栏样坏死。

【免疫表型】

- 超过 90% 的 IDH 突变型 GBM 免疫组化表达为 IDH1（R132H）。
- 常见 ATRX 表达缺失和 p53 阳性表达。

IDH 突变型 GBM 的遗传学特征与野生型 GBM 差异显著，见表 2-1。

表 2-1　IDH 突变型和 IDH 野生型胶质
母细胞瘤遗传学改变的差异

特　征	IDH 突变型"继发性胶质母细胞瘤"	IDH 野生型"原发性胶质母细胞瘤"
IDH 突变	有	无
ATRX 突变	常见（71%）	无
p53 突变	常见（81%）	不常见（27%）
EGFR 扩增	罕见	有（35%）
PTEN 突变	罕见	有（24%）
TERT 启动子区域突变	有（26%）	有（72%）
G-CIMP	常见	不常见

IDH. 异柠檬酸脱氢酶；ATRX. α- 地中海贫血精神发育迟缓 X 连锁综合征；EGFR. 表皮生长因子受体；PTEN. 磷酸酶及张力蛋白同源物；TERT. 端粒酶反转录酶；G-CIMP. 胶质瘤 CpG 岛甲基化分子表型

【预后】

- IDH 突变型胶质母细胞瘤患者预后较野生型好，手术与放化疗联合治疗后，总生存期可达到 30 个月。

四、H3K27M 突变型弥漫性中线胶质瘤

【定义】

- 一种主要以星形细胞分化为主的浸润性中线高级别胶质瘤，以及 H3F3A 或 HIST13B/C 存在 K27M 基因突变（WHO，2016）。

【WHO 分级】

- 对应 WHO Ⅳ级。

【年龄及性别分布】

- 弥漫性中线胶质瘤主要发生于儿童，确诊时中位年龄为 5—11 岁。
- 无性别差异。

【发病部位】

- 发生于大脑中线结构，如丘脑、脑桥和脊髓。

【大体检查】

- 肿瘤弥漫浸润性生长，导致被浸润的解剖结构体积增大。

【镜下特征】

- 主要细胞成分为间变性星形胶质细胞。
- 偶尔，肿瘤细胞可有少突胶质细胞形态。
- 肿瘤的组织学分级为 Ⅱ～Ⅳ 级。
- 一般来说，肿瘤为高级别，瘤细胞多形性强和明显核分裂象，伴或不伴微血管增生或坏死。

【免疫表型】

- 肿瘤细胞中胶质纤维蛋白（GFAP）呈阳性。
- MIB-1 增殖指数从 ＜ 1%～40%。
- H3K27M 突变可通过特异性突变蛋白的抗体行免疫组化染色检出。
- 部分病例可见 p53 阳性（约 50%）和 ATRX

表达缺失（10%～15%）。

【遗传学谱系】

- H3K27M 是弥漫性中线胶质瘤所特异的。

- 杂合子突变常见于编码组蛋白基因，如编码组蛋白 H3 变异型 H3.3 和 H3.1 的 H3F3A 和 HIST1H3B/C 基因。

- 这些突变导致在密码子 27（H3K27M）上赖氨酸被蛋氨酸取代。

- H3K27M 突变导致该位点的甲基化和（或）乙酰化丧失，导致异常的染色质重构和基因表达。

- K27M 突变通过与 EZH2 共同作用抑制

PRT2 酶复合体活性，而 EZH2 是 H3K27 甲基化的 PRT2 复合体的一个成分。因此 H3F3A K27M 突变可导致 H3K27me3 整体减少。

【预后】

- 该肿瘤因预后不良，被定为 WHO Ⅳ 级。

五、少突胶质细胞瘤

【定义】

- 一种生长缓慢的弥漫浸润性胶质瘤，伴 IDH1 及 IDH2 突变和染色体臂 1p 和 19q

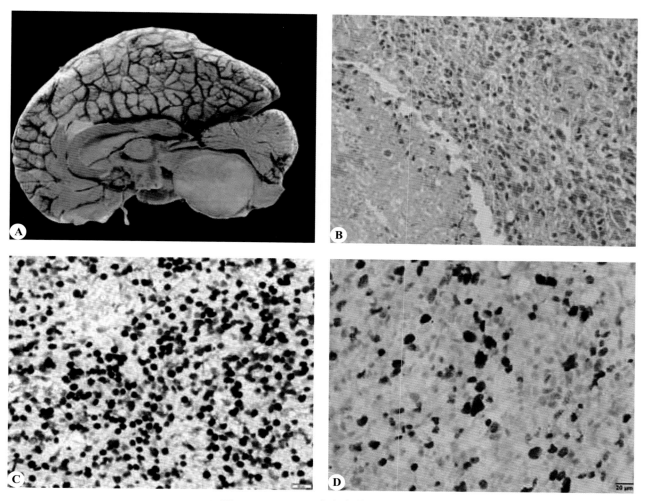

▲ 图 2-4　**H3K27M 突变弥漫性中线胶质瘤**

A. 大体图片显示生长在中线部位的肿瘤弥漫性浸润，并使脑干体积增大；B. 肿瘤具有高级别胶质瘤的特征，由间变性星形胶质细胞和灶性坏死组成（HE，100×）；C. H3K27M 免疫染色显示肿瘤细胞核阳性（100×）；D. MIB-1 增殖指数高（100×）

共缺失（WHO，2016）。

- IDH1 及 IDH2 突变和 1p/19 共缺失对于诊断少突胶质细胞瘤是必需的。

【WHO 分级】

- 对应 WHO Ⅱ 级。

【发病率】

- 美国脑肿瘤中心曾报道少突胶质细胞瘤的年发病率为 0.26/10 万。
- 约占所有原发性脑肿瘤的 1.7%，占所有胶质瘤的 5.9%。

【年龄及性别分布】

- 发病高峰为 35—44 岁。
- 男女比约 1.3∶1。

【发病部位】

- 常发生于大脑半球。
- 最常见的部位为额叶，其次为颞叶和其他大脑叶。
- 极少见于颅后窝、基底节、脑干和脊髓。

【大体检查】

- 边界清楚的灰褐色肿瘤。
- 肿瘤常发生钙化，切面有沙砾感。
- 常发生于大脑白质并浸润灰质，导致灰白质边界模糊不清。
- 可见继发性改变，如囊性变和出血等。

【镜下特征】

- 典型的少突胶质细胞瘤由薄壁分支的毛细血管（鸡爪样血管）分隔成小叶状的肿瘤细胞组成。
- 细胞核圆形，大小一致，核周有空晕，呈"煎鸡蛋"样形态。
- 核周空晕是由于组织固定产生的一种假象，因此在冰冻切片中观察不到。
- 常见微钙化、出血和微囊性变。

- 核异型不明显，核分裂象少见。
- 无微血管增生或坏死。
- 除了经典的少突胶质细胞外，该肿瘤可有数量不等的小肥胖细胞、胶质纤维性少突胶质细胞、颗粒细胞、印戒细胞和黏液细胞。
- 少突胶质细胞瘤的其他特征性改变包括神经元周围卫星现象和肿瘤细胞沿软脑膜下地毯状生长。

【免疫表型】

- 少突胶质细胞瘤表达 S100、MAP2 和其他标志物，但无特异性免疫组化标志物用于诊断。
- GFAP 标记小肥胖细胞和胶质纤维性少突胶质细胞，而经典少突胶质瘤细胞显示少量或阴性 GFAP 表达。
- 大多数少突胶质细胞瘤 IDH1（R132H）表达一致阳性。
- 少数少突胶质细胞瘤（＜10%）具有罕见的 IDH 突变，IDH（R132H）免疫组化表达阴性。
- 所有肿瘤细胞核均保持 ATRX 表达。
- MIB-1 增殖指数一般小于 5%。

【遗传学谱系】

- 少突胶质细胞瘤内明确的遗传学改变是 IDH 突变和 1p/19q 共缺失。
- 少突胶质细胞瘤内 90% 以上的 IDH 突变为 IDH1（R132H）突变。
- 染色体 1p 和 19q 共同缺失具有诊断意义。
- 1p/19q 共缺失的少突胶质细胞瘤内最常见突变是 19q13.2 的 CIC 基因突变，其次为 1p31.1 上的 FUBP1 基因突变。
- 这些染色体臂上的基因缺失是由于转录失衡引起，导致一个杂交染色体缺失，因此称为"杂合性缺失"（loss of heterozygosity，LOH）。

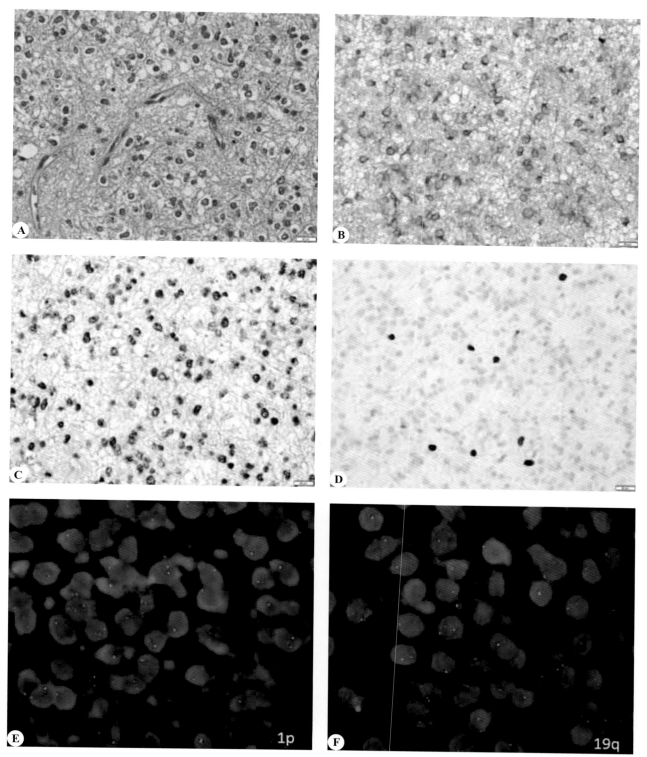

▲ 图 2-5 少突胶质细胞瘤

A. 肿瘤性少突胶质细胞显示轻度核异型性，背景中有薄壁的分支血管（HE，200×）；B. 免疫组化染色显示肿瘤细胞胞质 IDH1（R132H）阳性（200×）；C. ATRX 免疫染色显示在肿瘤细胞核保持阳性（200×）；D. 肿瘤显示 MIB-1 增殖指数低（200×）；E. 荧光原位杂交（FISH）图片显示在分裂间期大多数肿瘤细胞核中有 1 个或无橙色信号（1p36）和 2 个绿色信号（1q25，参考），提示 1p 相对于 1q 缺失（1000×）；F. 荧光原位杂交（FISH）图片显示在分裂间期大多数肿瘤细胞核中有 1 个或无橙色信号（19q13）和 2 个绿色信号（19p13，参考），提示 19q 相对于 19p 缺失（1000×）

- 1p/19q 共缺失可通过基于 PCR 的 LOH 实验和 FISH 试验检测。
- 这两种检测方法都是敏感和特异性的。但 FISH 更有优势，因为它不需要正常对照组织，而且还减少了拷贝数（多倍体状态）。这种方法已经用于常规诊断中。
- 约 78% 的少突胶质细胞瘤中存在 TERT 基因启动子区突变。
- 预后较好。

【预后】

- CBTRUS 数据显示少突胶质细胞瘤 5 年生存率可达 79.5%，10 年生存率达 62.8%。
- 增殖指数大于 5% 是预后差的因素。
- 与单纯手术治疗相比，IDH 突变和 1p/19q 共缺失的患者接受辅助放疗和（或）化疗，预后作用明显。
- 1p/19q 共缺失是进展性低级别少突胶质细胞瘤对 PCV（丙卡巴嗪 + 洛莫司汀 + 长春新碱）及替莫唑胺治疗反应的一种预测性生物标志物。

非特指型少突胶质细胞瘤

【定义】

- 一种弥漫浸润性胶质瘤，具有典型的少突胶质细胞组织学，但没有进行 IDH 突变或 1p/19q 共缺失的分子检测，或检测结果不明确（WHO，2016）。

六、间变性少突胶质细胞瘤

【定义】

- 一种伴 IDH 突变和 1p/19q 共缺失的少突胶质细胞肿瘤，具有灶性或弥漫性间变的组织学特征（WHO，2016）。

【WHO 分级】

- 对应 WHO Ⅲ 级。

【发病率】

- 约占所有原发性脑肿瘤的 5%。
- 每年发病率约为 0.11/10 万。
- 间变性少突胶质细胞瘤约占所有少突胶质细胞肿瘤的 20%。

【年龄及性别分布】

- 最常见于成年人。
- 发病高峰年龄为 40—50 岁。
- 诊断时中位年龄为 49 岁。
- 男性为主，男女比约 1.2：1。

【发病部位】

- 常见于大脑半球。
- 最常发生于额叶，其次为颞叶。

【大体检查】

- 肿瘤质软，粉灰色，边界不清，灰白质交界不清。
- 可见灶性坏死和钙化。

【镜下特征】

- 组织学特征和少突胶质细胞瘤相似，但具有间变性的特征。
- 细胞密度增加，核异型性增加，表现为核深染、多核及核分裂象增加。
- 可见微血管增生和坏死。
- 肿瘤中还可见到一些其他细胞，如小肥胖细胞、颗粒细胞和胶质纤维性少突胶质细胞。
- 常见微钙化灶和伴神经周围卫星灶的软脑膜地毯状播散。
- 也可扩散入软脑膜，偶尔以软脑膜肿块形式生长。

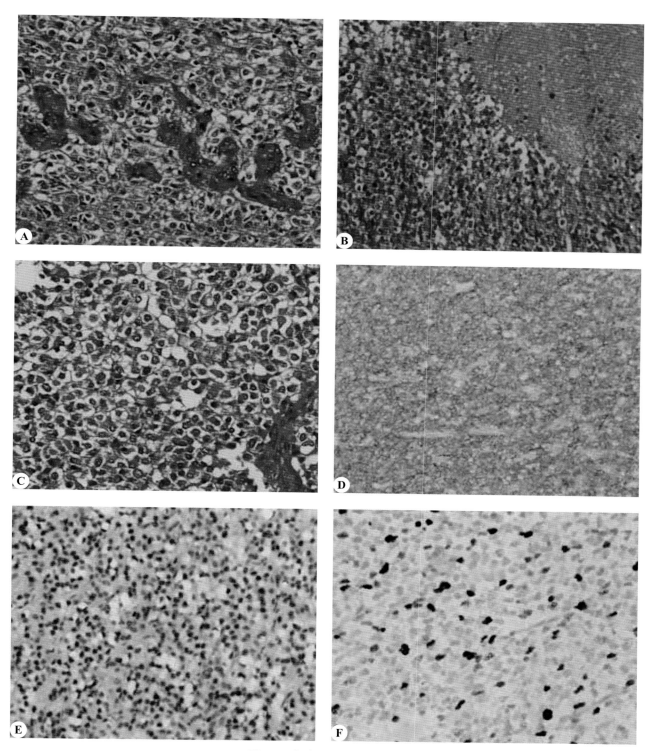

▲ 图 2-6　间变性少突胶质细胞瘤

A. 间变性少突胶质细胞瘤具有分支血管和微血管增生（HE, 200×）; B. 肿瘤内可见灶性坏死（HE, 200×）; C. 肿瘤性少突
胶质细胞和小肥胖星形细胞混合（HE, 200×）; D. 肿瘤细胞免疫组化染色显示 IDH1（R132H）呈阳性（HE, 200×）; E. ATRX
免疫染色显示阳性（200×）; F. 肿瘤 MIB-1 增殖指数高（200×）

【免疫表型】

- 不同程度表达 GFAP。
- 肿瘤细胞 IDH（R132H）表达呈强阳性。
- ATRX 保持核表达，而 p53 常呈阴性。

【遗传学谱系】

- 具有诊断价值的基因突变有 IDH 突变和 1p/19q 共缺失。
- 此外，部分病例可有 1p 和 19q 的多倍体。
- TERT 启动子区域突变和 CIC 基因改变相关，且常见，而 FUBP1 突变则较少见。
- 其他分子改变包括细胞周期依赖性激酶抑制剂 2C 基因突变及纯合缺失，以及生长因子如 EGFR、PDGF 和 PDGFR 等过表达。
- IDH 突变导致 DNA 甲基化全局改变已有报道，即胶质瘤 CpG 岛甲基化表型（G-CIMP）表型。
- MGMT 基因启动子在大多数间变性少突胶质细胞瘤呈超甲基化状态。

【预后】

提示预后较好的因素如下。

- 增殖指数 < 5%。
- 存在 MGMT 甲基化。
- 不存在 CDKN2A 缺失。
- 存在 TERT 启动子区域突变。

七、少突星形细胞瘤和间变性少突星形细胞瘤

【定义】

1. 非特指少突星形细胞瘤

- 一种弥漫浸润性且生长缓慢的胶质瘤，由两种明显不同的肿瘤细胞混合组成，肿瘤细胞形态上类似于少突胶质细胞或星形细胞，其分子检测未做或结果不明确（WHO，2016）。

- 该肿瘤为 WHO Ⅱ 级。
- WHO 建议限制少突星形细胞瘤，非特指（NOS）的诊断，仅限于在组织学上不能明确为星形细胞还是少突胶质细胞谱系的肿瘤，且分子检测未做或无法明确的弥漫性胶质瘤。
- 基于组织学的诊断具有观察者之间的差异，因此推荐通过分子检测进行特异性分型，分子检测包括 IDH、ATRX、p53，TERT 启动子区域突变，以及 1p/19q 共缺失。
- 所有的少突星形细胞瘤通过分子检测后未归为星形细胞瘤或少突胶质细胞瘤，少突星形细胞瘤作为一种非特指病变仍然保留。

2. 间变性少突星形细胞瘤，非特指

- 少突星形细胞瘤，非特指，具有局灶性或弥漫性间变性组织学特征，包括细胞密度增加、核异型性、细胞多形性和核分裂象（WHO，2016）。
- 该肿瘤为 WHO Ⅲ 级。
- WHO 并不推荐使用间变性少突星形细胞瘤的诊断。
- 根据 IDH 突变、ATRX 突变的免疫组化染色，及 1p/19q 的 FISH 检测等分子分析，大多数间变性少突星形细胞瘤可归入间变性少突胶质细胞瘤或间变性星形细胞瘤。
- 当间变性少突星形细胞瘤为 IDH 野生型时，需要考虑与胶质母细胞瘤 IDH 野生型进行鉴别。

八、弥漫性胶质瘤的诊断方法

（一）概述

直至 2007 年发布的 WHO 分类，Ⅱ级和Ⅲ

级弥漫性胶质瘤及其所有表型（星形细胞瘤、少突胶质细胞瘤和少突星形细胞瘤）的分类都是基于组织学特征，组织学诊断已成为制订治疗方案的基石。虽然这一方法已被广泛认可，但众所周知，它们在观察者内及观察者之间存在高度可变性，带来了诊断的主观性，因此无法准确预测每个患者的预后情况。对模糊的少突星形细胞瘤疾病尤其如此，WHO 分类没有为该肿瘤中的两种成分（即星形细胞和胶质细胞）的组织学定量制订标准。

在过去几十年，IDH1 和 IDH2 基因突变、ATRX 基因突变（伴或不伴 TP53 突变）和 1p/19q 共缺失这 3 种临床相关的分子标记被广泛研究。结果显示，这 3 种分子标志物对临床治疗的指导意义远大于组织学疾病。2014 年在哈勒姆举办的国际神经病理学会共识会议后，决定这些分子标志物与组织学特征一起，以分层的方式提供一个包括表型和基因型的"整合诊断"。因此，2016 年发布的 WHO 分类修订第 4 版是以范式转变和过渡阶段为特征，向形态学和分子诊断结合的方向发展的版本，并利用这些分子标志物生成了一种工作算法。

因此，根据 2016 年发布的 WHO 分类，IDH1 和 IDH2 突变及 1p/19q 共缺失的证实是诊断少突胶质细胞瘤（Ⅱ级）和间变性少突胶质细胞瘤（Ⅲ级）所必需的。另一方面，缺乏 1p/19q 共缺失，常表现 ATRX 表达缺失且 p53 蛋白表达的肿瘤，符合弥漫性星形细胞瘤（Ⅱ级）和间变性星形细胞瘤（Ⅲ级）的诊断。然而，ATRX 和 p53 两种分子标志物虽然具有特征性，但并不是弥漫性星形细胞瘤诊断所必需的。对于无法进行分子检测、检测不充分或检测结果不明确的病例，现在命名为"非特指型"（not otherwise specified，NOS）。因此，少突星形细胞瘤（Ⅱ级）和间变性少突星形细胞瘤（Ⅲ级）当分子检测未做时，该诊断变成过时，作为非特指型保留。

（二）分子检测方法学

通过免疫组化检测证实 IDH1（R132H）突变蛋白现在被认为证实 IDH1（R132H）突变的一种替代方法。其他少见的 IDH1 或 IDH2 突变仅能通过 DNA 测序方法检测。不具有任何 IDH1 和 IDH2 突变的少数星形细胞肿瘤应称为 IDH 野生型。ATRX 检测也通过免疫组化染色，ATRX 蛋白表达阴性提示突变。对于 1p/19q 分析，临床神经病理学中最常用的方法是荧光原位杂交（FISH），这种技术通过在福尔马林固定后石蜡包埋（FFPE）的组织切片上直接进行荧光探针染色来研究染色体拷贝数，替代的方法是基于 PCR 的杂合性缺失（LOH）检测。

（三）资源有限的设置

FISH 和 DNA 测序等方法操作烦琐，需要分子设备，而且价格昂贵。IHC 是唯一在所有实验室都能进行（即使自动化），且费用比较低的方法。重要的是，在任何资源有限的情况下，为了弥漫性胶质瘤的分类进行一系列分子检测比较困难，因此迫切需要用更经济的方法来对这些肿瘤进行临床上有用的组织分子分类。在这个方向上，印度神经肿瘤协会（Indian Society of Neuro-Oncology，ISNO）制订了全国统一的神经病理报告指南，这将是 WHO 建议的一次实用性的改编。检测方法主要为免疫组化染色，对于有限的病例建议采用 1p/19q 的 FISH 检测和 DNA 测序。

弥漫性胶质瘤诊断的 4 级方法以组织病理学结构为基础，免疫组化染色为补充。IHC 标记建议包括 IDH1（R132H）、ATRX、p53 和 MIB-1。根据组织病理学特征和免疫组化染色结果，将导致 4 种独立类型，即 IDH 突变型星形细胞瘤、非特指型星形细胞瘤、非特指型少突星形细胞瘤和非特指型少突胶质细胞瘤。当资源有限时，1p/19q 共缺失的 FISH 检测仅在少突星形细胞瘤、非特指和IDH1（R132H）阴性的少突胶质细胞瘤和非特指型的诊断中是必需的；但在IDH1（R132H）阳性的星形细胞瘤不推荐检测。IDH1（R132H）阳性的非特指型少突胶质细胞瘤的诊断中，建议行FISH检测，但不强制，因为大多数具有经典胶质细胞形态的病例FISH监测显示有1p/19q共缺失。

IDH测序是弥漫性胶质瘤诊断的最后一个步骤。IDH测序是IDH1（R132H）阴性的非特指型星形细胞瘤和FISH检测1p/19q非共缺失的非特指型少突星形细胞瘤诊断所必需的。而IDH1（R132H）阳性或1p/19q共缺失的胶质瘤则不需要。

表2-2简单描述了在资源有限的情况下诊断弥漫性胶质瘤的方法。

表 2-2　在资源有限的情况下，诊断弥漫性胶质瘤（Ⅱ级和Ⅲ级）方法的简化表

检测项目	参　数	建　议
免疫组织化学（IHC）	IDH1（R132H）、ATRX、P53、MIB-1	所有成人弥漫性胶质瘤必须检测
荧光原位杂交（FISH）	1p/19q 共缺失	必须检测：①非特指型少突星形细胞瘤；② IDH1（R132H）阴性的非特指型少突胶质细胞瘤
		建议但非必需的检测为具有经典组织学和 IDH1（R132H）阳性的非特指型少突胶质细胞瘤
DNA 测序	IDH1 和 IDH2 罕见突变	需检测：① IDH1（R132H）阴性的非特指型星形细胞瘤；②无 1p/19q 共缺失的非特指型少突星形细胞瘤
		无须检测：① IDH1（R132H）阳性胶质瘤；② 1p/19q 共缺失的胶质瘤

第3章　其他星形细胞肿瘤
Other Astrocytic Tumors

Rajeswarie RT　Shilpa Rao　Parul Jain　Vani Santosh　著

安　晋　梅开勇　译

一、毛细胞型星形细胞瘤和毛黏液星形细胞瘤

（一）毛细胞型星形细胞瘤

【定义】

- 星形细胞瘤的典型特征是双相型，包括双极星形细胞和 Rosenthal 纤维，稀疏区与致密区交替分布，可见微囊和嗜酸性颗粒状小体（WHO，2016）。

【WHO 分级】

- 对应 WHO Ⅰ级。

【发病率】

- 约占所有胶质瘤的 5.4%。
- 占儿童中枢神经系统（central nervous system，CNS）肿瘤的 23.5%。

【年龄及性别分布】

- 儿童胶质瘤最常见的亚型。
- 主要好发于儿童，但也可以发生于成人，老年人不常见。
- 男女发病率相同。

【发病部位】

- 可发生在神经轴的任何位置，但最常见的部位是小脑（42%），尤其是儿童。

- 约 9% 的病例发生于其他部位，包括大脑半球（36%）、视交叉区、视神经和间脑。
- 也可以发生于脑干（通常被认为是外生性胶质瘤）和脊髓。
- 很少有病例累及整个脊髓（高颈段毛细胞型星形细胞瘤）。

【大体检查】

- 边界清楚，质地相对较软。
- 肿瘤内囊肿和附壁结节很常见，尤其是在小脑和大脑。
- 可见陈旧性出血伴吞噬含铁血黄素的巨噬细胞和钙化。
- 这些肿瘤好发于中线附近或侧脑室旁。
- 比较少见的是，肿瘤可扩散累及软脑膜而无大脑实质损害，曾被称为"原发性软脑膜胶质瘤"。

【镜下特征】

- 毛细胞型星形细胞瘤通常是中度或寡细胞的肿瘤，表现出特征性的双相性组织学模式，由长梭形的星形胶质细胞（毛发样）构成的致密区和疏松区交替排列，疏松区由较小的多极星形胶质细胞构成，类似于原浆型星形细胞，有时更圆，边界清晰，少突样细胞，两种形态混合存在。
- 致密纤维区有大量粗的、螺旋样的红色纤

维，称为"Rosenthal 纤维"。

- 疏松区有不同程度的微囊、黏液样基质及嗜酸性小体或透明小滴散在分布。
- 常见间质内血管透明性变。
- 退行性核异型包括核内胞质内陷和多核瘤细胞的形成，细胞核呈典型的"盘子上的硬币"排列。
- 核分裂象少见。
- 一些病例中可见微血管增生和梗死样坏死灶。
- 可见局部软脑膜的侵犯。

【免疫表型】

- 毛细胞型星形细胞瘤中神经胶质纤维酸性蛋白（GFAP）、OLIG2 和 S100 免疫染色呈弥漫阳性。
- Rosenthal 纤维对 αB 蛋白免疫反应呈阳性。
- 增殖指数通常较低，约为 2%，但也有病例高达 5%～7%。
- 在所有的毛细胞型星形细胞中，Galectin-3 在细胞核内和胞质均可表现为阳性。

【遗传学谱系】

- 丝裂原活化蛋白激酶（MAPK）信号通路在 PA 的发生发展中起重要作用。
- 与散发型相比，NF1 相关的 PA 具有更强的侵袭性。
- 神经纤维蛋白缺乏可使 RAS-RAF-MEK-ERK 分子通路激活。
- mTOR/AKT 信号通路激活的毛细胞型星形细胞瘤侵袭性更强。
- 在该通路中，最常见的异常是约 2Mb 的 7q34 中重复，其包含 BRAF 基因。
- 在该通路中，最常见的是约 2Mb 的 7q34 串联重复，包含 BRAF 基因，导致 KIAA1549 和 BRAF 基因之间转化融合。
- 除了有 BRAF 融合基因外，基本上所有的

PAs 都有 MAPK 通路成分的改变。

- 这些异常包括 NF1 突变，BRAF 热点突变，通常为 V600E 突变，KRAS 突变，影响 FGFR1 和 NTRK 家族受体激酶基因的重复性突变，以及比较少见的 RAF1 基因与 SRGAP3 融合
- KIAA1549–BRAF 融合在小脑特别常见，但在幕上区不常见。
- FGFR1 突变主要发生在中线肿瘤，而 BRAF V600E 突变和 NTRK 融合最常发生在幕上肿瘤中。

【预后】

- 一般情况下，PAs 预后良好，10 年生存率为 90%。
- 然而，如果肿瘤位于下丘脑/交叉区和其他无法通过手术完全切除的区域，则预后较差。
- 10%～20% 的患者在完全切除肿瘤后可能复发或再生。
- 在 2%～3% 的病例中可以通过脊髓播散。
- 成人和老年患者的肿瘤更具有侵袭性。
- 虽然增殖指数对毛细胞型星形细胞瘤中的预后意义尚不清楚，但对于较高增殖指数的肿瘤患者仍要进行密切随访。
- 已经报道的罕见恶变病例，被定义为间变性 PA。
- 在这些病例中，辐射被认为是致病的原因。

（二）毛黏液星形细胞瘤

【定义】

- PA 的亚型，组织学特征为在黏液样背景中以血管为中心排列的单一形态、双极肿瘤细胞（WHO，2016）。

【WHO 分级】

- 早期，该亚型为 WHO Ⅱ 级。

- 但该肿瘤的生物学行为是否表现为 Ⅱ 级胶质瘤尚不完全清楚，因此在 2016 年 WHO 分类中，毛黏液样星形细胞瘤并没有给出具体分级。

【发病率】
- 毛黏液星形细胞瘤通常归类于 PA，因此其真实发病率尚不清楚。

【年龄及性别分布】
- 肿瘤好发于儿童及青少年。
- 没有性别倾向。

【发病部位】
- 最常位于下丘脑 / 交叉区。
- 其他不常见的部位包括脑干、丘脑、小脑、颞叶和脊髓。

【大体检查】
- 虽然是局限性的胶质瘤，但毛黏液星形细胞瘤有时也是浸润性的。
- 大体上来说，由于黏液样成分，肿瘤呈胶冻状外观。

【镜下特征】
- 由梭形毛细胞样组成的单一细胞形态的肿瘤，内含丰富的黏液样、微囊样基质。
- 其特征是肿瘤细胞以血管为中心排列。
- 在毛黏液星形细胞瘤中没有 Rosenthal 纤维和嗜酸性小体。
- 可见局灶性微血管增生和坏死。
- 核分裂象罕见。
- 在典型的 PA 中偶尔会出现局灶性的毛黏液样区域，但不应诊断为毛黏液星形细胞瘤。

【免疫表型】
- 肿瘤细胞 GFAP、S100 和 Vimentin 免疫染色呈弥漫阳性。
- 这些肿瘤中神经元标记通常为阴性，但偶尔在下丘脑 / 交叉区的毛黏液星形细胞瘤中可有 CD34 阳性。
- Ki-67 增殖指数为 2%～20%。
- BRAF V600E 在这些肿瘤中为阴性。

【遗传学谱系】
- 这些肿瘤在基因上与 PAs 相似，部分肿瘤有 KIAA1549-BRAF 融合。

【预后】
- 在脑脊液播散和局部复发方面，毛黏液星形细胞瘤比 PAs 更具侵袭性。
- 然而，也有一些毛黏液星形细胞瘤病例，其临床病程类似 PA 为惰性。
- 目前还不清楚一些毛黏液星形细胞瘤的侵袭行为是由于肿瘤本身的生物学行为，还是其位于下丘脑 / 交叉区，不可能通过手术完全切除造成。

二、室管膜下巨细胞星形细胞瘤

【定义】
- 由大的节细胞样星形细胞组成的良性、缓慢生长的肿瘤，好发于侧脑室壁（WHO，2016）。
- 最常伴有结节性硬化症。

【WHO 分级】
- 对应 WHO Ⅰ 级。

【发病率】
- 约占颅内肿瘤的 1%。
- 伴有结节性硬化患者的发病率为 5%～15%。

【年龄及性别分布】
- 常见于 20 岁以下。
- 可发生于婴儿，也可为先天性。
- 没有性别倾向。

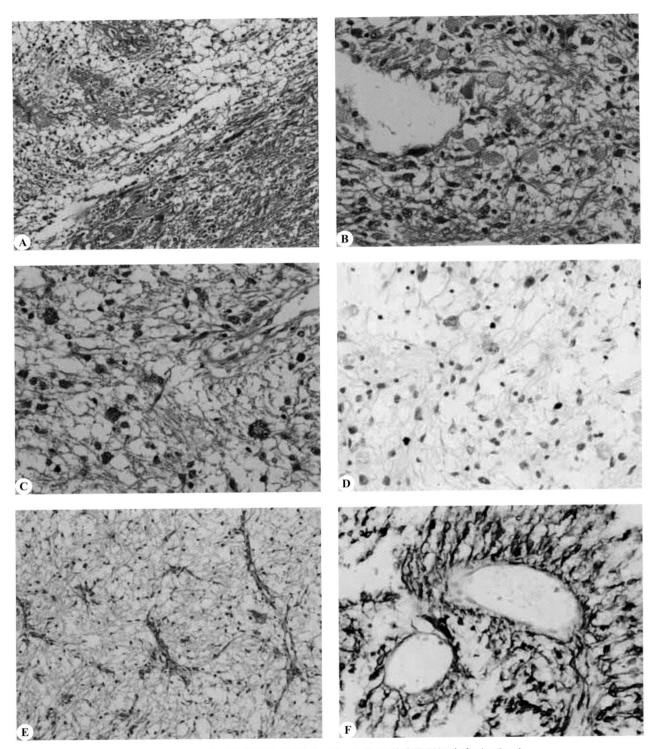

▲ 图 3-1　毛细胞型星形细胞瘤（A 至 D）和毛黏液星形细胞瘤（E 和 F）

A. 毛细胞型星形细胞瘤呈双相型，由双极毛样细胞及 Rosenthal 纤维组成的致密区及微囊性变的疏松区（HE，100×）并列；B. 肿瘤细胞散在于微囊样间质中，微囊性间质中含有许多嗜酸性小体（HE，200×）；C. 肿瘤细胞表现为广泛的核异型性和多核瘤细胞（巨细胞如盘上的硬币）（HE，200×）；D. 肿瘤细胞偶见 MIB-1 核阳性（100×）；E. 毛黏液星形细胞瘤，由分散在黏液样基质中的梭形细胞组成，并呈明显的血管中心排列（HE，100×）；F. GFAP 免疫染色突出毛样细胞的血管中心排列（200×）

【发病部位】

- 肿瘤发生于 Monro 孔旁的侧脑室或第三脑室。

【大体检查】

- 边界清晰的多结节病灶。
- 常见钙化、大小不一的囊腔。
- 可见出血。

【镜下特征】

- 界限清楚的肿瘤，主要为肥胖型星形细胞，梭形或多边形细胞组成，呈束状或巢状排列，可见不一的纤维间质。
- 典型的室管膜下巨细胞星形细胞瘤（SEGA）细胞是大的、锥体状、节细胞样星形细胞，具有丰富的嗜酸性胞质，核圆而偏位，泡状核，核仁明显，伴或不伴核内假包涵体。
- 这些细胞散在或巢状分布。
- 核多形性，常见双核和多核。
- 偶尔可见核分裂象、微血管增生和坏死，但这些并不提示不良的临床病程。
- 肿瘤细胞有时具有类似室管膜瘤的特征性血管周围排列。
- 基质中富含透明变的血管。可见钙化、炎细胞浸润，包括肥大细胞。

【免疫表型】

- 肿瘤细胞 S100 免疫染色呈弥漫阳性，神经胶质纤维酸性蛋白（GFAP）免疫染色呈不同程度的阳性。
- 虽然 CD34 为阴性，但Ⅲ B 类微管蛋白、神经丝、突触素和 NeuN 等神经元标志物在节细胞样细胞及其转化过程中可出现不同程度的阳性。
- 神经干细胞标记 Nestin 和 SOX2 在 SEGA 中很少表达。

- Ki-67 增殖指数较低（3%）。
- 由于它与结节性硬化有关，在一些病例中可以看到 tuberin 或 hamartin，其中一个为阴性或两者皆为阴性。

【遗传学谱系】

- 在约 85% 合并结节性硬化的 SEGA 患者中，可发现 9q 的 TSC1 基因（编码 tuberin）或 16p 的 TSC2 基因（编码 hamartin）有突变。
- 这两个基因的突变激活了哺乳动物雷帕霉素靶蛋白（mTOR）信号通路。
- 其余 15% 的病例是未知的，或可能在未定义的非编码基因区域有突变。
- 在散发性结节性硬化病例中（占＞ 60%），TSC2 突变比 TSC1 更常见（病程较轻）。
- 在遗传病例中，TSC1 与 TSC2 突变的比例为 1∶1。
- 在 1/3 的病例中也发现 BRAF v600E 突变。

【预后】

- SEGA 患者在完全切除后，预后很好。
- 残留肿瘤可伴有复发。
- 在结节性硬化合并 SEGA 不能切除的患者，使用伊维莫司抑制 mTOR1 通路，为患者提供了希望。

三、多形性黄色星形细胞瘤

【定义】

- 星形细胞瘤具有大的、多形性细胞常可见多核细胞、梭形和脂类细胞，细胞旁可见密集的网状纤维和大量嗜酸性颗粒小体（WHO，2016）。

【WHO 分级】

- 肿瘤对应 WHO Ⅱ级。

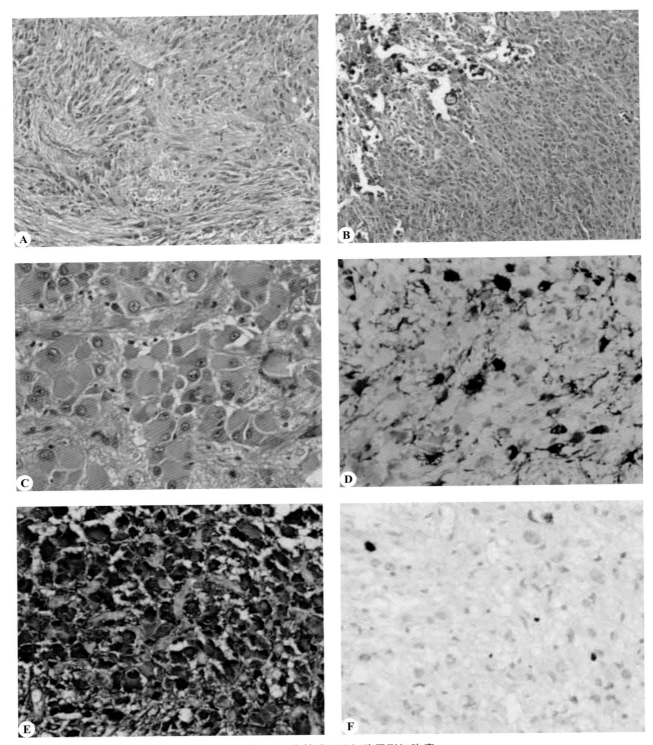

▲ 图 3-2 室管膜下巨细胞星形细胞瘤

A. 肿瘤细胞呈束状排列（HE，100×）；B. 肿瘤内钙化灶（HE，100×）；C. 典型的"节细胞样"星形细胞，胞质嗜酸性，核仁明显，部分呈双核（HE，100×）；D. 肿瘤细胞 GFAP 阳性（200×）；E. S100 免疫染色呈弥漫阳性（200×）；F. 肿瘤 MIB-1指数很低（200×）

【发病率】

- 多形性黄色星形细胞瘤（PXA）是一种罕见的肿瘤，在所有脑肿瘤中不到 1%。
- 每年的发病率 0.3/10 万。

【年龄及性别分布】

- 大多数发生在 30 岁以下，平均发病年龄为 25.9 岁。
- 没有明显的性别倾向。

【发病部位】

- 最常好发于大脑皮质浅层，常位于在颞叶和顶叶，有时累及软脑膜。
- 其他不常见的部位包括丘脑、小脑和脊髓。

【大体检查】

- 位于浅表的囊实性病变，多数表现为囊性病变伴附壁结节。
- 硬膜侵犯，外生性生长，或多灶性软脑膜播散较为少见。

【镜下特征】

- 肿瘤组织具有异质性。
- 通常由梭形或多边形星形细胞组成，呈束状、层状排列。
- 细胞为多形性和多核的瘤巨细胞，脂类细胞，偶见神经节样细胞。
- 细胞表现出显著的核异型性，包括胞质内陷。
- 有些肿瘤含有黄色瘤细胞，细胞质内有丰富的脂滴。
- 当出现黄色瘤细胞时有助于诊断，但在一些病例中也可没有或不明显。
- 单个细胞和小细胞碎片围绕着丰富的网状纤维。
- 存在嗜酸性颗粒小体（EGB）是诊断标准之一。

- 肿瘤间常见淋巴细胞浸润。
- 核分裂象不易见，坏死和微血管增生不常见。

间变性多形性黄色星形细胞瘤（WHO Ⅲ级）

- 间变性 PXA 定义为核分裂象超过 5 个 /10HPF 和（或）出现坏死。
- 因为间变性 PXA 与上皮样胶质母细胞瘤（GBM）都有 BRAF V600E 突变，所以两种肿瘤在组织学和分子学上都很难区分。
- 间变性 PXA 缺乏上皮样 GBM 的细胞一致性，并有上皮样 GBM 所没有的嗜酸性颗粒小体。

【免疫表型】

- PXAs 表达 S-100，GFAP 呈可变性表达。
- 一些具有节细胞样形态的细胞表达神经元标志物，如突触素、神经丝、MAP2 和 Ⅲ β 型微管蛋白。
- 常见 CD34 阳性。
- 在许多肿瘤中可见 BRAF V600E 免疫表达阳性（BRAF V600E 蛋白突变）和 CDKN2A 的丢失。

【遗传学谱系】

- 50%～78% 的病例可发生 BRAF 点突变，大多数为 V600E。
- 但 BRAF V600E 突变对 PXA 无特异性，在其他肿瘤中也可观察到，特别是神经节细胞瘤中可见 BRAF V600E，突变毛细胞型星形细胞瘤偶见 BRAF V600E 突变。
- 已发现包含 CDKN2A/CDKN2B 基因的 9p21.3 缺失。
- 9 号染色体的丢失也认为是特征性改变。
- 偶见 TSC2 突变、NF1 突变、ETV6–NTRK3 融合。
- 没有 IDH1 突变及 EGFR、CDK4、MDM2 基因的扩增。

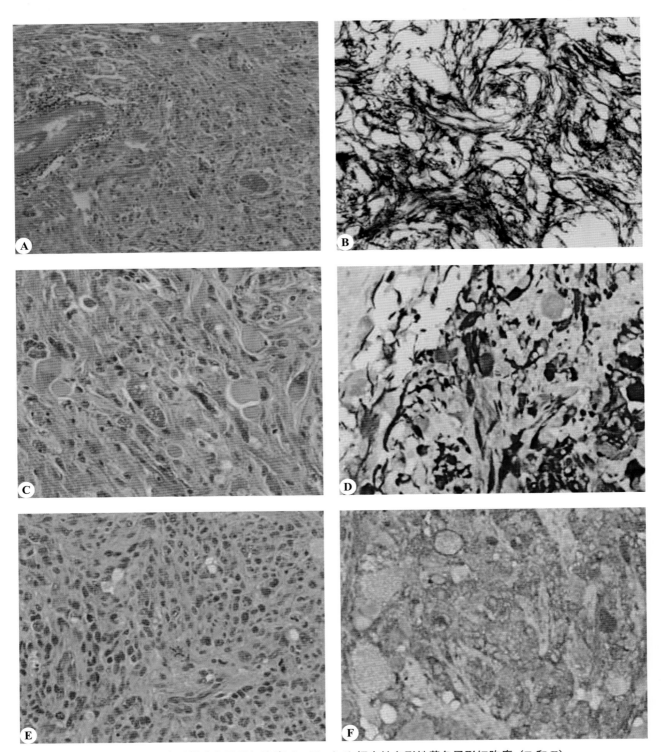

▲ 图 3-3　多形性黄色星形细胞瘤（A 至 D）和间变性多形性黄色星形细胞瘤（E 和 F）

A. 多形性黄色星形细胞瘤显示梭形星形细胞呈束状排列，血管周围肿瘤可见淋巴细胞浸润（HE，100×）；B. 银染色显示丰富的细胞旁网状纤维（100×）；C. 多形性星形细胞、瘤巨细胞、淡染的脂类细胞，伴少量嗜酸性颗粒小体（HE，200×）；D. 肿瘤细胞 GFAP 表达不一（200×）；E. 间变性多形性黄色星形细胞瘤核分裂象增加（HE，100×）；F. 肿瘤细胞中的 BRAF（V600E）免疫染色呈弥漫阳性（200×）

【预后】

- 大多数 PXA 预后良好。
- 虽然有报道 5 年无复发生存率为 70%，但总体生存率为 80%。
- 然而也有相当比例的复发和（或）进展为间变性的病例。

- 肿瘤完全切除和低增殖活性是无复发生存的独立有利因素。
- 核分裂象升高（＞ 5 个 /10HPF）和坏死与总生存率缩短有关。
- BRAF V600E 突变与预后之间的关系尚不清楚。

第 4 章　室管膜肿瘤
Ependymal Tumors

Aruna Nambirajan　　Mehar C Sharma　著

曾子淇　梅开勇　译

一、室管膜下瘤

【定义】

- 一种缓慢生长、外生性的脑室内神经胶质肿瘤，特征为无或轻度多形性、核分裂不活跃的细胞丛状分布于丰富的胶质纤维基质中，常伴微囊性改变（WHO，2016）。

【WHO 分级】

- 对应 WHO Ⅰ 级。

【发病率】

- 约占所有室管膜肿瘤的 8%。
- 多数在影像学检查或尸检中偶然发现。
- 尽管较罕见，也需注意家族性室管膜下瘤的可能。

【年龄及性别分布】

- 发生于各个年龄段，最常见于中年人及老年人。
- 男性多见（男女比例约 2.3∶1）。

【发病部位】

- 脑室内散在的外生性肿块。
- 大部分位于第四脑室和侧脑室。
- 少见的可位于第三脑室和透明隔。
- 更罕见的可位于大脑实质内。
- 脊髓室管膜下瘤十分罕见，通常为发生于颈段或颈胸段的髓内生长肿块。

【大体检查】

- 实性结节，直径通常不超过 2～3cm，与周围脑实质分界清楚。

【镜下特征】

- 结节状生长模式的低细胞密度肿瘤。
- 丛状分布均匀的小肿瘤细胞，细胞核温和，类似室管膜胶质，分布于嗜酸性的胶质纤维基质中。
- 可有明显的微囊变，尤其是起源于侧脑室的肿瘤。
- 核圆至卵圆形，染色质颗粒状。
- 核多形性不明显，在微囊变的肿瘤中可更明显。
- 无或少见核分裂象。
- 偶有出血、钙化或微血管增生。
- 偶可见围血管排列的假菊形团结构。
- 罕见室管膜下瘤和室管膜瘤（常为经典型）合并病例，这种混合型室管膜瘤－室管膜下瘤根据室管膜瘤的成分进行分级。

【免疫表型】

- 胶质纤维酸性蛋白（GFAP）免疫染色呈阳性。
- 上皮膜抗原（EMA）通常为阴性。

- 膜突蛋白（ERM）结合磷蛋白 50（EPB50）被认为比 EMA 具有更高的敏感度，表现为局灶斑点阳性 / 指环样染色。
- Ki-67/MIB-1 指数通常低于 1%。

【遗传学谱系】
- 起源于幕上、颅后窝和脊髓室的室管膜下瘤常有不同的 DNA 甲基化改变。
- 起源于颅后窝和脊髓的室管膜下瘤常有染色体 6 号拷贝数改变。

【预后】
- 预后良好。
- 治疗选择手术完整或次全切除。
- 手术切除可治愈，部分切除有后期复发的可能性。

二、黏液乳头型室管膜瘤

【定义】
- 一种几乎仅起源于脊髓圆锥、马尾和终丝的神经胶质肿瘤，组织学特征表现为细长的纤维突起，围绕血管、黏液、纤维血管轴心呈放射状排列（WHO，2016）。

【WHO 分级】
- 对应 WHO Ⅰ 级。

【发病率】
- 占室管膜肿瘤发病率的 9%～13%。

【年龄及性别分布】
- 患病发病年龄为 3 周龄至 82 岁，平均年龄为 36 岁。
- 好发于男性（男女比例约为 2.2∶1）。

【发病部位】
- 典型的发生于脊髓圆锥、马尾和终丝，可能起源于终丝的室管膜胶质。
- 最常见为脊髓圆锥 / 马尾区域的髓内肿瘤。
- 少见部位包括颈胸段脊髓、第四脑室和侧脑室。
- 不常侵袭神经根或骶骨。
- 骶尾部皮下和骶前区黏液乳头型室管膜瘤是完全不同的实体，推测由异位室管膜残留引起。

【大体检查】
- 大体上质软、分叶状、腊肠状，常有包膜，伴胶冻样改变，可见陈旧性或新鲜出血。
- 不常见钙化。

【镜下特征】
- 由单层立方或柱状细胞排列成乳头状结构。

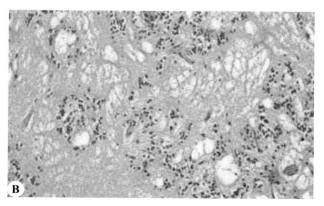

▲ 图 4-1　室管膜下瘤，WHO Ⅰ 级

A. 肿瘤细胞稀少，在嗜酸性胶质纤维基质中呈巢状分布（HE，100×）；B. 肿瘤细胞温和，间质常有微囊性改变（HE，200×）

- 乳头由透明变的纤维血管轴心和环绕周围的异染 AB 阳性黏液 / 黏液样基质构成，或完全由基质构成。
- 少见情况下可见细胞成实性片状或束状排列，细胞间有黏液样基质形成微囊结构。
- 部分病例胶原间可见丰富的 PAS 染色阳性、嗜酸性球状无定形结构物，称为"气球"。
- 核分裂或间变性不常见。

【免疫表型】

- GFAP、Vimentin 和 S100 免疫染色呈弥漫性阳性。
- 广谱 CK（AE1/AE3 角蛋白）免疫染色呈阳性，但 CAM5.2、CK5/6、CK7、CK20、34βE12 免疫染色呈阴性。
- 通常上皮膜抗原（EMA）免疫染色呈阴性。
- EBP50 在肿瘤细胞膜表达。

【遗传学谱系】

- 黏液乳头型室管膜瘤是一种基于 DNA 甲基化的分子特异性实体。
- 多个染色体获得。
- NF2 基因突变缺失是该病的特征。

【预后】

- 完整或部分切除后的患者，5 年生存率超过 95%，预后良好。
- 治疗手段可选择全部切除；不完全切除可导致局部复发，罕见远处转移。
- 远处脊柱和脑转移罕见，主要见于儿童患者。
- 儿童复发的风险高，完整切除辅助放疗能改善预后。
- EGFR 的表达可能提示复发。

三、室管膜瘤和间变性室管膜瘤

【定义】

1. 室管膜瘤

- 一种局限的神经胶质肿瘤，由一致的小细胞组成，细胞核圆，分布于纤维基质中，其特征是血管周围的无细胞区（假菊形团），在约 25% 的病例中可见到室管膜菊形团（WHO，2016）。

2. 间变性室管膜瘤

- 一种局限的神经胶质肿瘤，由一致的小细胞组成，细胞核圆，分布于纤维基质中，

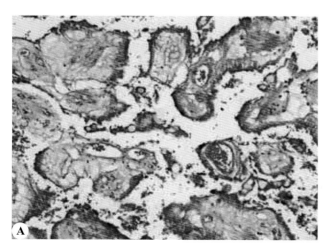
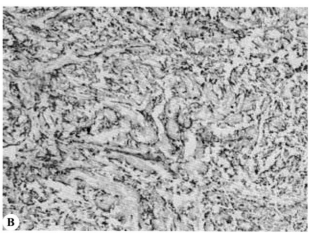

▲ 图 4-2　黏液乳头型室管膜瘤，WHO Ⅰ 级
A. 黏液乳头型肿瘤伴有纤维血管轴心（HE，200×）；B. 可见广泛的黏液变性（HE，100×）

其特征是血管周围的无细胞区（假菊形团），在约 25% 的病例中可见到室管膜菊形团，核质比高，核分裂象活跃（WHO，2016）。

【WHO 分级】

1. 室管膜瘤

- 对应 WHO Ⅱ 级。

2. 间变性室管膜瘤

- 对应 WHO Ⅲ 级。

【发病率】

- 占所有神经上皮性肿瘤的 6%～9%。
- 已报道的 Ⅱ 级与 Ⅲ 级比例差异大（17∶1～1∶7）。

【年龄及性别分布】

1. Ⅱ 级

- 可发生于任何年龄；发病率随着年龄上升而下降。
- 男性稍多见。
- 在 15 岁以下儿童、15—19 岁前少年和 19 岁以上成人中，原发性脑肿瘤分别占 5.7%、4% 及 1.9%。
- 颅后窝的室管膜瘤主要见于幼儿；3 岁以下儿童的原发性脑肿瘤约占 30%。
- 脊髓室管膜瘤主要发生于成人，占所有脊髓胶质肿瘤的 50%～60%。
- 幕上室管膜瘤发病无明显年龄倾向。

2. Ⅲ 级

- 成人和儿童均可发生间变性室管膜瘤。
- 幕下间变性室管膜瘤更常见于儿童。

【发病部位】

1. Ⅱ 级

- 最常起源于颅后窝（60%），其次是幕上（30%）和脊髓（10%）。
- 颅后窝室管膜瘤位于第四脑室，起源于底部、侧壁或顶部。
- 低龄患者（中位年龄为 2.5 岁）的幕下室管膜瘤常位于两侧；年龄稍大的儿童或青少年（中位年龄为 20 岁）则多位于中线。
- 幕上室管膜瘤起源于侧脑室或第三脑室，约 40% 发生于脑室外。
- 经典型的脊髓室管膜瘤发生于颈段或颈胸段脊髓。
- 发生于中枢神经系统（CNS）外的部位，如卵巢、阔韧带、纵隔和肺等，则极为罕见。

2. Ⅲ 级

- 主要位于颅内，罕见于脊髓。

【大体检查】

1. Ⅱ 级

- 肿瘤边界清楚，质软，棕红色，偶有沙砾样钙化。
- 偶有出血或坏死。
- 第四脑室肿瘤可从外侧孔蔓延至蛛网膜下腔，并包绕脑干结构；这类病例被称为"塑胶膜瘤"。

2. Ⅲ 级

- 间变性室管膜瘤界限清楚，很少有浸润性生长的边界。

【镜下特征】

1. Ⅱ 级

- 肿瘤细胞形态单一，细胞核圆至卵圆形，染色质斑点状。
- 几乎在所有病例中可见，细胞呈放射状排列，胞质形成细长的突起伸向血管壁，形成血管型假菊形团。
- 立方 – 柱状上皮细胞围绕中央的无细胞区排列，形成的室管膜菊形团或室管膜管样结构少见，可见于 25% 的病例。
- 核分裂象少见。

- 有时可见透明变性的血管，尤其是肿瘤位于颅后窝或脊柱时。
- 可见灶性黏液变性，出血，营养不良性钙化，软骨化生或骨化。
- 经典型室管膜瘤可发生地图样坏死；然而，无栅栏状坏死和微血管增生无或仅在局部可见。
- 幕上室管膜瘤常表现为相对丰富的细胞程度，而增生程度无明显升高，纤细的分枝状毛细血管网及透亮的胞质形成独特的结构，称为"血管型"。
- 一些颅后窝室管膜瘤含有局灶结节状细胞丰富区，且核分裂象增多，这一类和肿瘤表面脑回状或乳头状折叠相关，称为"双相型 - 脑回型。"

2. Ⅲ级

- 核分裂活跃，细胞密度高，核质比增加是间变性的定义特征。
- 常伴广泛的微血管增生或假栅栏状坏死。

【变异型】

- 3 种不同的组织病理学变异型：乳头状室管膜瘤、透明细胞型室管膜瘤和伸长细胞型室管膜瘤，分级为 WHO Ⅱ级或 WHO Ⅲ级。

1. 透明细胞型室管膜瘤

- 外观似少突胶质细胞，胞质空亮，可见核周空晕。
- 这类肿瘤可发生于任何部位，但主要发生于幕上。
- RELA 融合基因阳性的室管膜瘤常表现为这种类型。

2. 伸长细胞型室管膜瘤

- 肿瘤细胞似脑室旁的长梭形细胞，细胞双极，胞质突向室脑膜表面。
- 肿瘤细胞细长，核梭形，呈不规则束状排列。
- 缺乏真性菊形团。
- 可见假性菊形团。
- 大多见于脊髓。
- 形态学上类似于神经鞘肿瘤。

3. 乳头状室管膜瘤

- 肿瘤表面形成乳头状结构，接触脑脊液，罕见亚型。
- 乳头由单层立方状肿瘤细胞排列而成，表面光滑，细胞下方基底膜缺失。

4. 罕见形态学特征

- 脂肪瘤样化生。
- 多形性巨细胞。
- 印戒样细胞。
- 黑色素分化。
- 神经毡岛。
- 颗粒细胞变。

【免疫表型】

- 假性菊形团 GFAP 强表达；真性菊形团和乳头结构 GFAP 表达程度不一。
- S100 和 Vimentin 免疫染色阳性。
- EMA 和 EBP50 核周点状阳性或胞质环状表达；大的室管膜管可沿着内表面呈线性环状表达。
- Ki-67（MIB-1）指数在 WHO Ⅱ级中通常较低（< 5%），在 WHO Ⅲ级中较高。

【遗传学谱系】

- 细胞遗传学谱系广泛，最常见的是染色体 22q 改变（单体，缺失，易位），发生于 31%～70% 的病例。
- 2 型神经纤维瘤病（NF2）的患者脊髓内室管膜瘤的发病率增加；约 43% 的散发脊髓室管膜瘤病例也可见 NF2 基因（位于 22q12）突变。
- 颅内室管膜瘤常见的染色体 1q 的获得多见

于颅后窝室管膜瘤和儿童病例；是预后不良的独立预测因子。

- 颅后窝中线室管膜瘤有多重染色体丢失和获得。
- 颅后窝侧壁的室管膜瘤基因组稳定，主要表现为表观遗传学的改变。
- 70% 的小脑幕上室管膜瘤的特征性是染色体 11q13 断裂重组导致的 C11orf95–RELA 融合。
- 一小部分儿童型幕上室管膜瘤有 YAP1 癌基因融合。
- 幕上室管膜瘤常有 9 号染色体的丢失，尤其是 CDKN2A（周期蛋白依赖性激酶抑制剂 –2A）纯合子的缺失。

【预后】

- 完整切除是一个提示预后良好的独立预测因子，不完整切除后需进行辅助放疗。
- 颅后窝室管膜瘤生存率比幕上型低；脊髓室管膜瘤预后较好。
- 儿童型的病例预后较成人的差，很大程度上是因为颅后窝室管膜瘤更多见于前者。
- 随着年龄的增加，预后也逐渐改善；婴儿

的 5 年生存率仅有 42%，而 5 岁以上的儿童病例的 5 年生存率能提高到 74%～76%。

- WHO 分级和生物学行为或预后无明显一致性，所以分级几乎不用于指导治疗。
- 近期大规模的 DNA 甲基化分析研究证实有 9 个特异性分子变异型，对预后有较强的提示意义，该分型独立于 WHO 分级（Pajtler KW 等，2015）。ST-EPN-RELA 和 PF-EPN-A 变异型预后最差（表 4–1）。

四、RELA 融合阳性室管膜瘤

【定义】

- 一种以 RELA（网状内皮细胞增生症病毒癌基因同源物 A）基因融合为特征的幕上室管膜瘤（WHO，2016）。

【WHO 分级】

- 对应 WHO Ⅱ 级或 WHO Ⅲ 级。

【发病率】

- 约 70% 的儿童幕上室管膜瘤会发生 RELA 基因融合。

表 4–1　室管膜瘤不同分子变异型的年龄分布、组织学、遗传学及预后

部　位	幕　上			颅后窝			脊　髓		
分子变异型	ST-SE	ST-EPN-RELA	ST-EPN-YAP1	PF-SE	PF-EPN-A	PF-EPN-B	SP-SE	SP-EPN	SP-MPE
年龄	成人	儿童及成人	儿童	成人	婴幼儿	青少年及年轻人	成人	成人	年轻人
组织学	Ⅰ级 SE	Ⅱ/Ⅲ级	Ⅱ/Ⅲ级	Ⅰ级 SE	Ⅱ/Ⅲ级	Ⅱ/Ⅲ级	Ⅰ级 SE	Ⅱ/Ⅲ级	Ⅰ级 MPE
基因学	基因组稳定	RELA 融合	YAP1 融合	基因组稳定	基因组稳定	多重染色体获得或缺失	6q 缺失	NF2 突变	多重染色体获得或缺失
预后	好	非常差	未知	好	非常差	好	好	好	好

EPN. 室管膜瘤；MPE. 黏液乳头型室管膜瘤；PF. 颅后窝；SE. 室管膜下瘤；SP. 脊髓；ST. 幕上
改编自 Pajtler KW 等，2015.

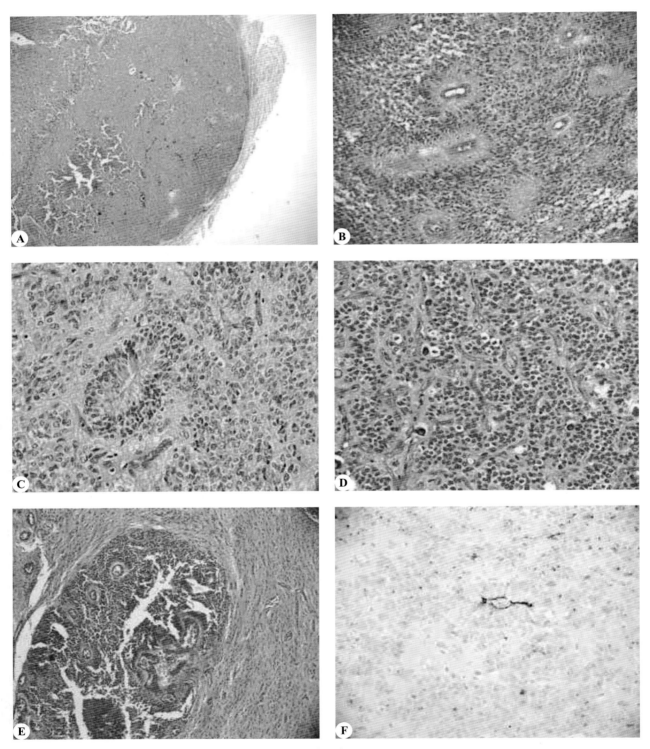

▲ 图 4-3　室管膜瘤，WHO Ⅱ级

A. 胶质肿瘤边界清楚，周围可见大脑皮质包绕，呈推挤性生长（HE，40×）；B. 肿瘤细胞伸向并围绕血管壁生长，形成假菊形团（HE，200×）；C. 肿瘤细胞围绕真性无细胞区形成的真性室管膜菊形团（HE，200×）；D. 幕上室管膜瘤中一种具有纤细的分枝状毛细血管和透亮胞质的"血管性变异"表型（HE，400×）；E. 颅后窝室管膜瘤，在一个肿瘤细胞密度相对低的区域，出现一个高细胞密度的界限清楚的结节（HE，100×）；F. EMA 免疫组化染色标记显示肿瘤细胞核周"点状"阳性和胞质"环状"表达，室管膜菊形团呈腔缘阳性（IHC，400×）

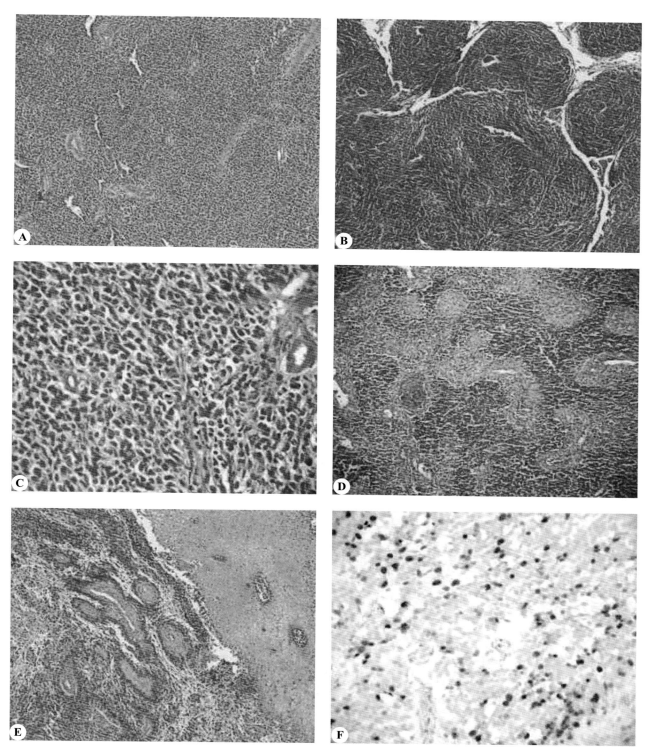

▲ 图 4-4　间变性室管膜瘤，WHO Ⅲ级

A. 室管膜瘤，WHO Ⅲ级，示细胞密度增加，核质比高（HE，100×）；B. 间变性室管膜瘤细胞密度高，肿瘤细胞细长，似胚胎性肿瘤（HE，200×）；C. 常见核分裂象（HE，400×）；D. 可见灶性血管内皮增生（HE，200×）；E. 常见假栅栏状坏死（HE，100×）；F. 间变性室管膜瘤中可见高 MIB-1 增殖指数（IHC，400×）

- 成人幕上室管膜瘤中较少见（约 20%）。

【年龄及性别分布】

- 可发生于儿童及成人。
- 男性多见。

【发病部位】

- 仅发生于幕上；脑室或脑室旁；脑外硬膜下肿物罕见。

【镜下特征】

- 无特异的组织学形态。
- 常见透明细胞变和分支状毛细血管网。

【免疫表型】

- GFAP 和 EMA 免疫染色阳性。
- RELA 融合 – 阳性室管膜瘤中 L1CAM（L1

细胞黏附分子）呈膜染色阳性。

- 在 RELA 融合 – 阳性室管膜瘤中磷酸化 –RELA/p65 呈核阳性，磷酸化 –RELA/p65 是一种核转录因子 –κB（NF-κB）通路的标志物。

【遗传学谱系】

- 常见染色体 11q13 断裂重组导致的 RELA 和 C11orf95 融合。
- 少见 C11orf95 以外的融合基因。
- RELA 融合导致 NF-κB 信号通路的持续性上调。

【预后】

- 非常差。

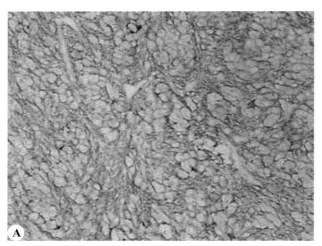 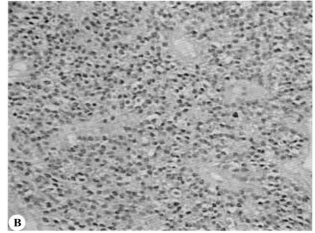

▲ 图 4-5　**RELA 融合阳性室管膜瘤**

A. RELA 融合阳性幕上室管膜瘤中 L1CAM 的呈膜染色阳性（IHC，400×）；B. RELA 融合阳性幕上室管膜瘤中的磷酸化 RELA/p65 在核表达（IHC，400×）

第 5 章 其他胶质瘤
Other Gliomas

Shilpa Rao　Vani Santosh　**著**

李海南　张梦霞　**译**

一、第三脑室脊索样胶质瘤

【定义】

- 一种位于第三脑室的生长缓慢的非浸润性胶质肿瘤，组织学特征表现为由簇状或条索状上皮样肿瘤细胞构成，瘤细胞表达GFAP，在不同程度黏液变性的肿瘤基质内通常有淋巴浆细胞浸润（WHO，2016）。

【WHO 分级】

- 对应 WHO Ⅱ级。

【发病率】

- 罕见。

【年龄及性别分布】

- 好发年龄为 35—60 岁。
- 男女比例为 1∶2。

【发病部位】

- 最常见于第三脑室前部，肿瘤较大时可延伸至第三脑室中后部。
- 偶尔可累及脑实质，尤其是下丘脑。

【大体检查】

- 脊索样胶质瘤呈推挤样生长，与邻近结构边界清楚。

【镜下特征】

- 肿瘤由分散于黏液基质的上皮样细胞构成。
- 肿瘤间质富于淋巴浆细胞浸润，其内可见Russell 小体。
- 瘤细胞排列模式多样，可呈簇状、条索状、实体片状、乳头状、肺泡状或假腺样。
- 肿瘤基质可见纤维化。
- 罕见核分裂象。
- 邻近的脑实质可见胶质细胞反应性增生的改变。

【免疫表型】

- 肿瘤细胞胶质纤维酸性蛋白（GFAP）免疫染色呈弥漫阳性。
- Vimentin 和 CD34 呈强阳性，S100、CK、上皮膜抗原（EMA）均为阳性，但呈程度不等的阳性表达。
- 肿瘤细胞甲状腺转录因子（TTF1）核表达。
- Ki-67（MIB-1）指数通常在 0%～1.5%。

【预后】

- 脊索样胶质瘤是一种级别低、生长缓慢的肿瘤。
- 由于部位原因，难以完全切除，因此肿瘤有复发的倾向。

二、血管中心性胶质瘤

【定义】

• 一种惰性或生长缓慢的与癫痫相关的大脑肿瘤，主要累及儿童和青年人，组织学特征为形态单一的双极细胞围血管为中心的生长模式，具有室管膜分化（WHO，2016）。

【WHO 分级】

• 对应 WHO Ⅰ级。

【发病率】

• 肿瘤罕见，发病率未知。

【年龄及性别分布】

• 常见于儿童。
• 无性别差异。

【发病部位】

• 肿瘤位于大脑半球皮质结构，导致慢性顽固性癫痫。

【大体检查】

• 通常肿瘤会引起皮质增厚，导致灰白质分界模糊。

【镜下特征】

• 肿瘤具有典型镜下特征，由形态单一、双

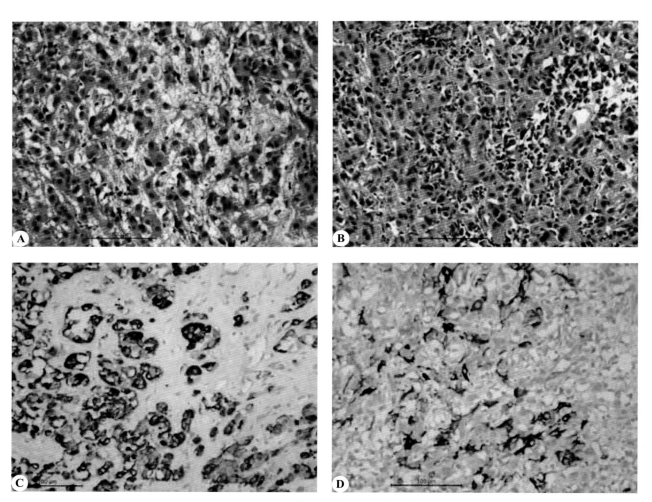

▲ 图 5-1　第三脑室脊索样胶质瘤

A. 成簇上皮样肿瘤细胞排列呈条索状结构，散在分布于黏液基质中（HE，200×）；B. 在黏液基质中淋巴浆细胞浸润（HE，200×）；C. 肿瘤细胞 GFAP 免疫组化染色呈弥漫阳性（200×）；D. 肿瘤细胞 CK 免疫组化染色不同程度表达（200×）

极的肿瘤细胞构成，瘤细胞核细长，围绕皮质血管排列，形成类似室管膜瘤或星形母细胞瘤样的围血管假菊形团。

- 在某些病例中，瘤细胞因富含嗜酸性的胞质而呈现上皮细胞样的改变。
- 瘤细胞常以水平、垂直或栅栏状的形式聚集于软脑膜下。
- 偶尔，瘤细胞生长模式致密呈实体状，形成神经鞘瘤样的结节。
- 肿瘤通常缺乏核分裂象。

【免疫表型】

- 肿瘤细胞胶质纤维酸性蛋白（GFAP）免疫染色呈阳性。
- 在瘤细胞质内上皮膜抗原（EMA）免疫组化染色呈点状阳性。
- Ki-67（MIB-1）指数范围为 1%～5%。

【预后】

- 血管中心性胶质瘤是一种生长缓慢的肿瘤，适合手术切除。

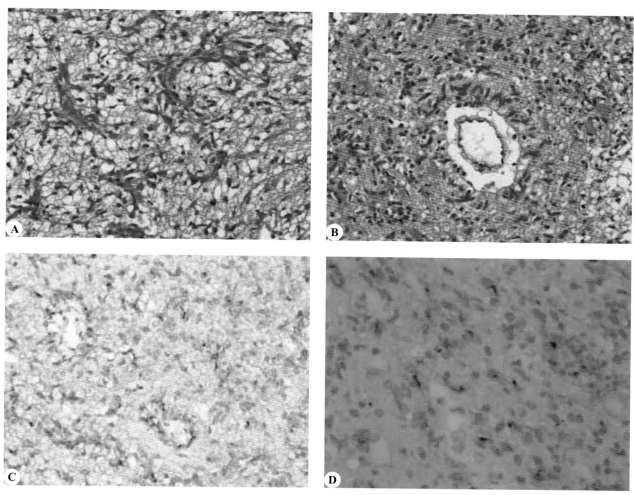

▲ 图 5-2　血管中心性胶质瘤

A. 梭形胶质肿瘤细胞围绕薄壁的血管成束状排列（HE，100×）；B. 肿瘤细胞形成围血管假菊形团（HE，200×）；C. 肿瘤细胞 GFAP 免疫组化染色阳性，尤其在围血管假菊形团中阳性更显著（200×）；D. EMA 免疫组化染色呈核旁点状阳性（EMA，200×）

三、星形母细胞瘤

【定义】

- 一种罕见的胶质肿瘤，由 GFAP 阳性的瘤细胞构成，瘤细胞突起宽而短或无突起，围绕血管中心呈放射状排列（星形母假菊形团），血管壁常有硬化表现（WHO，2016）。

【WHO 分级】

- 该肿瘤 WHO 分级未确定。

【年龄及性别分布】

- 星形母细胞瘤是一种罕见的胶质瘤，主要见于儿童、青少年和年轻人。

【发病部位】

- 肿瘤主要发生于大脑半球。

【大体检查】

- 肿瘤以实体肿瘤为主，常伴有囊性改变。
- 切面呈灰红或灰褐色，黏液变性程度取决于肿瘤基质中胶原蛋白沉积的量。

【镜下特征】

- 星形母细胞瘤是一种胶质肿瘤，由梭形瘤细胞围绕透明变性的血管构成。
- 瘤细胞含有丰富的嗜酸性胞质，瘤细胞短

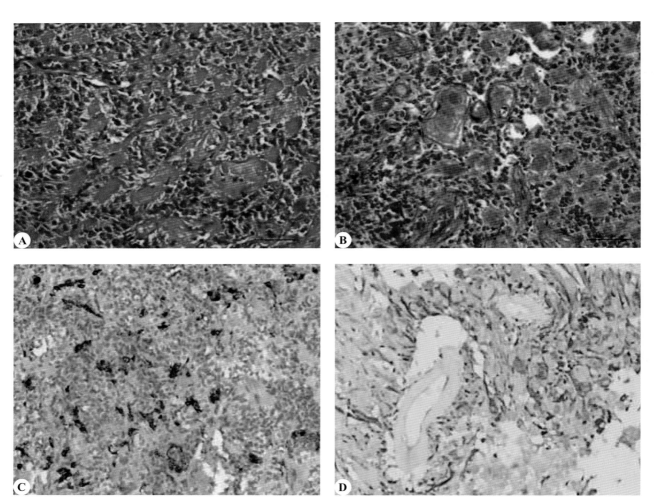

▲ 图 5-3 星形母细胞瘤

A. 肿瘤细胞围绕透明变性的血管壁排列（HE，100×）；B. 胶原染色显示血管中心硬化（Masson 三色染色，100×）；C. GFAP 免疫组化染色呈斑驳状阳性（100×）；D. 肿瘤中的多种细胞角蛋白免疫染色呈不同程度阳性（200×）

而粗的突起伸向并围绕血管中心。

- 肿瘤通常与邻近脑实质边界清楚。
- 恶性星形母细胞瘤的特征是出现局灶或多灶的细胞密度增加区域，细胞核呈间变性核分裂活跃（＞ 5 个 /10HPF），微血管增生和假栅栏状坏死。

【免疫表型】

- 瘤细胞胶质纤维酸性蛋白（GFAP）免疫染色不同程度表达，Vimentin 和 S100 免疫染色呈弥漫阳性。
- 瘤细胞膜 EMA 免疫染色阳性。
- Ki-67（MIB-1）指数为 1%～18%。
- CAM5.2 免疫染色可呈阳性。

【预后】

- 组织学形态呈现高级别表现，与肿瘤复发、进展和预后不良相关。

第6章 脉络丛肿瘤
Choroid Plexus Tumors

Sumitra Sivakoti　Yasha TC　著

张明辉　译

【定义】

- 脉络丛肿瘤是一组起源于脉络丛上皮的肿瘤，包括以下三种类型。

  ➤ 脉络丛乳头状瘤（choroid plexus papilloma, CPP）：一种起源于脉络丛上皮的良性脑室内乳头状肿瘤，其核分裂活性极低或无（WHO，2016）。

  ➤ 非典型脉络丛乳头状瘤（atypical choroid plexus papilloma, ACPP）：一种核分裂活性增加但尚不符合脉络丛癌诊断标准的脉络丛乳头状瘤（WHO，2016）。

  ➤ 脉络丛癌（choroid plexus carcinoma, CPC）：一种恶性上皮肿瘤，最常发生于儿童侧脑室，至少具有以下五种组织学特征中的四种，即核分裂活跃、细胞密度增加、细胞核显著多形性、乳头状结构不明显、肿瘤细胞结构不良，甚至出现坏死（WHO，2016）。

【WHO 分级】

- CPP：对应 WHO Ⅰ 级。
- ACPP：对应 WHO Ⅱ 级。
- CPC：对应 WHO Ⅲ 级。

【发病率】

- CPT 是罕见的颅内上皮性肿瘤，年发病率为 0.3/100 万。

- 占所有颅内肿瘤的 0.3%～0.6%，占儿童脑肿瘤的 2%～4%。

- 最常见于 1 岁以内的新生儿，占该年龄段脑肿瘤的 10%～20%。

- 罕见的先天性病例也有报道，属于先天性脑肿瘤常见类型之一。

【年龄及性别分布】

- 尽管发病年龄分布范围为 0—72 岁，但诊断疾病的中位年龄为 3.5 岁，凸显了儿童病例的倾向。

- CPP、ACPP 和 CPC 在 CPT 的占比分别为 58.2%、7.4% 和 34.4%（监测、流行病学和最终结果数据）。

- 大多数（80%）CPC 患者年龄为 18 岁以下，发病中位年龄为 3 岁。

- 总体男女比为 1.2：1，侧脑室肿瘤男女比为 1：1，第四脑室肿瘤男女比为 3：2。

【发病部位】

- CPT 典型的以脑室内为主，具有独特的年龄和肿瘤定位模式。

- 累及侧脑室和第三脑室的幕上定位主要见于中位年龄为 1.5 岁的年轻患者。

- 幕下病例主要见于成年人，发生于第四脑室者中位年龄 22.5 岁，发生于小脑脑桥角者中位年龄 34.5 岁。

- CPC 的定位随着年龄的差异而不同，80% 发生于侧脑室的 CPC 患者年龄小于 20 岁，而发生于第四脑室的 CPC 患者在所有年龄段均匀分布。
- 发生于脑室外（蝶鞍上、松果体、脑实质内、脊髓）的罕见病例也有报道。
- CPT 通常是孤立性病变，多个脑室受累不常见（5%）。

【大体检查】

- CPP 具有多节的"花椰菜"样外观，表面与正常脉络丛相似。它们一般是球状的，而不是侵入性的和扩张心室。
- CPC 柔软、易碎，可以侵犯周围脑实质。
- 陈旧性出血明显。
- 转移：CPC 转移的危险度是 CPP 的 20 倍，并具有肿瘤播散，其中 21% 的病例在诊断时出现下降转移。CPP 具有良性组织学特征，沿着神经轴播散或转移到颅外的情况罕见。

【镜下特征】

- CPP（WHO Ⅰ级）与正常的脉络丛非常相似，由具有纤维血管轴心、被覆立方或柱状上皮的乳头构成。
- 上皮细胞形态温和，核质比低，细胞核圆形或卵圆形、空泡状，胞质中量、嗜酸性。核分裂象缺乏或罕见。
- 除了乳头状结构，还可出现腺泡状、管状和腺瘤样结构。报道称可见细胞嗜酸性变（大量嗜酸性细胞质由于线粒体聚集）和黏液变。
- 乳头核心由小血管和纤维结缔组织构成，这一特征有助于和乳头状室管膜瘤相鉴别，因为后者的乳头核心是纤维性神经胶质。
- 间质可以出现广泛的水肿和黏液变性，还可出现化生性软骨、钙化、骨化、黄色瘤样变、淋巴细胞浸润和含铁血黄素沉积。

- ACPP（WHO Ⅱ级）的定义为核分裂活性增加，核分裂象＞2 个 /10HPF，常伴有细胞密度增加，细胞异型性和局灶乳头状结构模糊，尽管分级并非如此。
- CPC（WHO Ⅲ级）显示明显的间变性特征，核分裂象＞5 个 /10HPF；细胞密度增加；乳头状结构模糊或消失，瘤细胞实性片状生长；细胞核深染、具有多形性；细胞增殖指数增加，还可出现脑实质浸润成簇状和分散的单发肿瘤细胞坏死、出血。
- 弥漫性脉络丛绒毛增生（diffuse villous hyperplasia of the choroid plexus，DVHCP）特征为双侧侧脑室脉络丛弥漫性增大，导致过度产生脑脊液，引起脑积水。有学者认为 DVHCP 与 CPP 相同，这是不正确的，因为 DVHCP 与正常脉络丛相似，属于弥漫性增生，而不是局灶肿瘤性生长。

【免疫表型】

- 几乎所有 CPT 均表达 CK 和 Vimentin。CK7 为常阳性，而 CK20 一般为阴性。
- EMA 呈局灶性或微弱阳性。EMA 强染色通常表明为非 CPT。
- CPT 中的 S100 免疫阳性表达多变，S100 阴性或表达减少常提示预后不佳。
- 甲状腺运载蛋白（transthyretin，TTR）/ 前白蛋白（prealbumin）是正常脉络丛的标志物，在多数 CPP 和部分 CPC 中呈阳性。然而，染色是可变的、局灶性的，偶尔也可能是阴性的。转移性癌偶尔也可能是 TTR 局灶性阳性。
- 通过微矩阵分析已经确定了内向整流钾通道，通常与正常脉络膜丛相关。Kir7.1 和 stanniocalcin-1 是 CPT 敏感和特异性的标志物，有助于与转移性癌相鉴别。在 CPC

中，Kir7.1 和 stanniocalcin-1 敏感性会降低。

- EAAT1（excitatory amino acid transporter 1）阳性，有助于与内淋巴囊肿瘤相鉴别。内淋巴囊肿瘤是一种乳头状的中耳肿瘤，当其位于小脑脑桥角时与 CPP 十分相似。

- Ki-67 增殖指数平均值：CPP 为 1.9%（0.2%～6%）；CPC 为 13.8%（7.3%～60%）；正常脉络丛为小于 0.1%。

- p53 蛋白：伴有 p53 突变的 CPC 免疫染色阳性。

【遗传学谱系】

- 多数 CPT 病例是散发性。

- p53 的作用如下。

  ➢ 50% 的散发性 CPC 具有体细胞 TP53 基因突变。

  ➢ Li-Fraumeni 综合征（LFS）：其特征是抑癌基因 TP53 发生胚系突变，从而使恶性肿瘤（包括 CPT，尤其是 CPC）发生的危险度增高。不过，CPP 中很少发生 TP53 突变（< 10%）。

  ➢ 超过 90% 的野生型 CPC 具有 TP53 和 MDM2 的多态性。p53 的负调控因子，导致 p53 活性降低，突出了功能失调的 p53 介导的肿瘤抑制在 CPC 病因学中的作用。

- Aicardi 综合征：特异性的脑异常之一，包括 CPT，尤其是 CPP。

- 甲基化谱系。

  ➢ 由于肿瘤的罕见性，CPT 的高通量研究很少。最近，通过甲基化分析将 CPT 分为三种不同具有临床重要性的 CPT 分子亚群。

    ◆ 儿童低危险度 CPT（cluster 1，主要位于幕上）。

    ◆ 成人低危险度 CPT（cluster 2，主要位于幕下）。

    ◆ 儿童高危险度 CPT（cluster 3，主要位于幕上），具有较高的进展风险。

  ➢ 甲基化分析可以鉴别肿瘤进展的风险，为患者提供有用的临床预后信息，特别是在组织学分类的 ACPP 可能属于集群 1、2（低进展风险）或 3（高进展风险）。甲基化分析在临床上很重要，因为核分裂已被证明在小儿 ACPP 中具有有限的预后相关性。

- 在 CPT 和其他肿瘤中检测到 SV40 病毒基因组序列不一致。SV40 是一种广泛存在的多瘤病毒，与肿瘤的因果关系尚不确定。

【预后】

- WHO 组织学分级和甲基化谱系亚群是重要的预后指标。

- 然而，肿瘤切除范围是影响预后的最重要的单一因素。

- 96% 的 CPP 可以达到肿物全切除（GTR），5 年生存率为 88%～100%，从而达到基本治愈。然而，手术死亡率约 10%，1 岁以内的患者手术死亡率会更高。

- 根据国际儿童肿瘤协会指南（CPT-SIOP，2009），在 CPC 中，GTR 的实现率低于 50%，5 年生存率约 40%，辅助化疗和放射治疗均可改善生存预后。指南指出，大于 3 岁的 CPC 患者要进行放射治疗。因为 LFS 综合征患者接受放射治疗后生存预后更差，现在对于具有 TP53 突变的 CPC 患者不再推荐进行放射治疗。

- 影响 CPC 患者预后良好的因素有幕上定位、肿瘤完全切除、化疗联合放射治疗、无肿瘤复发、无肿瘤播散和无 TP53 突变。相反，幕下定位、肿瘤部分切除、肿瘤复发、肿瘤播散和 TP53 突变常提示预后不良。

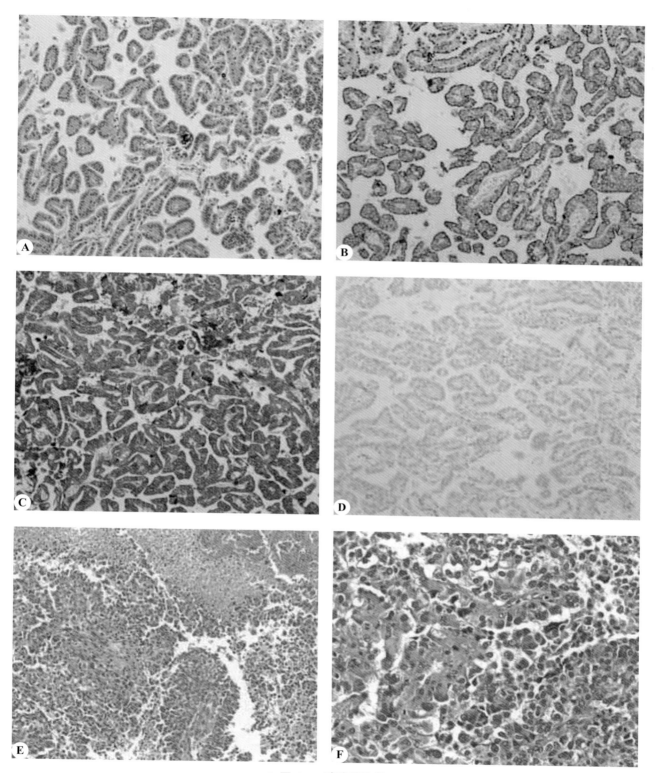

▲ 图 6-1 脉络丛肿瘤

A. 脉络丛乳头状瘤，具有纤维血管轴心的乳头表面由单层立方细胞排列，乳头间质有钙化；B. 脉络丛乳头状瘤，肿瘤细胞 CK 免疫染色阳性（100×）；C. 脉络丛乳头状瘤，肿瘤细胞 S100 免疫染色阳性（100×）；D. 脉络丛乳头状瘤，Ki-67 增殖指数低（MIB-1，100×）；E. 脉络丛癌，乳头表面衬覆多层细胞，部分乳头结构消失，细胞可见异型性和坏死（HE，100×）；F. 脉络丛癌，高倍镜显示肿瘤细胞片状排列，乳头结构不明显，细胞核多形性，核分裂象增多（HE，100×）

第7章 神经元和混合性神经元 – 胶质肿瘤
Neuronal and Mixed Neuronal Glial Tumors

Suvendu Purkait　Kavneet Kaur　Vaishali Suri　著
张明辉　译

一、胚胎发育不良性神经上皮肿瘤

【定义】

- 胚胎发育不良性神经上皮肿瘤（dysembryoplastic neuroepithelial tumor，DNT）是一种发生于儿童或年轻人的良性胶质神经元肿瘤。临床表现为早期发作的顽固性癫痫、位于幕上皮质（通常在颞叶）和多结节状结构。组织学上，其诊断特征是"特异性胶质神经元成分"（WHO，2016）。

【WHO 分级】

- 对应 WHO Ⅰ 级。

【发病率】

- DNT 分别占儿童和成人中枢神经系统肿瘤的 1.2% 和 0.2%。
- DNT 分别占儿童和成人长期癫痫相关肿瘤（LEAT）的 14% 和 18%。

【年龄及性别分布】

- 平均发病年龄为 15 岁（3 周龄至 38 岁）。
- 初次发作年龄一般小于 20 岁。
- 男性比女性较好发。

【发病部位】

- 最常见于颞叶。
- DNT 可发生于幕上皮质任何部位。

【大体检查】

- 表浅皮质位置。
- 切面：多结节或囊性变，切面黏液或胶冻状。
- 软脑膜播散不是典型特征。

【镜下特征】

- 组织病理学特征是"特异性胶质神经元成分"。
  - ➤ 具有与皮质表面垂直的柱状结构；柱状结构之间漂浮在黏液基质中的神经元。
  - ➤ 柱状结构由小的、大小一致的少突胶质细胞样细胞（OLC）组成。
- 胚胎发育不良神经上皮肿瘤（DNT）包含 2 种组织学形式。
  - ➤ 简单型：肿瘤仅由特异性胶质神经元成分构成。
  - ➤ 复杂型：除了特异性胶质神经元成分还含有胶质结节，胶质结节类似于毛细胞星形细胞瘤、弥漫性星形细胞瘤或少突胶质细胞瘤。
- 非特异型 / 弥漫性 DNT 文献中也有提及，但其诊断标准仍不明确。由于该型 DNT 缺乏特异性胶质神经元成分，故很难与节细胞胶质瘤或其他低级别胶质瘤相鉴别。

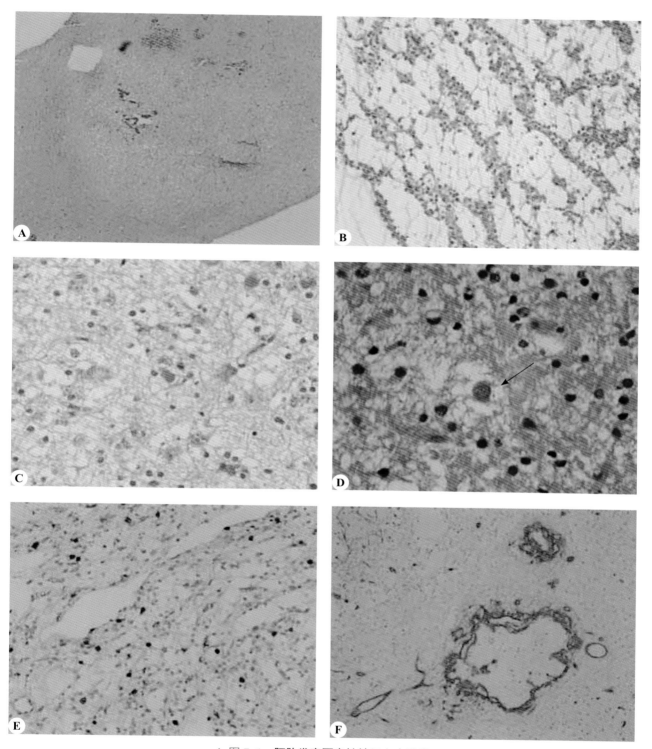

▲ 图 7-1　胚胎发育不良性神经上皮肿瘤

A. 境界清楚的皮质内肿瘤（HE，100×）；B. 特异性胶质神经元成分由黏液样基质和沿轴突排列的少突胶质细胞样细胞构成（HE，200×）；C. 星形细胞区可见嗜酸性颗粒状小体（HE，400×）；D. 小而均匀的、带有漂浮神经元的少突胶质细胞样细胞（箭）（HE，400×）；E. NeuN 免疫组化染色突出神经元细胞（200×）；F. CD34 免疫组化染色突出花环状血管（400×）

- DNT 病例常常可以观察到局灶皮质发育不良。

【免疫表型】

- 小 OLC 细胞：S100、Olig-2 阳性；GFAP、突触素阴性。
- 漂浮的神经元：神经元标志物阳性如 NeuN 和突触素。
- CD34：可变性阳性。
- MIB-1：通常很低，为 1%～2%。

【遗传学谱系】

- 约 30% 的病例复发 BRAF V600E 突变，从而参与 mTOR 信号通路的活化。
- DNT 缺乏弥漫性胶质瘤特征性的遗传学改变，如 TP53 突变、IDH 突变、H3F3A 突变和 1p/19q 共缺失。

【预后】

- DNT 极少复发，即使肿瘤次全切除，复发肿瘤通常也是良性的。
- 肿瘤切除后癫痫复发的危险因素如下。
  - ➢ 术前长期癫痫病史。
  - ➢ DNT 周围有皮质发育不良。
  - ➢ 肿瘤残留。
- 放化疗后发生恶性转化的病例报道十分罕见。

二、节细胞瘤、节细胞胶质瘤和间变性节细胞胶质瘤

【定义】

1. 节细胞瘤

- 一种罕见的、分化良好、生长缓慢的神经上皮肿瘤，由不规则的、大多为成熟的肿瘤性神经节细胞簇组成，常具有发育不良的特征（WHO，2016）。

2. 节细胞胶质瘤

- 一种分化良好、生长缓慢的胶质神经元混合性肿瘤，由发育不良的神经节细胞（即具有神经元畸形特征的大细胞，缺乏正常皮质神经元的结构排列和细胞学特征）和肿瘤性胶质细胞构成（WHO，2016）。

3. 间变性节细胞胶质瘤

- 一种胶质神经元混合性肿瘤，由发育不良的神经节细胞和具有间变特征的肿瘤性胶质细胞构成（WHO，2016）。

【WHO 分级】

- 节细胞瘤：对应 WHO I 级。
- 节细胞胶质瘤：对应 WHO I 级。
- 间变性节细胞胶质瘤：对应 WHO III 级。

【发病率】

- 节细胞瘤和节细胞胶质瘤共占全部脑肿瘤的 1.3%。
- 节细胞瘤：占癫痫外科手术的 0%～3.2%。
- 节细胞胶质瘤：15%～25% 的患者接受过癫痫手术。
- 间变性节细胞胶质瘤：十分罕见。

【年龄及性别分布】

- 节细胞瘤和节细胞胶质瘤好发于儿童（年龄范围为 2 月龄至 70 岁，平均年龄为 8.5—25 岁）。
- 无性别差异。

【发病部位】

- 节细胞胶质瘤：70% 以上位于颞叶。
- 可发生于中枢神经系统的任何部位，如大脑、脑干、小脑、脊髓、视神经、垂体和松果体。

【大体检查】

- 节细胞胶质瘤：囊实性病变，常伴有钙化。

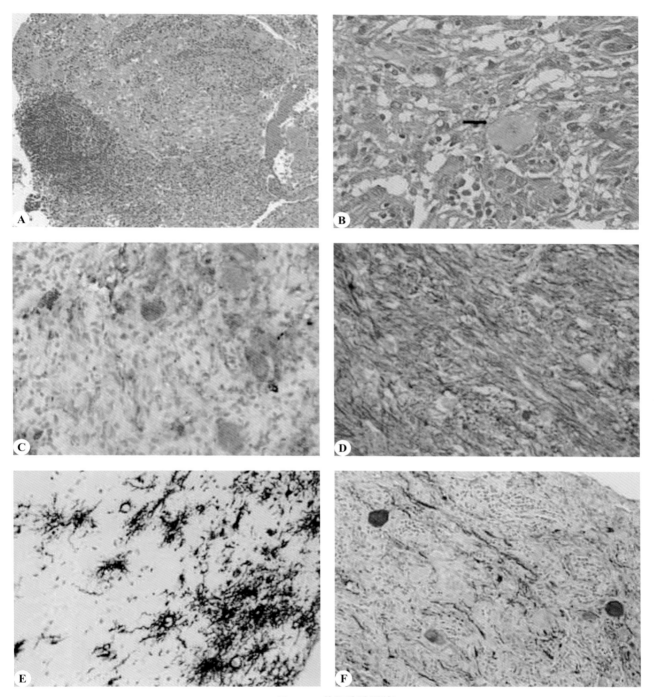

▲ 图 7-2　节细胞胶质瘤

A. 肿瘤由神经元和胶质细胞混合构成，可见局灶性淋巴细胞聚集（HE，100×）；B. 发育不良的神经元（箭），背景为肿瘤性的胶质细胞（400×）；C. 神经元成分（发育不良的神经元）突触素免疫染色阳性（400×）；D. 胶质成分 GFAP 免疫染色阳性（400×）；E. 发育不良的神经节细胞 CD34 免疫染色阳性（400×）；F. 发育不良的神经节细胞神经丝蛋白免疫染色阳性（400×）

【镜下特征】

1. 节细胞瘤

- 由簇状排列的大神经元构成，常为双核。
- 混有非肿瘤性胶质成分。
- 神经元具有发育不良的特征。

2. 节细胞胶质瘤

- 肿瘤性神经元和胶质细胞的混合。
- 发育不良的神经元：簇状聚集、细胞肥大、双核细胞、细胞核周围 Nissl 体聚集。
- 胶质成分：具有多样性，类似纤维型星形细胞瘤、少突胶质细胞瘤或毛细胞星形细胞瘤。
- 其他组织学改变包括嗜酸性颗粒状小体、Rosenthal 纤维、营养不良性钙化、血管周围或肿瘤内淋巴细胞浸润。
- 某些节细胞胶质瘤富含网状纤维。

3. 间变性节细胞胶质瘤

- 胶质成分显示细胞密度增高、核多形性、核分裂象增加、微血管增生和坏死。
- 混有发育不良的神经元。

【免疫表型】

- 神经元成分（发育不良的节细胞）：MAP2、神经丝蛋白、嗜铬粒蛋白 A 和突触素阳性。
- 胶质成分：GFAP 阳性。
- CD34：70%～80% 的节细胞胶质瘤内为阳性，尤其是位于颞叶的肿瘤。
- MIB-1 增殖指数：节细胞瘤和节细胞胶质瘤增殖指数低（1%～2%），间变性节细胞胶质瘤增殖指数高。

【遗传学谱系】

- BRAF V600E 突变：20%～60% 的病例中神经节细胞胶质瘤的最常见的遗传改变。
- 节细胞胶质瘤缺乏 IDH、TP53 和 PTEN 突变、CDK4 和 EGFR 扩增。
- 节细胞瘤和间变性节细胞胶质瘤的遗传学数据有限。

【预后】

- 病灶位于颞叶且有长期癫痫的患者，肿瘤手术完全切除后预后良好。
- 90% 的病例可以无复发生存 10 年。
- BRAF V600E 突变的预后意义尚不清楚。最近一项研究显示，在儿童节细胞胶质瘤中，BRAF V600E 突变和无复发生存时间缩短有关。
- 胶质成分的间变、高 MIB-1 指数和 p53 表达与复发和预后差相关。
- 间变性节细胞胶质瘤：生存率低，复发率高。

三、小脑发育不良性节细胞瘤

【定义】

- 一种罕见的良性小脑肿瘤，由发育不良的节细胞构成，但尚保留小脑皮质固有结构（WHO，2016）。

【WHO 分级】

- 尚不清楚这种病变是肿瘤还是错构。如果是肿瘤，组织学改变对应 WHO Ⅰ 级。

【发病率】

- 罕见，目前约报道 200 例。

【年龄及性别分布】

- 确诊时年龄跨度大，好发于成年人。
- 无性别差异。

【发病部位】

- 小脑半球，通常局限于一个半球，也可能是多灶。

【大体检查】

- 受累小脑半球弥漫性肥大，呈粗回型。

【镜下特征】

- 小脑结构相对保留。
- 小脑叶片扩大、扭曲和增厚。
- 大小不一的发育不良的神经节细胞主要位于小脑内颗粒层。
- 浦肯野细胞缺失或显著减少。
- 分子层常可见到平行排列的异常髓鞘化的轴突。

【免疫表型】

- 发育不良的节细胞突触素和磷酸化 S6 阳性；PTEN 蛋白阴性。

【遗传学谱系】

- 小脑发育不良性节细胞瘤是 Cowden 综合征的中枢神经系统表现。Cowden 综合征是一种由 PTEN 基因胚系突变引起的常染色体显性遗传病。

【预后】

- 目前尚无明确的预后、预测指标。

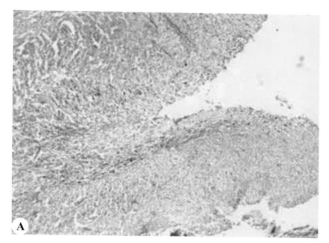
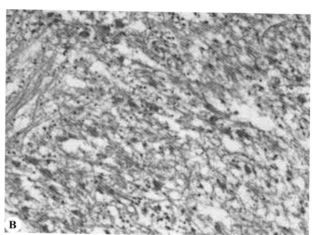
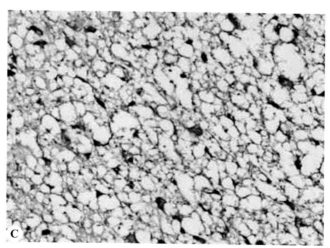

▲ 图 7-3 小脑发育不良性节细胞瘤

A. 小脑结构相对保留，小脑叶增大（HE，100×）；B. 内颗粒层充满发育不良的神经元（HE，200×）；C. 发育不良的神经元 NeuN 染色阳性（HE，200×）

四、婴儿促纤维增生性星形细胞瘤和节细胞胶质瘤

【定义】

- 一种良性的神经上皮肿瘤，由促纤维增生的间质和神经上皮成分构成。若神经上皮仅为肿瘤性星形细胞，则称为婴儿促纤维增生性星形细胞瘤（desmoplastic infantile astrocytoma，DIA）；若神经上皮由星形细胞和成熟的神经元构成，则称为婴儿促纤维增生性节细胞胶质瘤（desmoplastic infantile ganglioglioma，DIG）（WHO，2016）。

【WHO 分级】

- 对应 WHO Ⅰ 级。

【发病率】

- 罕见，约占所有中枢神经系统肿瘤的 0.3%，占儿童脑肿瘤的 1.25%，占婴儿脑肿瘤的 16%。

【年龄及性别分布】

- 主要发生于婴儿，中位年龄为 6 月龄（年龄范围为 1—24 月龄）。
- 非婴儿病例（5—25 岁）也有报道。
- 男性发病率高，男女比例为 1.5∶1。

【发病部位】

- 肿瘤主要位于幕上。
- 肿瘤常累及多个脑叶，额叶和顶叶最好发。
- 肿瘤累及软脑膜和大脑皮质浅部，常附着于硬脑膜。

【大体检查】

- 大的囊实性病变。
    - 囊性部分：单室或多室。
    - 实性部分：灰白色，质硬。脑外累及浅皮质、软脑膜，并附着于硬脑膜。

【镜下特征】

- 由以下三种成分构成。
    - 促纤维增生性软脑膜成分：梭形细胞和神经上皮细胞。梭形细胞质嗜酸性，排列呈束状、车辐状或旋涡状，间质富含胶原纤维。
    - 低分化神经上皮成分：由小圆细胞构成，细胞胞质稀少、核深染，无间质纤维增生。
    - 皮质成分：多结节状、伴微囊形成，无间质纤维增生。
- DIA：神经上皮仅为肿瘤性星形细胞。
- DIG：神经上皮由星形细胞和神经节细胞构成。
- 常有钙化。
- 无核分裂象、坏死和炎细胞浸润。

【免疫表型】

- 促纤维增生性软脑膜成分：GFAP 和 Vimentin 免疫染色阳性。
- 低分化神经上皮成分：GFAP、Vimentin 和神经元标志物（突触素，MAP2）免疫染色阳性。
- MIB-1：增殖指数一般较低，小于 2%。

【遗传学谱系】

- 相关的遗传学研究很少。
- 无染色体核型异常（染色体获得/缺失）。
- 个别病例有 BRAF V600E 突变。

【预后】

- 一般预后良好。
- 完全切除肿物可以获得很长的生存期。
- 次全切除肿瘤病例的肿瘤进展报道中，具有 MIB-1 指数高和间变性特征。

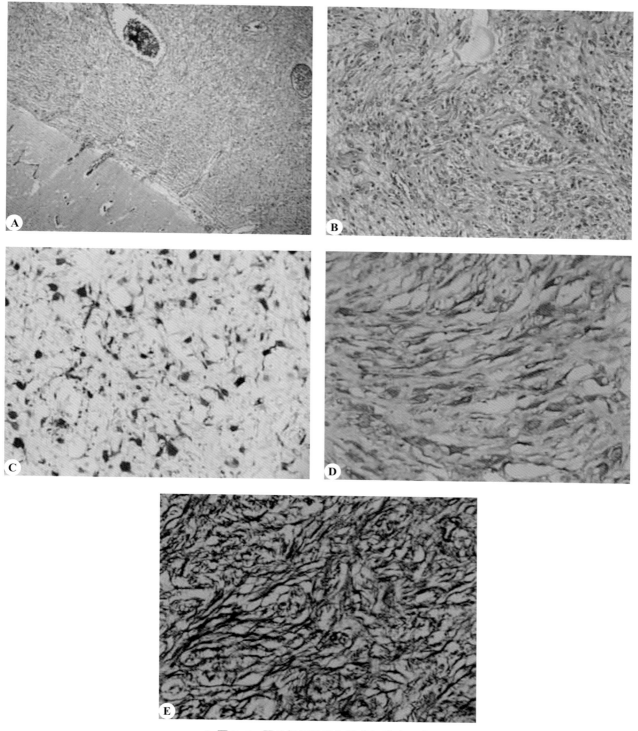

▲ 图 7-4　婴儿促纤维增生性节细胞胶质瘤

A. Masson 三色染色显示肿瘤与邻近皮质界限清楚（100×）；B. 肿瘤性星形细胞排列成散在的神经节细胞瘤（HE，200×）；C. 肿瘤性星形细胞 GFAP 免疫染色阳性（200×）；D. 节细胞突触素免疫染色阳性（400×）；E. 促纤维增生成分网状纤维染色阳性（100×）

五、乳头状胶质神经元肿瘤

【定义】

- 一种低级别双相性胶质神经元混合性肿瘤。胶质成分形成假乳头状结构，乳头表面被覆 GFAP 阳性的扁平或立方状星形细胞，乳头间质血管常玻璃样变性；乳头间为突触素阳性的神经细胞（偶可见节细胞）。肿瘤通常增殖活性低，无坏死和微血管增生（WHO，2016）。

【WHO 分级】

- 大多数对应 WHO Ⅰ 级。

【发病率】

- 非常罕见，约占颅内肿瘤的 0.02%。

【年龄及性别分布】

- 主要发生于年轻人，平均发病年龄为 23 岁。
- 无性别差异。

【发病部位】

- 肿瘤主要位于幕上大脑半球，好发于颞叶。
- 肿瘤常靠近脑室，可以脑室内生长。

【大体检查】

- 肿瘤境界清楚，常囊实性变。
- 灰色易碎，常伴不同程度钙化。

【镜下特征】

- 双相性胶质神经元混合性肿瘤。
  - ➢ 胶质成分：假乳头状结构排列，乳头间质血管常玻璃样变性。
  - ➢ 神经元成分：位于乳头间，由少突样外观的神经细胞组成，背景为神经毡。偶尔可见节细胞和小肥胖细胞。
- 病灶周边可见 Rosenthal 纤维、嗜酸性颗粒状小体、含铁血黄素和钙化。
- 坏死、核分裂象、内皮细胞增生罕见。

【免疫表型】

- 星形细胞成分：GFAP、S100 和巢蛋白阳性。
- 神经元成分：突触素和 NeuN 免疫染色阳性。
- MIB-1：增殖指数低（1%～2%）。

【遗传学谱系】

- 多数病例具有独特的 t（9；17）（q31；q24）易位，从而形成 SLC44A1-PRKCA 融合基因。

【预后】

- 通常预后良好。
- 完全切除肿物可获得长期生存，不需要辅助治疗。
- 部分 MIB-1 指数大于 5% 的病例会复发。

六、玫瑰花结样胶质神经元肿瘤

【定义】

- 玫瑰花结样胶质神经元肿瘤（rosette-forming glioneuronal tumor）由两种不同的组织成分构成：一种为大小一致的神经细胞，形成菊形团和（或）血管周围假菊形团；另一种为星形细胞，组织学形态类似毛细胞型星形细胞瘤（WHO，2016）。

【WHO 分级】

- 对应 WHO Ⅰ 级。

【发病率】

- 罕见，文献报道的不足 20 例。

【年龄及性别分布】

- 好发于青年人。
- 平均年龄为 33 岁（年龄范围为 12—59 岁）。

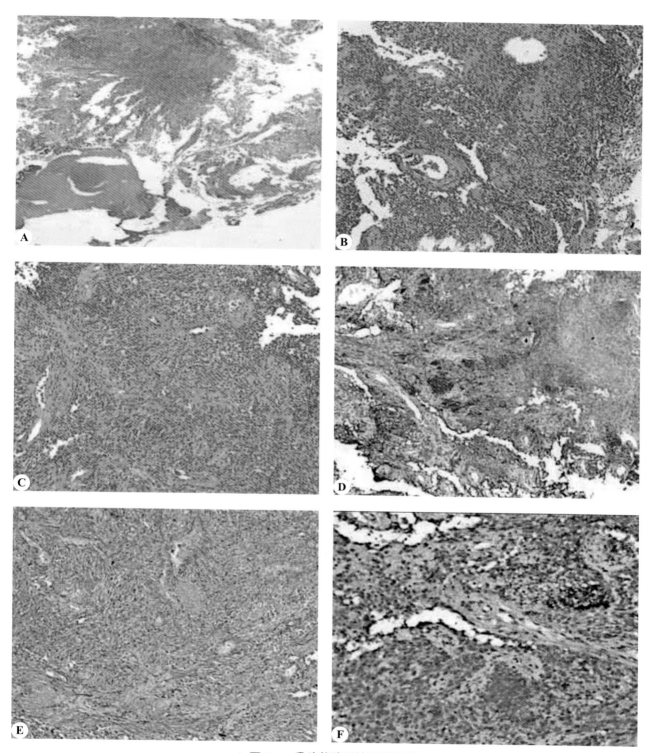

▲ 图 7-5　乳头状胶质神经元肿瘤

A. 肿瘤碎片和周边白质（HE，100×）；B. 突出的透明血管伴局灶性假乳头结构（HE，200×）；C. 乳头表面被覆小立方状胶质
细胞，乳头间是神经元细胞（HE，200×）；D. 神经细胞突触素免疫染色阳性（200×）；E. 胶质成分 GFAP 免疫染色阳性
（200×）；F. 肿瘤细胞 NSE 免疫染色阳性（200×）

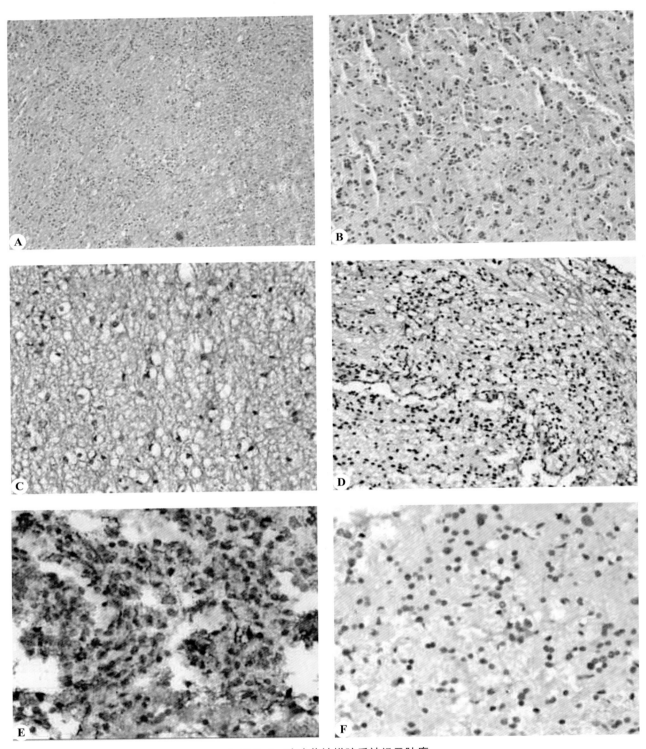

▲ 图 7-6 玫瑰花结样胶质神经元肿瘤

A. 星形细胞分散在纤维背景中（HE，100×）；B. 神经细胞形成玫瑰花状或围绕在血管周围（HE，200×）；C. 星形细胞 GFAP 免疫染色呈弥漫阳性（100×）；D. 肿瘤细胞保留 ATRX 表达（100×）；E. 玫瑰花结样神经细胞突触素免疫染色阳性（200×）；F. 偶见 MIB-1 指数标记细胞（200×）

【发病部位】

- 中线部位，主要发生于第四脑室和（或）导水管。
- 可发生于其他位置，如松果体、视交叉、脊髓和透明隔。

【大体检查】

- 一般境界清楚，有时会轻度浸润脑干和小脑实质。

【镜下特征】

- 双相性肿瘤，含有独特的神经细胞和胶质成分。
  - 神经细胞成分：神经细胞形成神经细胞菊形团和（或）血管周围假菊形团。神经细胞菊形团是指神经细胞核围绕嗜酸性神经毡核心呈花环状排列。
  - 胶质成分：类似毛细胞型星形细胞瘤或少突胶质细胞瘤。
- 可见 Rosenthal 纤维、嗜酸性颗粒状小体、微小钙化和含铁血黄素沉积。
- 无坏死、核分裂象和血管增生。

【免疫表型】

- 神经细胞：突触素、MAP2 和 NeuN 阳性。
- 胶质成分：GFAP 和 S100 阳性。
- MIB-1 增殖指数低（＜ 3%）。

【遗传学谱系】

- 报道发现 PIK3CA 和 FGFR1 基因（热点密码子 Asn546 和 Lys656）突变。
- 未发现 IDH1/2 突变、1p/19q 共缺失、KIAA1549–BRAF 融合和 BRAF V600E 突变。

【预后】

- 大部分肿瘤完整切除病例预后良好。

七、弥漫性软脑膜胶质神经元肿瘤

【定义】

- 一种罕见的胶质神经元肿瘤，主要特征为广泛的软脑膜生长，少突胶质细胞样形态，部分病例显示神经元分化，在无 IDH 突变的情况下，常同时发生 KIAA1549-BRAF 基因融合和 1p 单缺失或 1p/19q 共缺失（WHO，2016）。

【WHO 分级】

- 由于疾病罕见，目前尚未 WHO 分级。

【发病率】

- 极其罕见，文献报道约 60 例。

【年龄及性别分布】

- 好发于儿童，平均年龄 5 岁（年龄范围为 5 月龄至 36 岁）。
- 男性多发。

【发病部位】

- 主要累及脊髓和颅内软脑膜。
  - 颅内软脑膜受累最常见于颅后窝（脑干周围，脑基底），可伴有脑实质内结节。
  - 脊髓软脑膜受累：病灶弥漫，部分病例可出现髓内病变。

【镜下特征】

- 肿瘤细胞弥漫片状或小巢状排列浸润软脑膜。
- 肿瘤细胞大小较一致，具有核旁空晕、似少突胶质细胞。
- 促纤维增生和黏液变性常见。
- 通常无核分裂象和坏死。
- 偶尔可见 Rosenthal 纤维、嗜酸性颗粒状小体和神经节细胞。

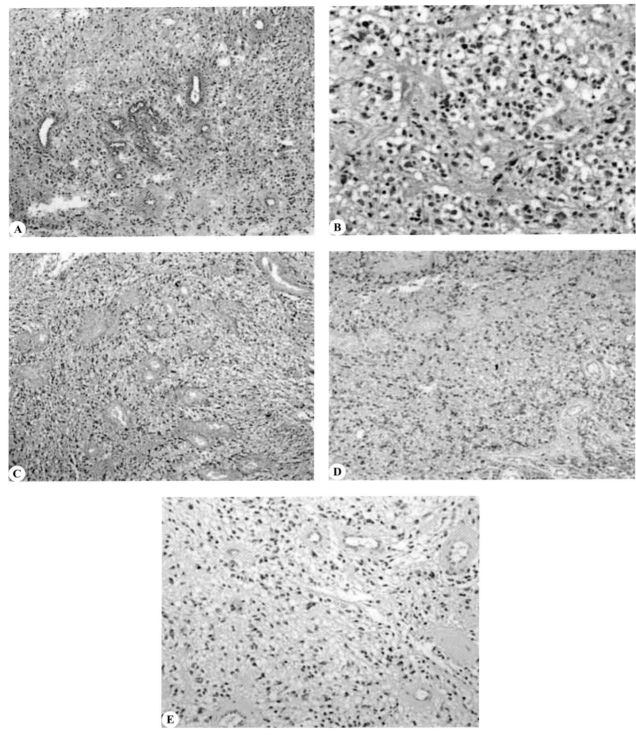

▲ 图 7-7　弥漫性软脑膜胶质神经元肿瘤

A. 肿瘤细胞在软脑膜中弥漫性生长，伴促纤维增生反应（HE，100×）；B. 肿瘤细胞大小一致，具有核旁空晕、似少突胶质细胞（HE，200×）；C. 肿瘤细胞 GFAP 免疫染色阳性（200×）；D. 肿瘤细胞突触素免疫染色阳性（200×）；E. 肿瘤细胞 IDH1 免疫染色阴性（200×）

【免疫表型】

- 少突胶质细胞样肿瘤细胞：Olig2、MAP2 和 S100 免疫染色阳性。
- 低于 50% 的病例 GFAP 免疫染色阳性。
- 2/3 的病例突触素免疫染色阳性。
- MIB-1 增殖指数低。

【遗传学谱系】

- KIAA1549–BRAF 基因融合是最常见的遗传学改变，见于约 75% 的病例。
- 59% 的病例可见 1p 缺失。
- 18% 的病例出现 1p/19q 共缺失。

【预后】

- 由于病例量少，其生物学行为尚不清楚。
- 临床预后：可以从稳定到缓慢进展（生存期为 3 个月至 21 年，中位数为 3 年）。
- 单独的化疗或辅助放疗均可以使病情稳定。
- 存在核分裂象、MIB-1 标记指数大于 4% 及肾小球微血管增生与总生存率降低有关。

八、中枢神经细胞瘤、脑室外神经细胞瘤及小脑脂肪神经细胞瘤

【定义】

1. 中枢神经细胞瘤（central neurocytoma，CN）

- 一种少见的脑室内肿瘤，由大小一致的圆形细胞构成，具有神经元的免疫表型和低增殖指数（WHO，2016）。

2. 脑室外神经细胞瘤（extraventricular neurocytoma，EVN）

- 肿瘤由大小一致、显示神经元分化，但不是 IDH 突变的细胞构成，肿瘤可位于与脑室系统无明显关联的中枢神经系统的任何部位（WHO，2016）。

3. 小脑脂肪神经细胞瘤（cerebellar lipo-neurocytoma，CLN）

- 一种罕见的显示神经元分化和局灶脂肪瘤样改变的小脑肿瘤。小脑脂肪神经细胞瘤好发于成人，增殖活性低，一般预后良好（WHO，2016）。

【WHO 分级】

- 所有肿瘤对应 WHO Ⅱ级。

【发病率】

- CN：占颅内肿瘤的 0.25%～0.5%。
- EVN 和 CLN：罕见的肿瘤。

【年龄及性别分布】

- CN：主要发生于年轻人；2/3 的病例发于 20—40 岁（平均年龄 28.5 岁）；男女比例为 1.02：1。
- EVN：多数发生于 30—40 岁，男女比例为 1：1。
- CLN：多数发生于 20—60 岁（平均年龄 50 岁），无性别差异。

【发病部位】

- CN：脑室内肿瘤，主要位于侧脑室和（或）第三脑室，可附着于透明隔。
- EVN：多数位于大脑半球（71%），以额叶最为常见；其他位置包括丘脑、下丘脑、小脑、脑桥和脊髓。
- CLN：最常位于小脑半球，也可发生于小脑蚓部。

【大体检查】

- CN：灰色、易碎，伴有不同程度的钙化。
- EVN：部分病例境界清楚，部分呈浸润性生长；有时囊性变，伴附壁结节；其可发生脑脊髓播散。

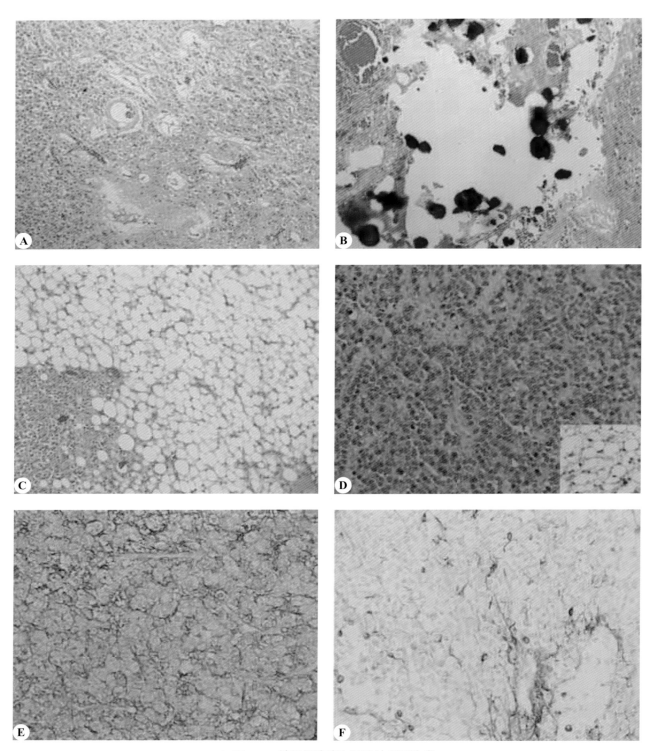

▲ 图 7-8 神经细胞瘤和脂肪神经细胞瘤

A. 中枢神经细胞瘤，大小一致的细胞分布在纤维性基质中（HE，100×）；B. 肿瘤细胞核圆形，染色质细颗粒状，灶性钙化（HE，200×）；C. 小脑脂肪神经细胞瘤显示部分神经细胞和类似脂肪细胞的含脂细胞聚集（HE，100×）；D. 肿瘤细胞 NeuN 免疫染色呈弥漫性阳性，脂肪瘤样细胞 NeuN 也阳性（右下角插图）（200×）；E. 肿瘤细胞突触素免疫染色呈弥漫性阳性（200×）；F. GFAP 免疫染色阳性，突出陷入的反应性星形胶质细胞（400×）

【镜下特征】

1. 中枢神经细胞瘤

- 瘤细胞大小一致，细胞核圆形或卵圆形，染色质细颗粒状，胞质稀少。
- 瘤细胞排列呈片状或缎带状，背景为纤维性神经毡，间质为分枝状毛细血管。
- 存在多种生长模式。
  - ➤ 血管周围假菊形团，类似室管膜瘤。
  - ➤ 少突胶质细胞瘤样形态：胞质透亮，分枝状毛细血管。
  - ➤ 肿瘤细胞围绕无细胞性神经毡岛排列，类似松果体细胞瘤。
- 50% 的病例可见钙化。
- 神经节细胞分化少见。
- 核分裂象和坏死少见。
- 非典型性 CN（atypical CN）：具有间变的组织学特征（核分裂象增多、微血管增生和灶性坏死）和（或）MIB 增殖指数 ≥ 2% 或 3%。

2. 脑室外神经细胞瘤

- 组织学特征与中枢神经细胞瘤相似。
- 神经节细胞分化更常见。

3. 小脑脂肪神经细胞瘤

- 神经细胞成分与中枢神经细胞瘤相似。
- 此外，局灶可见富含脂质、类似脂肪细胞的神经上皮细胞。

【免疫表型】

- 突触素是诊断 CN、EVN 和 CLN 最佳标志物。CLN 中脂肪瘤样细胞突触素染色也是阳性。
- 其他神经元标志物（NeuN、MAP2 和 β-tubulin）也有不同程度的阳性。
- 细胞灶性表达 GFAP 可能提示星形细胞分化，但多数时候是陷入的反应性增生的星形细胞。

- MIB-1：增殖指数在 3 个实体肿瘤中一般低（< 2%）。
- 非典型性 CN：MIB 增殖指数 ≥ 2% 或 3%。

【遗传学谱系】

- 在所有肿瘤中都没有报道过特异性遗传学改变，如 DNA 拷贝数异常。
- 无 IDH1/IDH2 突变和 1p/19q 共缺失特征。
- 20% 的 CLN 存在 TP53 突变。

【预后】

1. CN 和 EVN

- 肿物完全切除后预后好。
- 无复发生存率约 85%。
- 肿物次全切除会有较高的复发率。
- 肿物完全切除后 3 年和 5 年局部控制率分别为 95% 和 85%，而次全切除后 3 年和 5 年局部控制率分别为 55% 和 45%。
- 非典型性组织学特征、MIB-1 高标记指数和预后之间的关系尚存争议。一些研究显示这些特征与无复发间隔期更短相关，而某些研究则认为没有差异。

2. CLN

- 临床预后较好，约 50% 的患者在手术切除后存活时间超过 5 年（平均 5.8 年）。
- 存在局部复发。

九、副神经节瘤

【定义】

- 一种独特的神经内分泌肿瘤，通常包膜完整且良性，起源于定义节段性或侧枝性自主神经节（旁神经节）相关的特殊神经嵴细胞；肿瘤由显示神经元分化、呈紧密巢状排列（Zellballen 结构）的主细胞和周围的支持细胞组成，间质富含毛细血管网（WHO，2016）。

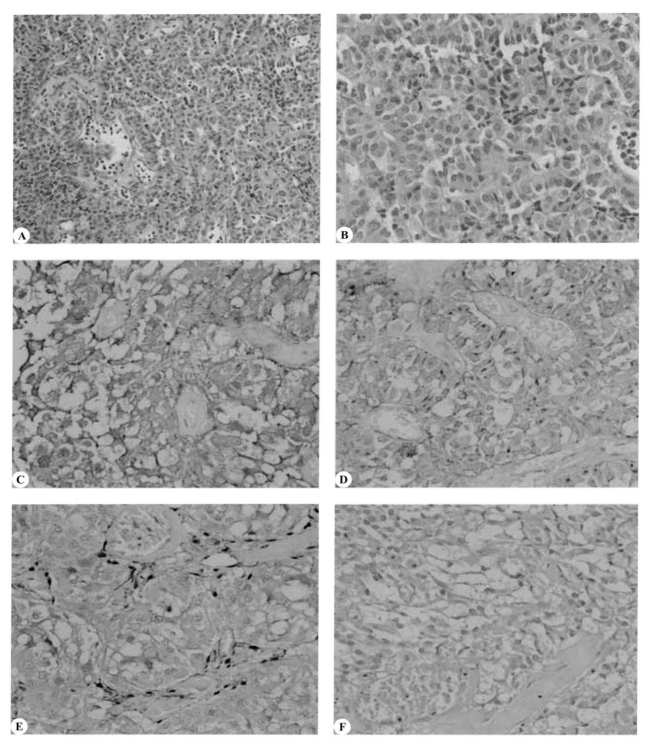

▲ 图 7-9　副神经节瘤

A. 肿瘤细胞呈巢状排列，间质富含纤细的毛细血管网（HE，100×）；B. 肿瘤细胞核染色质呈细颗粒状（HE，400×）；C. 肿瘤细胞突触素免疫阳性（400×）；D. 肿瘤细胞嗜铬粒蛋白免疫阳性（200×）；E. S100 免疫阳性，突出支持细胞（400×）；F. 全血细胞角蛋白染色阴性（400×）

【WHO 分级】

- 对应 WHO Ⅰ 级。

【发病率】

- 占所有影响马尾区肿瘤的 3.4%～3.8%。
- 只有极少病例位于胸段、颈段和颅内。

【年龄及性别分布】

- 马尾区副神经节瘤好发于成人（30—60 岁，平均年龄为 46 岁）；男性多发。

【发病部位】

- 马尾区硬膜内肿瘤。
- 颅内副神经节瘤罕见。

【大体检查】

- 肿物卵圆形，包膜完整，红褐色，血管丰富。

【镜下特征】

- 两种细胞类型。
  - ➢ 主细胞：大小一致，圆形或多边形，细胞核居中，染色质细颗粒状，胞质嗜酸性。
  - ➢ 支持细胞：细胞呈梭形。
- Zellballen 结构：主细胞和支持细胞排列呈巢状或小叶状，间质富含纤细的毛细血管网。

【免疫表型】

- 主细胞：神经内分泌标志物（突触素和嗜铬粒蛋白 A）免疫组化染色阳性；马尾区副节瘤，CK 免疫组化染色呈核旁阳性。
- 支持细胞：S100 免疫组化染色阳性。

【预后】

- 马尾区肿瘤：生长缓慢，多数情况下可通过完全切除肿物达到治愈。

第 8 章　松果体区肿瘤
Tumors of the Pineal Region

Aanchal Kakkar　Chitra Sarkar　著

李伟松　译

一、松果体细胞瘤、中分化的松果体实质细胞肿瘤和松果体母细胞瘤

【定义】

1. 松果体细胞瘤

- 一种分化良好的松果体实质细胞肿瘤，肿瘤由形态一致的、形成大的松果体性菊形团的细胞和（或）显示神经节细胞分化的多形性细胞组成（WHO，2016）。

2. 中分化松果体实质瘤（PPTID）

- 一种恶性程度介于松果体细胞瘤和松果体母细胞瘤之间松果体肿瘤，肿瘤细胞呈圆形，大小一致，比松果体母细胞瘤分化好，呈弥漫片状或大结节状分布（WHO，2016）。

3. 松果体母细胞瘤

- 一种起源于松果体的低分化、富于细胞的恶性胚胎性肿瘤（WHO，2016）。

【WHO 分级】

1. 松果体细胞瘤

- 对应 WHO Ⅰ级。

2. PPTID

- 对应 WHO Ⅱ 或 WHO Ⅲ级，尚待确定明确的组织学分级标准。

3. 松果体母细胞瘤

- 对应 WHO Ⅳ级。

【发病率】

- 罕见，占所有颅内肿瘤的不到 1%（表 8-1）。

【发病部位】

- 位于松果体区（第三脑室后侧区域），呈膨胀性生长，压迫邻近的结构，即中脑导水管、脑干和小脑。

【大体检查】

1. 松果体细胞瘤和 PPTID

- 灰褐色，切面均质，质地柔软，边界清楚。

2. 松果体母细胞瘤

- 柔软，质脆，伴出血和坏死。

【镜下特征】

1. 松果体细胞瘤

- 分化良好、细胞小而一致，片状排列或形成边界不清的结节。
- 细胞核圆形至卵圆形，核仁不明显，中等量嗜酸性胞质。
- 可见数量不等的松果体细胞性菊形团。
  - ➤ 菊形团内含有纤细的肿瘤细胞突起，类似于神经毡。
  - ➤ 无腔、无核菊形团。

➢ 菊形团周围的细胞核杂乱排列。

- 核分裂活性低，小于 1 个 /10HPF。
- 纤细的血管网伴局灶性微钙化。
- 一些松果体细胞瘤呈现多形性，可见单核和多核神经节细胞。

2. PPTID

- 中度至高细胞密度的肿瘤。
- 细胞核圆形，轻到中度多形性，椒盐样染色质。
- 细胞有两种排列方式。
  ➢ 弥漫性：神经细胞瘤样或少突胶质细胞瘤样。
  ➢ 分叶状：由血管所分割成的小叶。
- 纤维背景中可见小的假菊形团；无松果体细胞瘤中的大假菊形团
- 核分裂象不等，为 0～6 个 /10HPF 或以上。
- 罕见的 PPTID 多形性变异型具有奇异的神经节样细胞。

3. 松果体母细胞瘤

- 富于细胞的肿瘤。
- 小的未成熟细胞密集排列，肿瘤细胞核质比高，细胞核深染，胞质少。
- 核分裂活性高，常伴坏死。
- 偶可见到以下类型的菊形团。
  ➢ Homer-Wright 菊形团。

➢ Flexner-Wintersteiner 菊形团提示向视网膜母细胞瘤分化。
➢ 小花样结构。

- 缺乏松果体瘤的菊形团。

【免疫表型】

- 突触素（syn）、神经丝（NF）和神经元特异性烯醇化酶（NSE）免疫染色呈强阳性。
- 可不同程度的表达其他神经标记：嗜铬粒蛋白 A、β– 微管蛋白和微管相关蛋白 2（MAP2）、NeuN 阴性。
- 松果体母细胞瘤可表达光感受器细胞的标记。
- 在松果体细胞瘤中 MIB-1 标记通常小于 1%，在 PPTID 中 MIB-1 标记一般为 3.5%～16%，在松果体母细胞瘤中 MIB-1 标记非常高，为 25%～50%（＞ 20%）。

【遗传学谱系】

- 没有特定的基因改变。
  ➢ INI1 保留［区别于非典型畸胎瘤 / 横纹肌样瘤（AT/RT）］。
  ➢ 无等臂染色体 17q（区别于髓母细胞瘤）。
  ➢ 无 19q13.42 扩增［区别于伴多层菊形团的胚胎性肿瘤（ETMR）］。

表 8-1　松果体实质肿瘤的发病率、年龄、性别分布、扩散

	松果体母细胞瘤	PPTID	松果体细胞瘤
发病率	占所有松果体实质细胞肿瘤的 20%	约占所有松果体实质细胞肿瘤的 45%	占所有松果体实质细胞肿瘤的 35%
年龄分布	成人；平均年龄 43 岁	成人；平均年龄 41 岁	好发于 20 岁之前儿童；平均年龄 18 岁
性别分布	男:女 =0.6 : 1	男:女 =0.8 : 1	男:女 =0.7 : 1
局部侵袭和颅骨脊椎扩散	局部生长；颅内、脊椎扩散罕见	局部侵袭，潜在颅内、脊椎的扩散；10% 的病例在诊断时已扩散；15% 的病例在病程中发生扩散	常侵袭周围结构；25%～33% 的病例在首诊时已经发生颅内脊椎扩散

PPTID. 中分化松果体实质瘤

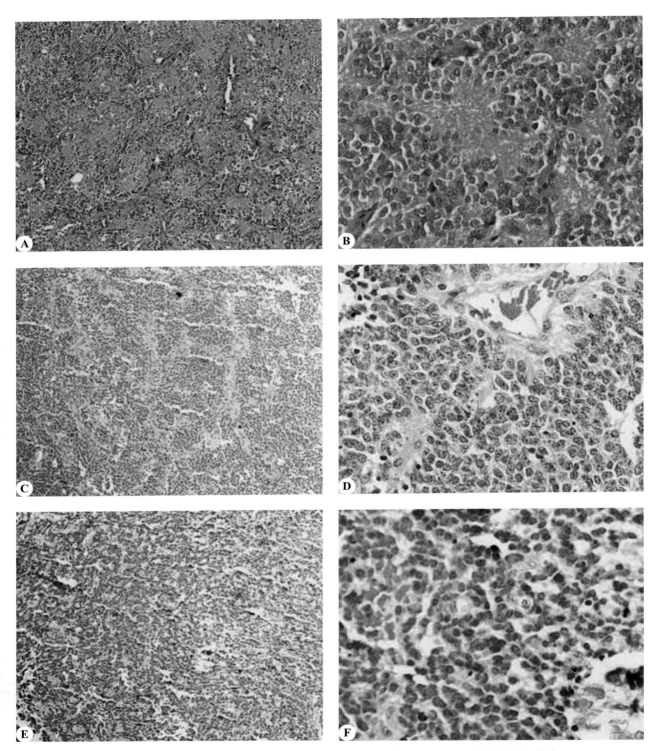

▲ 图 8-1　松果体细胞瘤、中分化的松果体实质细胞肿瘤（PPTID）和松果体母细胞瘤

A. 松果体细胞瘤，瘤细胞排列成模糊的小叶；B. 大的松果体菊形团，周围是形态一致的小而成熟的细胞；C. 中至高细胞密度的 PPTID；D. 细胞核圆形，轻至中度的核多形性，椒盐样染色质；E. 松果体母细胞瘤，富于细胞性肿瘤，未成熟的小细胞成片状密集排列；F. 细胞核质比高，核深染，胞质稀少

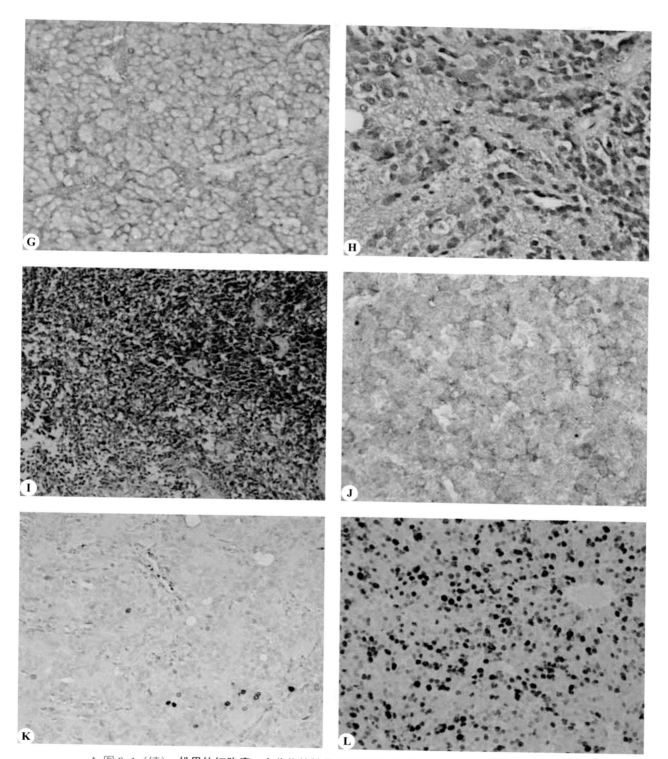

▲ 图 8-1（续）　松果体细胞瘤、中分化的松果体实质细胞肿瘤（PPTID）和松果体母细胞瘤

G. 松果体细胞瘤中突触素的强阳性表达；H. 松果体细胞瘤中神经丝蛋白的强阳性表达；I. PPTID 中神经元特异性烯醇化酶弥漫阳性；J. 松果体母细胞瘤嗜铬粒蛋白 A 表达阳性；K. 松果体细胞瘤，MIB-1 指数低，约为 2%；L. 松果体母细胞瘤，MIB-1 指数高达 28%

【预后】

1. 松果体细胞瘤

- 5 年生存率为 86%～91%。

- 手术程度是最重要的预后因素。

2. PPTID

- 生物学行为和临床经过多变。

  ➤ 部分 PPTID 表现类似低级别肿瘤，局部复发罕见且较晚。

  ➤ 其余 PPTID 表现类似高级别肿瘤，局部复发早且伴颅内脊椎扩散。

- PPTID 预后比松果体母细胞瘤好，中位总生存期（OS）165 个月，中位无进展生存期（PFS）93 个月。

- 核分裂计数、MiB-1 增殖指数和神经丝蛋白（NFP）表达作为低级别 PPTID 和高级别 PPTID 肿瘤的区分指标有待进一步证实。

3. 松果体母细胞瘤

- 临床病程具有侵袭性，伴颅脊髓传播。

- 中位总生存期为 1.3～2.5 年。

- 预后不良指标包括初诊时已播散、患病年龄小及切除不完全。

二、松果体区乳头状瘤

【定义】

- 位于松果体区的神经上皮肿瘤，具有乳头区和实性区是该肿瘤的特征，具有上皮样细胞形态和细胞角蛋白免疫反应阳性（尤其是细胞角蛋白 18）（WHO，2016）。

【WHO 分级】

- 肿瘤对应于 WHO Ⅱ级或 WHO Ⅲ级，尚未确定明确的组织学分级标准。

【发病率】

- 少见肿瘤，发病率未知。

【年龄及性别分布】

- 发生于儿童及成人。

- 中位年龄为 35 岁。

- 男女之比为 1.06∶1。

【发病部位】

- 松果体区。

【大体检查】

- 大的边界清楚的肿瘤。

【镜下特征】

- 显著的乳头状上皮样区域。

- 血管轴心常伴有多个管腔，给人以一种假性血管瘤样征象。

- 散在的实性细胞密集区域，常显示为室管膜样分化。

- 核分裂数不等，为 0～10 个 /10HPF 或以上。

- 在一些肿瘤中可以看到奇异的多形性细胞。

- 可出现坏死，但无微血管增生。

【免疫表型】

- 角蛋白免疫反应明显，尤其是在乳头结构中 CK18。

- Vimentin、S-100 和 NSE 阳性。

- 神经内分泌标记：神经细胞黏附分子 1（NCAM1）（CD56）强阳性。

- NFP 通常阴性。

- 增殖指数为 1%～30%（中位数为 7.5%）。

【遗传学谱系】

- 10 号染色体丢失，4 号染色体和 9 号染色体获得，但无特异性。

【预后】

- 5 年内，60% 的病例常有局部复发。

- 脊髓传播罕见。

- 5 年内总生存率约 73%。

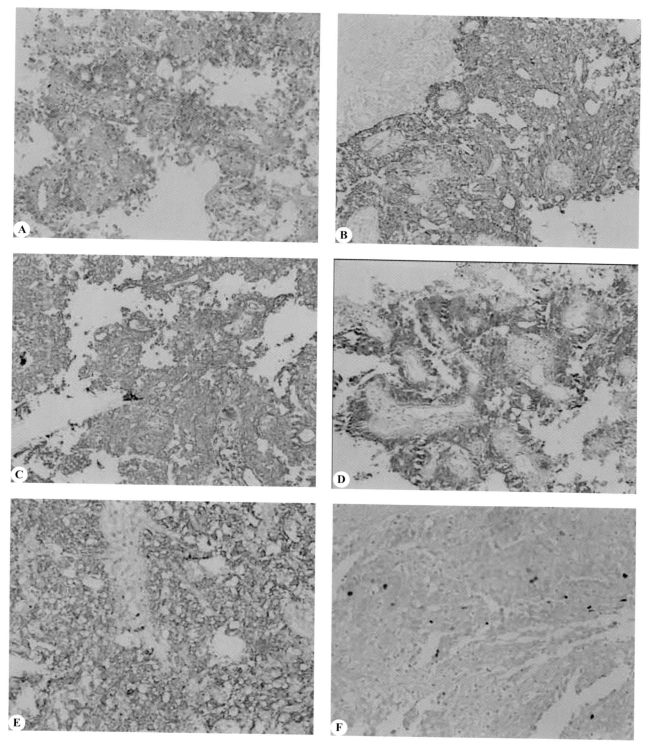

▲ 图 8-2 松果体区乳头状瘤

A. 乳头状结构，具有多个管腔的血管轴心；B. 细胞角蛋白免疫阳性；C. Vimentin 弥漫强阳性；D. 肿瘤细胞 S-100 阳性；E. 神经内分泌标志物 CD56 表达阳性；F. MIB-1 指数低

- 预后与以下因素相关，如切除不完全、患者年龄、核分裂数和 MIB-1 指数，与预后的相关性尚需进一步研究证实。
- 5 年的 OS 和 PFS 预测分别为 73% 和 27%。

三、松果体原基肿瘤

- 松果体区极为罕见的肿瘤。
- 因组织学与视网膜原基肿瘤 / 上颌骨婴幼儿色素性神经外胚叶肿瘤相似而命名。

- 现在被认为是松果体母细胞瘤的一种特殊变异型。
- 具有鲜明的组织学形态的两种成分。
  - ➤ 神经外胚层成分类似于松果体母细胞瘤，有片状的小圆蓝细胞 ± 神经节细胞 ± 含黑色素细胞。
  - ➤ 外胚层间质成分包含横纹肌母细胞 ± 软骨岛。
  - ➤ 在神经外胚层成分中 MIB-1 标记指数高。
- 临床进程具有高度侵袭性。

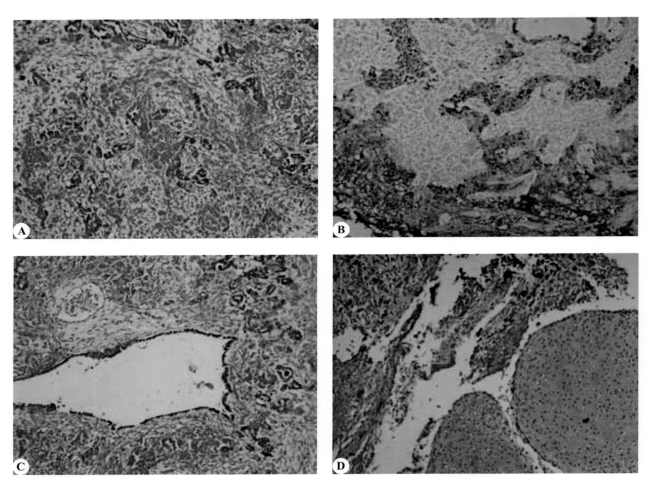

▲ 图 8-3　松果体原基肿瘤

A. 由小圆蓝细胞组成的神经外胚层成分；B. 小蓝圆细胞突触素阳性；C. 含有黑色素的细胞巢和小管；D. 具有软骨岛的外胚层细胞成分

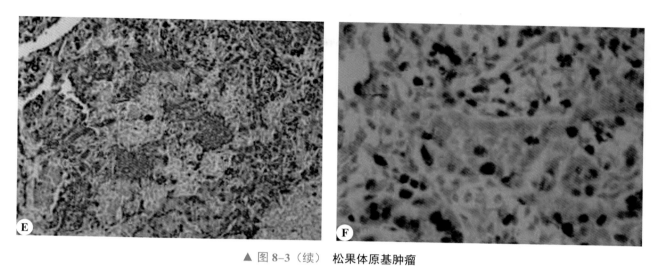

▲ 图 8-3（续） 松果体原基肿瘤

E. 外胚层间质成分平滑肌肌动蛋白（SMA）阳性；F. 神经外胚层成分中 MIB-1 指数高

第 9 章　胚胎性肿瘤
Embryonal Tumors

Kavneet Kaur　Aanchal Kakkar　Chitra Sarkar　著

李伟松　译

一、髓母细胞瘤遗传学概述

【定义】

- 发生在小脑或背侧脑干的胚胎性神经上皮肿瘤，主要发生在儿童，由密集排列的未分化的小圆形细胞组成，肿瘤具有轻度到中度的核多形性和高核分裂数（WHO，2016）。

【WHO 分级】

- 所有髓母细胞瘤对应 WHO Ⅳ级。

【发病率】

- 儿童最常见的恶性脑肿瘤。
- 儿童最常见的中枢神经系统胚胎性肿瘤。
- 约占所有小儿颅内肿瘤的 25%。
- 罕见于成人：占成人颅内肿瘤不到 1%。

【年龄及性别分布】

- 约 75% 发生在儿童年龄组，发病高峰 3 岁和 7 岁，中位年龄为 9 岁。
- 约 25% 发生于成人，主要是年轻人（平均年龄 25 岁）。
- 男性多见，男性：女性 =1.7：1。

【发病部位】

- 大多数 MB 发生在小脑蚓部并可长入第四脑室。

- 成人 MB 多见于一侧小脑。

【大体检查】

- 蚓部髓母细胞瘤表现为粉红色或灰色的质脆团块，充满第四脑室。
- 在小脑半球的髓母细胞瘤往往更坚实和更局限。

【扩散】

- 倾向于通过脑脊液（CSF）途径播散。
- 中枢神经系统外转移罕见，但可发生骨和淋巴结转移。

【WHO 分类】

1. 髓母细胞瘤的组织学分类

- 经典型髓母细胞瘤。
- 促纤维增生 / 结节性髓母细胞瘤（D/N）。
- 广泛结节性髓母细胞瘤（MBEN）。
- 大细胞 / 间变性髓母细胞瘤（LC/A）。

此外，还定义了以下两种亚型。

- 伴肌源性分化的髓母细胞瘤（以前称为髓肌母细胞瘤）。
- 伴有黑色素分化的髓母细胞瘤（以前称为黑素细胞性髓母细胞瘤）。

2. 髓母细胞瘤的基因分类

- WNT 激活型髓母细胞瘤。
- SHH 激活和 TP53 突变型髓母细胞瘤。

- SHH 激活和 TP53 野生型髓母细胞瘤。
- 非 WNT/ 非 SHH 激活型髓母细胞瘤。
  - ➤ 第 3 组髓母细胞瘤。
  - ➤ 第 4 组髓母细胞瘤。

3. 非特指型髓母细胞瘤

二、髓母细胞瘤的组织学分类

【发病率】

- 经典型：最常见，约占 MB 的 70%（表 9-1）。
- 促纤维增生 / 结节状（D/N）：约占所有 MB 的 20%。
- 大细胞 / 间变（LC/A）：约占 MB 的 10%。
- 广泛结节性髓母细胞瘤（MBEN）：少见，占所有 MB 的 3.2%～4.2%。
- 在 3 岁以下的儿童中，D/N 占到占所有病例的 50%（47%～57%），MBEN 约占 20% 的病例。
- 髓母细胞瘤伴肌源性分化和伴黑色素细胞分化的髓母细胞瘤：罕见（＜ 1%）。

【年龄及性别分布】

- 经典型 MB 发病年龄范围宽，从儿童到成年均可发生，主要发生在儿童。
- MBEN：主要见于婴儿（＜ 3 岁）。
- D/N：双峰年龄分布，高峰在婴儿期和成年。
- LC/A：可发生于任何年龄段。

【发病部位】

- 经典型 MB 和 MBEN 主要发生在中线部位（如小脑蚓部）。
- D/N MB 在小脑半球和小脑蚓部均可发生。
- 在成人中，发生在小脑半球的 MB 通常是 D/N 型。

【扩散】

- 在初诊时就发现转移的病例中，经典型和 LC/A 肿瘤比 MBEN 和 D/N MB 更常见。

【镜下特征】

1. 经典型 MB

- 肿瘤由致密的、高核质比的、未分化的小圆蓝细胞组成。
- 常见核分裂象和凋亡小体。
- 约 40% 的病例可见 Hmer-Wright 菊形团结构。
- 这些菊形团结构以围绕中心管腔排列为特征，管腔内充满神经毡样物质。
- 肿瘤内无促结缔组织增生现象。

2. D/N MB

- 特征：无网状纤维的结节状区域（苍白岛）和有丰富网状纤维的结节间区，结节间区可见密集的未分化细胞。
- 弥漫分布的结节状结构和促结缔组织增生是诊断 D/N MB 所必需的。
- 结节内的肿瘤细胞存在不同程度的神经细胞分化，分裂指数低。
- 结节间的细胞核深染，核中度多形性，核分裂指数高。
- 在 D/N MB 中无 Hmer-Wright 菊形团结构。

3. MBEN

- 扩张的小叶内伴有无网状纤维的大结节，结节内小圆形的神经细胞在纤维（神经毡样）的背景中呈流水样排列。
- 肿瘤结节中无核分裂或者核分裂数很低。
- 结节间的成分明显比 D/N MB 少。

4. LC/A MB

- 细胞大，核分裂指数高，凋亡多。
- 显著的细胞核多形性，核仁明显。
- 其他特点包括肿瘤细胞包裹和铸核。
- 无 Hmer-Wright 菊形团结构和促结缔组织

增生现象。

5. 形态学变异

- 伴有肌源性分化的髓母细胞瘤特点是除了有经典的胚胎性成分，还有横纹肌母细胞或带状细胞。
- 伴有黑色素细胞分化的髓母细胞瘤在胚胎性成分中可见含有黑色素的细胞，呈小簇状、管状或乳头状。

【免疫表型】

- 大部分经典型 MB 的突触素和 NeuN 阳性。这些细胞还表达非特异性神经标记，如 MAP2 和 NSE。
- 在 D/N 和 MBEN 中，只有在结节内的细胞才不同程度的表达神经标志物，如突触素和 NeuN。结节间的 MIB-1 增殖指数比结节内高。
- INI-1 和 BRG1 表达保留〔有助于鉴别非典型畸胎瘤 / 横纹肌样瘤（AT/RT）〕。

【遗传学谱系】

- 经典型 MB 见于几乎所有的分子亚群。
- 几乎所有的 D/N 和 MBEN 型 MB 都属于 SHH 分子亚群。
- LC/A 主要见于第 3 组和 SHH 活化的 TP53 突变组。

【预后】

- 经典型 MB 的临床预后取决于分子分类。
- 发生于婴幼儿和年龄小的儿童的 D/N 型 MB 在经过手术和化疗之后有很好的预后。在年龄大的儿童和成人中，D/N MB 和经典型 MB 没有显著的生存差异。
- 即便患者有不良临床特征如存在转移，大部分的 MBEN 病例也都有很好的预后（8 年无进展生存期和总生存率分别为 86% 和 95%）。
- LC/A MB 在所有组织学分型中预后是最差的（5 年无进展生存期为 30%~40%），然而分子分类对预后的影响比单独的组织分型更大，他们比经典型 MB 进展得更快且常有转移。

三、髓母细胞瘤的遗传学分类

- 髓母细胞瘤（MB）的 4 种不同的分子亚群已经被确定，这四种亚型在发病人群、细胞起源、组织学、转录和遗传图谱、生物学行为均存在差异（表 9-2）。

此分类已被更新的 WHO，2016 版所采纳。

- 分子亚群包括以下几组。
  - ➤ 无翼基因型（WNT）亚群。

表 9-1 临床病理特征体现了 MB 的不同组织学亚型的差异

	经典型	D/N	MBEN	LC/A
发病率	约 70%	约 20%	约 3.5%	约 10%
年龄	范围广，从婴幼儿到成年人	婴幼儿和成年人	婴幼儿	范围广，从婴幼儿到成年人
部位	中线	中线到侧部	中线	中线
镜下	小圆蓝的肿瘤细胞，约 40% 的病例有 Hmer-Wright 菊形团	没有网状纤维的苍白结节促纤维结缔组织增生的结节间区	神经细胞呈流水状排列的膨胀结节，窄的结节间区	细胞大，核呈多形性；铸核；增殖指数高，凋亡多
预后因素	不确定	在婴幼儿和儿童中预后较好；其余年龄段预后不确定	预后好	预后差

D/N. 促结缔组织增生 / 结节；LC/A. 大细胞 / 间变；MB. 髓母细胞瘤；MBEN. 广泛结节性的髓母细胞瘤

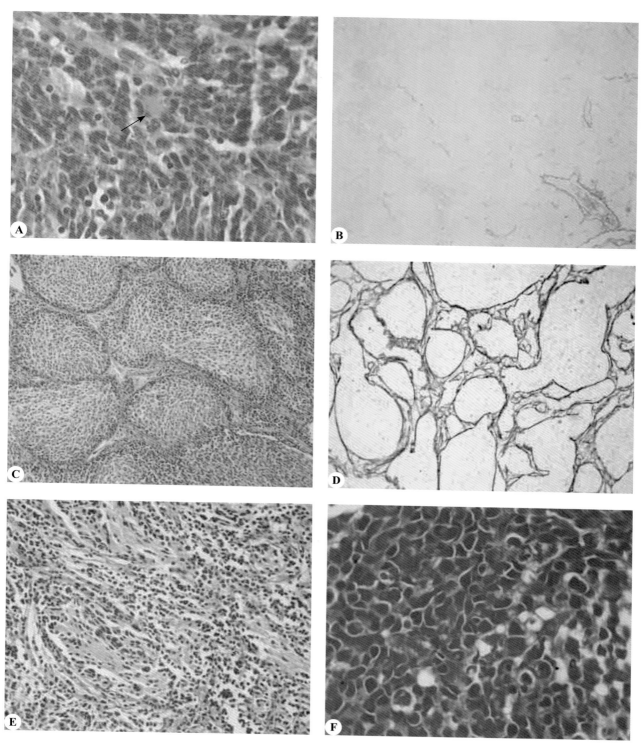

▲ 图 9-1　髓母细胞瘤

A. 经典型髓母细胞瘤，小细胞，高核质比，有菊形团结构（箭）（HE，400×）；B. 网状纤维少的经典型髓母细胞瘤（网状纤维染色，200×）；C. D/N MB，苍白岛被细胞密集的结节间区环绕（HE，200×）；D. D/N 髓母细胞瘤中富于网状纤维的结节间区域（网状纤维染色，200×）；E. MBEN：结节不规则，肿瘤细胞呈流水状排列，并且结节间的成分减少（HE，200×）；F. LC/A MB，大的多形性肿瘤细胞，铸核（HE，400×）

> 音猬因子（SHH）亚群：根据 TP53 突
> 变又进一步分类如下。
> ◆ SHH-TP53 突变型。
> ◆ SHH-TP53 野生型。
> 非 WNT/ 非 SHH。
> ◆ 第 3 组。
> ◆ 第 4 组。

> *.第 3 组和第 4 组没有像 WNT 和 SHH 亚群 MB 在分子学分析和实验检测那么清楚，因此在 2016 年发布的 WHO 分类中被列入暂定分类中。

【发病率】

- WNT 亚群：约占所有 MB 肿瘤的 10%。
- SHH 亚群：约占 30%。
- 非 WNT/ 非 SHH 亚群：约占所有 MB 的 60%。
  > 第 3 组：约占所有髓母细胞瘤的 20%，在婴幼儿中约占 45%，在成人中罕见。
  > 第 4 组：约占所有髓母细胞瘤的 40%。

【年龄及性别分布】

- WNT 亚群：大部分病例发生于 7—14 岁的儿童，也可见于年轻人，约占成人 MB 的 15%。男：女为 1：2。

表 9-2　MB 各分子学分型的区别

分子分型	WNT	SHH		WNT 缺失 /SHH 缺失	
		TP53 野生型	TP53 突变型	第 3 组	第 4 组
频率	约 10%	约 24%	约 6%	约 20%	约 40%
年龄分布	儿童及少年 7—14 岁；成人 MB 的 15%	＜ 4 岁的婴幼儿和青年	4—17 岁的儿童及青少年	婴幼儿和儿童，成人罕见	5—15 岁的儿童及少年；所有年龄组
组织学分型	主要为经典型；罕见 LC/A 型	主要为经典型；大部分为 D/N 和 MBEN	LC/A 型常见	经典型；大部分为 LC/A	经典型
基因检测	CTNNB1 突变（第 3 外显子）（85%～90%），6 号染色体单体（85%）	PTCH/SMO/SUFU 基因突变，10q 染色体丢失	TP53 突变，GLI2/MYCN 扩增，14q 染色体丢失（25%）	MYC 基因扩增（约 25%）	等臂双着丝粒染色体 17q（约 80%）；MYCN 基因扩增（约 6%）
遗传学谱系	背侧脑干核细胞（下菱脑唇祖细胞）	小脑颗粒神经元前体细胞		Prominin1+/CD133+ 神经干细胞	未成熟的谷氨酰胺能神经纤维网
临床预后（5 年 OS）	非常好（＞ 95%）	好（70%～85%）	不好（约 40%）	很差（＜ 50%）	中等（50%～85%）

D/N. 组织增生性 / 结节性；LC/A. 大细胞 / 间变细胞；MB. 髓母细胞瘤；MBEN. 广泛结节型髓母细胞瘤；OS. 总生存期；SHH. 音猬基因；WNT. 无翼基因

- SHH 亚群：年龄呈双峰分布，在婴幼儿和年轻人中最常见。然而，SHH 激活 –TP53 突变组最常见于 4—17 岁的儿童；男：女=1：1。
- 非 WNT/ 非 SHH 肿瘤
  - 第 3 组：发生于婴幼儿和儿童中，成人罕见，男：女为 2：1。
  - 第 4 组：高峰年龄为 5—15 岁，在儿童和成人中罕见；男：女为 3：1。

【发病部位】

- 位于小脑中部的 MB 大部分 WNT 亚群。
- 位于小脑侧部的 MB 大部分属于 SHH 激活亚群。

【扩散】

- 第 3 组（40% 在诊断时就已经扩散）和第 4 组 MB 比 SHH 型 MB 更常发生转移。

【镜下特征】

- 几乎所有的 WNT 亚群都是经典型 MB，极少一部分为大细胞 / 间变性（LC/A），没有促结缔组织增生 / 结节型（D/N）。
- 大部分 D/N 和广泛结节性髓母细胞瘤（MBEN）被归类为 SHH 亚群。然而，经典型 MB、LC/A MB 也可以是 SHH 亚群，尤其是 TP53 突变的 SHH MB。
- 大部分非 WNT/ 非 SHH 肿瘤形态非常典型，以 LC/A MB 最常见，并且通常属于第 3 组。

【遗传学谱系】

- WNT 亚群：以 WNT 信号通路的激活为特点。
  - 近 90% 的 WNT 型 MB 有特征性的 CTNNB1 第 3 外显子和（或）6 号染色体单体。
  - TP53 突变见于 16% 的 WNT 激活肿瘤中。

- SHH 分型：以 SHH 通路激活为特点。
  - TP53 突变：可以存在 TP53 体细胞和胚系突变，并伴有 GLI2 和 MYCN 基因扩增。
  - TP53 野生型:SHH 通路基因突变（PTCH/SUFU/SMO）
- 第 3 组：超过 25% 的病例有 MYC 基因的扩增，尤其是在婴幼儿肿瘤中。
  - 其他常见基因突变包括 17 号染色长臂的等臂双着丝粒，GFI1A/Gf 基因激活和 OTX2 基因扩增。
- 第 4 组：大部分的异常是 17 号染色长臂的等臂双着丝粒，伴有 MYCN 的扩增和 11q 的缺失。
- 最近的研究表明 MB 包括 12 种与预后相关的临床和生物学分型。
  - WNT 型肿瘤可进一步细分为 2 种，SHH 细分为 4 种，3 组细分 3 种，4 组细分为 3 种。
  - 用以解释先前同一亚群肿瘤中存在无法解释的预后差异。

【细胞起源】

- WNT：起源于脑干背侧核团（下菱脑唇祖细胞）。
- SHH：小脑颗粒神经元前体细胞。
- 第 3 组：Prminin1+/CD133+ 神经干细胞。
- 第 4 组：未成熟的谷氨酰胺能神经网。

【预后】

- WNT MB：运用当前标准化治疗方案可获得良好的预后；总生存期接近 100%。
- SHH MB。
  - TP53 突变型：临床预后差：5 年总生存期约 40%。
  - TP53 野生型：预后中等：5 年中位生存期约 70%。预后与组织学类型相关，比如，MBEN 和 D/N 在婴幼儿有好的预后；而经典型和 LC/A 有不同的预后。

- 第 3 组：约 40% 病例在诊断时就有转移；总体预后比其他亚群更差，尤其伴有 MYC 基因扩增的患者，总生存期 5 年的病人低于 50%。
- 第 4 组：预后一般；5 年总生存期为 50%～85%。

四、髓母细胞瘤的分子分类法

（一）高通量测序法

- 价格昂贵，专业技术知识要求高；不适用于大部分机构。
- 基因表达谱系：金标准；将髓母细胞瘤（MB）分成 4 个分子亚群，缺点是需要冰冻组织切片。
- 甲基化谱系：也是一个金标准；将 MB 分为 4 个分子亚群，在冰冻切片和组织切片都可以检测不同亚群的甲基化谱差异。
- Nanostring 检测：在石蜡切片中检测出 22 个亚群特异性的基因信号。
- 用实时聚合酶链反应（PCR）分析编码蛋白基因和微小核糖核酸（miRNA）的表达：在冰冻的肿瘤组织和石蜡切片中，分析不同分子亚群中 12 个编码基因和 9miRNA 的差异表达。

（二）免疫组织化学

- 结合 3 种免疫组化标志物，即 β-catenin、GAB1 和 YAP1，在常规石蜡切片进行免疫组化染色是一个简单、强大、快速和经济的确定分子亚群的方法。
  - ➢ WNT：β-catenin 和 YAP1 细胞核阳性。
  - ➢ SHH：GAB1 细胞质阳性，YAP1 细胞

核阳性。
  - ➢ 非 WNT/ 非 SHH：3 种标志物都阴性。
- 在 SHHMB 分型中可以用 P53 免疫组化表达作为补充标记。
- 缺点：只有三个亚群可以被检测，不能鉴别第 3 组和第 4 组。

（三）免疫荧光原位杂交技术

免疫荧光原位杂交技术可以作为免疫组织化学（IHC）的补充，用以进一步获取不同亚群之间的预后信息。

- 6 号染色体单倍体：用以证实是否为 WNT 亚群。
- NMYC、GLI2 的扩增：与 SHH 亚群的差预后相关。
- MYC 的扩增和 17 染色体长臂伴有等臂双着丝粒：与非 WNT/ 非 SHH 分型的预后差相关。

（四）基因测序

免疫组化和荧光原位杂交技术的补充；可在石蜡切片中进行。

- CTNNB1 外显子 3：用以证实是否为 WNT 亚群。
- PTCH1/SMO/SUFU 和 TP53 突变可用于证实是否为 SHH 亚群（表 9-3）。

五、髓母细胞瘤的危险度分层

（一）Chang 分期系统

- 两级临床危险度分层：高危组和一般危险组。
- 根据年龄、诊断时的转移情况及手术切除范围。
- 高风险组包括以下情况。

表 9–3 **2016 年发布的 WHO 分类中的 MB 诊断指南**

必选项	可选项
组织病理学染色评估 • HE 染色 • 网状纤维染色	**IHC 用于支持诊断** • Syn、NeuN、NSE、MAP2、经典Ⅲ型 β-tubulin

免疫组化检查增殖活性
• MIB-1 标记检测
	免疫组化用于鉴别诊断
	• 小细胞高级别胶质瘤
	  – GFAP 阳性、IDH 阳性
	  – ATRX 保留
	  – 弥漫性中线胶质瘤中 H3K27me3 丢失
	• 间变性室管膜瘤
	  – EMA 阳性，EBP50 和 RelA+/–
	• AT/RT
	  – 多种标记阳性
	  – INI1 或 BRG1 丢失
	• ETMR
	  – LIN28 阳性

免疫组化用于分子分群 • β-catenin • GAB1 • YAP1 • p53（检测 SHH 型 MB）	
FISH 用于预后预测 • MYC 扩增	**FISH 用于预后预测 / 分子分群** • 6 号染色体单倍体 • GLI2 扩增 • MYCN 扩增 • 14q 染色体丢失 • 染色体 17q 等臂双着丝粒
	用测序预测 / 分子分群 • CTNNB1 突变 • TP53 突变 • PTCH/SM/SUFU 突变

AT/RT. 非典型畸胎瘤 / 横纹肌样瘤；ETMR. 含有多层细胞菊形团的胚胎性肿瘤；FISH. 荧光原位杂交技术；HE. 苏木精 – 伊红；IHC. 免疫组织化学；MB. 髓母细胞瘤；WHO. 世界卫生组织

➤ 术后肿瘤残留（≥ 1.5cm^2）。

➤ 确诊时已有软脑膜播散。

➤ 婴儿（≤ 3 岁）。

• 无上述情况者被认为是一般风险组。

• 在制订合适的治疗方案和预测临床结果方面还有很多需要改进的地方。

（二）根据 2016 年发布的 WHO 分类进行风险分层

• 推荐采用整合诊断方法，即分子亚群和组织病理学类型的综合（表 9–4）。

（三）根据海德堡共识会议进行危险分层

• 在德国海德堡召开的工作组会议上，进一步完善了儿童（3—16 岁）的风险分层系统，该系统包含了临床细节（年龄和转移状态）、组织病理学、分子学亚群和细胞遗传学。

1. 低风险组（存活率＞ 90%）

• WNT 激活型，无转移。

• 第 4 组：非转移性一般风险，11 号染色体缺失和（或）17 号染色体三体。

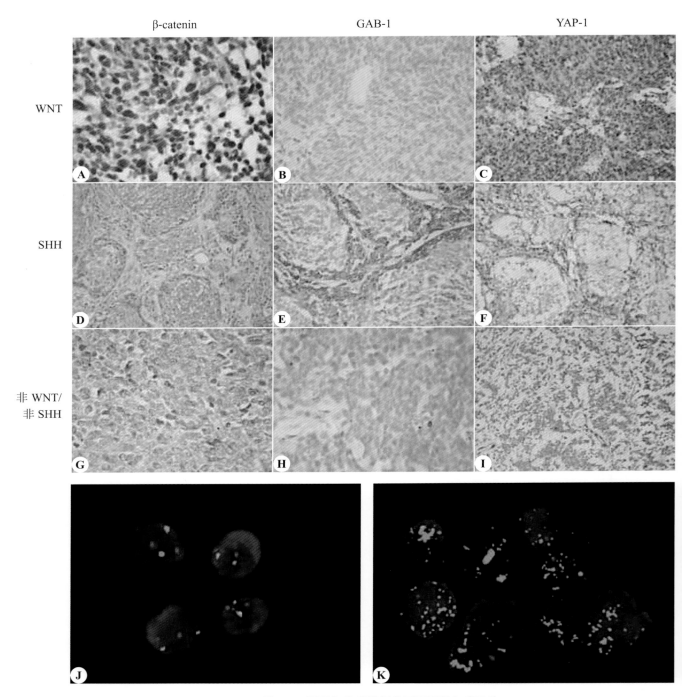

▲ 图 9-2　髓母细胞瘤进行分子亚群的免疫组化

A 至 C. WNT 亚群表现为 β-catenin（A）和 YAP-1（C），GAB-1 核阳性（B）；D 至 F. SHH 亚群阴性的特点是 GAB1 胞质强阳性（E），YAP-1 核阳性（F），β-catenin 阴性（核阴性，但也可能是细胞质/膜阳性）（C）；G 至 I. 非 WNT/ 非 SHH，三种标记均为阴性，分别为 β-catenin（G）、GAB1（H）和 YAP-1（I）;J. 无 MYC 基因扩增性髓母细胞瘤显示 2 个红色（对照）信号和 2 个绿色（测试）信号（荧光原位杂交）；K. MYC 基因扩增，非 WNT/ 非 SHH 髓母细胞瘤显示大量绿色信号和 2 个红色信号（荧光原位杂交）

表 9-4　**2016 年发布的 WHO 分类中建议的风险分层**

低风险组	标准风险组	高风险组	临床病理意义不明组
经典型，WNT 激活的 MB	经典型，SHH 激活的 TP53 野生型 MBs	经典型和 LC/A，SHH 激活 –TP53 突变型 MB	LC/A，WNT 激活 MB
MBEN，SHH 激活的 TP53 野生型 MB	经典型，非 WNT/ 非 SHH MBs	LC/A，非 WNT/ 非 SHH（第 3 组）的 MB	D/N，SHH 激活 –TP53 突变型 MB
婴儿 D/N MB，SHH 激活 的 TP53 野生型 MB			LC/A，SHH 活化 TP53 野生型 MB
.			LC/A，非 WNT/ 非 SHH（第 4 组）

D/N. 纤维增生性 / 结节性；LC/A. 大细胞 / 间变性；MB. 髓母细胞瘤；MBEN. 髓母细胞瘤，伴广泛结节；SHH. 音猬因子；WHO. 世界卫生组织；WNT. 无翼基因

2. 标准危险组（*存活率为 75%～90%*）

- 音猬因子（SHH）：无转移，TP53 野生型，无 MYC 扩增。
- 第三组：无转移，无 MYC 扩增。
- 第四组：无转移，无 11 号染色体缺失。

3. 高危人群（*存活率为 50%～75%*）

- 音猬因子（SHH）：SHH 组伴 MYCN 扩增（无论是否转移），伴有转移瘤的 SHH 组的 TP53 野生型。
- 有转移瘤的第 4 组。

4. 极高危人群（*生存率＜50%*）

- SHH 且伴有 TP53 突变，无论是否转移。
- 第 3 组伴 MYC 基因扩增（无论是否转移），第 3 组伴有转移瘤。

（四）新风险分层系统的意义

- 风险分层建议对患者进行分层，以便更好地预测和制定临床试验中的治疗方案。
  - 预后良好的亚群患者，即 WNT-MB 可以受益于降级治疗。
  - 对于 SHH 亚群，SHH 通路抑制药，尤其是 SMO 抑制药，对于复发性 MB 的治疗，已经通过了 Ⅰ 期和 Ⅱ 临床试验。
  - 预后差的亚群（非 WNT/ 非 SHH）需要强化治疗，包括新的化疗药物。
- 为了将新的和创新的疗法合理的纳入临床试验，就需要将基于临床和分子亚群的风险分层系统与未来所有的前瞻性试验进行整合。
- 这些风险分层系统将提供一个框架，以便更准确地定义。
  - 对低风险人群进行降级治疗，从而减少毒性，提高生活质量。
  - 对于高危患者而言，他们迫切需要开发新的治疗方法来改善预后。

六、伴有多层菊形团的胚胎性肿瘤

【定义】

1. 伴有多层菊形团的胚胎性肿瘤，C19MC 改变

- 侵袭性中枢神经系统胚胎性肿瘤，定位于 19q13.42 处的 C19MC 基因改变，包括扩增和融合（WHO，2016）。
- 许多肿瘤以前被称为富含神经纤维和真菊形团的胚胎性肿瘤（ETANTR）。髓上皮瘤和室管膜母细胞瘤就属于这一类。

2. 伴有多层菊形团的胚胎性肿瘤，非特指

- 伴有多层细胞菊形团的侵袭性中枢神经系

统胚胎性瘤，其 19q13 位点上的 C19MC 基因拷贝数要么没有改变，要么没有检测（WHO，2016）。

【WHO 分级】

- 所有胚胎性肿瘤伴有多层菊形团都对应 WHO Ⅳ 级。

【发病率】

- 由于它们很罕见并在最近才被定义，因此难以确定。
- 多为个案报道，最大宗病例报道包括约 100 个病例。

【年龄及性别分布】

- 主要发生于 4 岁以下的儿童：多见于 2 岁以下婴儿。
- 发病率无性别差异，男：女约为 1 : 1。

【发病部位】

- 幕上（约 70%），幕下（约 30%）。

【传播】

- 局部或广泛浸润性肿瘤。
- 广泛的软脑膜播散，长入颅外软组织及颅外转移。

【大体检查】

- 巨大、灰粉色、边界清楚的肿瘤，伴有坏死、出血和钙化。
- 进展期常见软脑膜播散与神经外转移。

【镜下特征】

- 组织学形态多样。
- 特征性组织病理学特点：真性室管膜母细胞菊形团。
  - ➢ 多层细胞菊形团。
  - ➢ 中心圆形或裂隙样管腔。
  - ➢ 形成菊形团细胞的细胞核均远离管腔。

- 描述了 3 种组织学变异，它们不是独立的肿瘤实体，而是同一肿瘤的不同分化或形态学谱系。

1. 富含神经纤维和真性菊形团的胚胎性肿瘤（ETANTR）

- 双相结构模式。
  - ➢ 细胞致密区：密集的小细胞簇含有大量核分裂象和凋亡小体，多层菊形团。
  - ➢ 少细胞神经毡样区则可能含有肿瘤性神经细胞或神经节细胞。

2. 室管膜母细胞瘤

- 低分化的胚胎细胞排列成巢状和片状。
- 多层菊形团。
- 缺乏神经毡样基质和分化成分。

3. 髓上皮瘤

- 伴有外界膜的假复层上皮呈管状、乳头状和小梁状排列。
- 许多核分裂象，倾向于靠近管腔表面。
- 具有高核质比和多层菊形团的低分化细胞。

【免疫表型】

- 原始神经上皮成分、多层菊形团和管状结构表达 nestin、Vimentin、局灶性表达 CK、EMA 和 CD99；神经元和神经胶质标志物免疫组化染色阴性。
- 肿瘤性神经元细胞的神经毡样区的突触素、神经丝蛋白和 NeuN 免疫组化染色阳性。
- INI-1 持续表达。
- MIB-1 标记指数在增殖最活跃区域的范围为 20%～80%。
- LIN28A
  - ➢ 免疫组织化学诊断标志物。
  - ➢ 结合小核糖核酸的蛋白质。
  - ➢ 细胞质弥漫强阳性：在低分化的小细胞

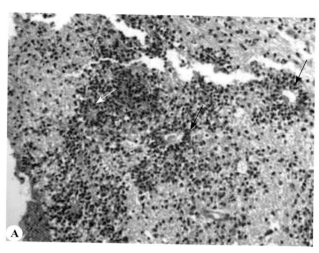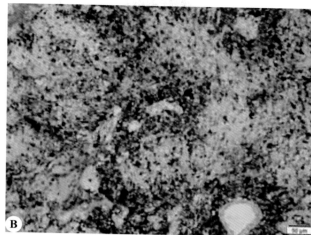

▲ 图 9-3 伴有多层菊形团的胚胎性肿瘤

A. 有多层细胞菊形团的细胞致密区（箭）和细胞稀疏的神经毡样区（HE，200×）；B. 肿瘤细胞对 LIN28A 免疫阳性（免疫组织化学染色，200×）

区和多层细胞菊形团中最为突出。

【遗传学谱系】

- ETMR（胚胎性肿瘤伴有多层菊形团）的独特分子特征为 C19MC，即 19q13.42 处的改变覆盖了微小 RNA 簇，这种分子遗传学改变与肿瘤的位置或形态结构无关。
  ➢ 19q13.42 局灶性高度扩增。
  ➢ C19MC 与 TTYH1 基因融合。
- 特异且敏感的诊断标志物。
- 荧光原位杂交（FISH）检测：C19MC 扩增。

【预后】

- 侵袭性临床病程，生存期约为 12 个月。
- 各组织学变型之间的存活率无差异。

七、非典型畸胎瘤 / 横纹肌样瘤

【定义】

- 一种恶性中枢神经系统胚胎性肿瘤，主要由低分化成分组成，常包括横纹肌样细胞，肿瘤伴 SMARCB1（INI1）或（极少数）SMARCA4（BRG1）的失活（WHO，

2016）。

【WHO 分级】

- 对应 WHO Ⅳ 级。

【发病率】

- 占所有儿童脑肿瘤的 1%～2%。
- 约占所有婴儿中枢神经系统肿瘤的 10%。

【年龄及性别分布】

- 多发生于 3 岁以下儿童，6 岁以上儿童少见。
- 在成年人中极为罕见。
- 男性多发（男：女为 1.6～2：1）。

【发病部位】

- 在幕上和幕下都可发生（比例为 4：3）。
- 幕上肿瘤通常见于大脑半球。
- 幕下肿瘤可发生在小脑半球、小脑脑桥角或脑干。
- 很少发生在脊髓。
- 25% 的病例在初诊时已出现脑脊液（CSF）播散。

【大体检查】
- 类似于其他胚胎性肿瘤，如髓母细胞瘤。
- 质软，与周围正常脑实质的分界清楚。
- 常见出血和坏死灶。
- 间质成分多时，可较坚实。

【镜下特征】
- 不同病变包含不同的细胞群。
- 存在横纹肌样细胞时表现出以下特征。
  - 胞质边界清晰。
  - 丰富的嗜酸性胞质中含球状包涵体。
  - 核偏位，空泡状染色质和显著的嗜酸性核仁。
  - 胞质空泡化。
- 肿瘤可不恒定的出现其他成分如下。
  - 未分化细胞：具有淡嗜酸性细胞质和核仁不明显或明显的泡状核。
  - 原始胚胎成分：形态一致的小圆形细胞。
  - 间叶分化：具有黏液样背景的梭形细胞。
  - 上皮分化：最罕见的特征，可见乳头状或腺样结构，或细胞排列成条索状。
- 大量病理性核分裂象。
- 常见地图样坏死灶和出血。

【免疫表型】
- 多种标志物可不恒定的表达，包括上皮膜抗原（EMA）、CK、SMA、Vimentin、GFAP、神经丝蛋白（NFP）和Syn。
- 在正常组织和大多数肿瘤中组成性表达的INI1蛋白（SMARCB1基因的产物）核表达缺失。
- 极少数情况下，具有非典型畸胎/横纹肌样肿瘤形态特征的肿瘤中BRG1蛋白（SMARCA4基因的表达产物）的核表达缺失。
- 高MIB-1标记指数（一般＞50%）。

【遗传学谱系】
- 遗传特征：SMARCB1/INI1位于22q11.2的点位突变或缺失。
  - 最常见的是纯合性缺失（20%～24%）。
- 罕见情况下，具有AT/RT为特征并保留INI1蛋白表达的肿瘤显示SMARCA4基因突变或失活。
  - 发病年龄非常小，预后差。
- 由于SMARCB1缺失，EZH2的转录激活，H3K27me3表达抑制和增强。

【预后】
- 3年总生存率为22%。
- 采用大剂量化疗和放疗，2年生存率可提高至60%±12.6%。
- 全基因组重亚硫酸盐测序和H3K27Ac染色质免疫沉淀测序结果表明，AT/RT包含3个表观遗传学明显不同的亚群，即TYR、SHH和MYC（表9-5）。

表9-5 **AT/RT的亚群**

亚群	TYR	SHH	MYC
定位	幕下（76%）	幕上（54%）、幕下（46%）	幕上（61%）
性别	男女比为0.85：1；女性略占多发	男女比为1.44：1；男性多发	男女比为1.27：1；男性多发
年龄	0—1岁年龄组最常见	2—5岁儿童中最常见的亚群	年龄＞6岁的儿童中最常见的亚群

AT/RT. 非典型畸胎瘤样/横纹肌样瘤；SHH. 音猬因子

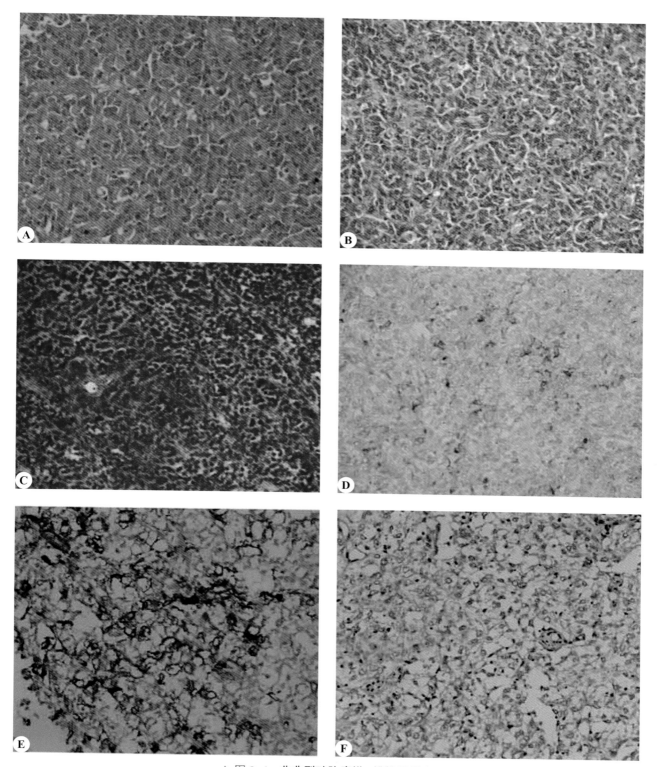

▲ 图 9-4 非典型畸胎瘤样 / 横纹肌样瘤

A. 具有嗜酸性球形胞质包涵体和偏心核的横纹肌样细胞；B. 浅嗜酸性胞质和泡状核的未分化细胞；C. 由小圆形细胞组成的原始胚性成分；D. 肿瘤细胞对 EMA 呈局灶阳性；E.SMA 在肿瘤细胞中表达阳性；F. 肿瘤细胞中 INI1 表达缺失（内皮细胞作为阳性对照）

中枢神经系统胚胎性肿瘤伴横纹肌样瘤特征

- 肿瘤形态以 AT/RT 为特征，但仍保留 INI1 和 BRG1 免疫阳性，或 SMARCB1 和 SMARCA4 状态无法确定的具有横纹肌样特征的中枢神经系统胚胎性肿瘤。
- WHO 分级为 IV 级。
- 组织病理学和免疫组织化学特征与 AT/RT 相同。

八、其他胚胎性肿瘤

【定义】

- 一组罕见的、起源于神经外胚层的、低分化胚胎性肿瘤，肿瘤缺乏特异的组织学特点和其他中枢神经系统肿瘤的分子学改变（WHO，2016）。
- 包括以下几种。
  - ➢ 髓上皮瘤。
  - ➢ 中枢神经母细胞瘤。
  - ➢ 中枢节细胞神经母细胞瘤。
  - ➢ 非特指型中枢神经系统胚胎性肿瘤。

【WHO 分级】

- 对应 WHO IV 级。

【发病率，发病部位和预后】

- 约占所有脑瘤的 1%。
  - ➢ 约占儿童（0—14 岁）中枢神经系统肿瘤的 13%。
  - ➢ 在成年人中很少见。
- 常见发生于大脑半球。
- 发生于脑干和脊髓者很罕见。
- 25%～35% 的患者在就诊时已有转移。
- 侵袭性的临床经过，预后极差。

（一）髓上皮瘤

【定义】

- 一种主要由假复层神经上皮细胞和分化不良的神经上皮细胞组成中枢神经系统胚胎性肿瘤，假复层神经上皮细胞模拟胚胎性神经管排列方式（WHO，2016）。
- 无 C19MC 基因的改变。

【镜下特征与免疫表型】

- 胚胎细胞呈片状分布。
- 肿瘤性神经上皮呈假复层排列。
  - ➢ 呈管状、乳头状和小梁状排列。
  - ➢ 外界膜过碘酸 –Schiff 染色阳性（PAS）。
- 活跃的核分裂。
- 可有或无局灶性神经分化。
- 胚胎细胞神经元标志物和胶质纤维酸性蛋白（GFAP）很少阳性。
- 神经上皮细胞角蛋白和上皮膜抗原（EMA）呈局灶性阳性。
- LIN28A 广泛免疫阳性。
- 高 MIB-1 标记指数。

（二）神经母细胞瘤

【定义】

- 一种中枢神经系统胚胎性肿瘤，其特征是分化不良的神经上皮细胞、神经细胞群和多少不等的富含神经毡样间质（WHO，2016）。

【镜下特征和免疫表型】

- 具有神经细胞分化的胚胎性细胞呈片状分布。
- 神经细胞分化。
  - ➢ 细胞核较大，细胞质明显。
  - ➢ 神经毡样基质。
  - ➢ 突触素和 NeuN 免疫阳性。

- 胚胎细胞 MIB-1 标记指数高。

（三）节细胞神经母细胞瘤

【定义】

- 一种以分化不良的神经上皮细胞、神经细胞和神经节细胞群为特征的中枢神经系统胚胎性肿瘤（WHO，2016）。

【镜下特征】

- 原始胚胎细胞呈片状分布。
- 数量不等的神经细胞分化。
- 营养不良和双核神经节细胞通常以小群出现。
- MIB-1 标记指数在胚胎细胞中较高，而在其他地方较低。
- 神经细胞和神经节细胞对突触素和 NeuN 免疫阳性。

（四）中枢神经系统胚胎性肿瘤，非特指

【定义】

- 一种罕见的、缺乏定义其他中枢神经系统肿瘤的特定组织病理学特征或分子改变的、分化差的胚胎性神经外胚层肿瘤（WHO，2016）。

（五）中枢神经系统胚胎性肿瘤的新亚群

通过对 CNS-PNET（原始神经外胚层肿瘤）的分子分析，发现了 4 种新的 CNS 肿瘤实体，每一种肿瘤恒定基因改变、显著的组织病理学和临床特征。

- FOXR2 激活的中枢神经母细胞瘤（CNS NB-FXR2）。
- 伴有 CIC 改变的中枢神经系统尤因肉瘤家族肿瘤（CNS EFT-CIC）。
- 伴有 MN1 改变的中枢神经系统高级别神经上皮瘤（CNS HGNET-MN1）。
- 伴有 BCOR 改变的中枢神经系统高级别神经上皮瘤（CNS HGNET-BCOR）。
- 这些分类将更有利于进行临床试验，并为这些患者制订出更佳的治疗策略。

第 10 章　脑神经及椎旁神经的肿瘤
Tumors of the Cranial and Paraspinal Nerves

Pooja C　Yasha TC　著
王　强　译

一、施万细胞瘤

【定义】

- 一种典型的、有包膜的良性神经鞘瘤，完全为高分化施万细胞构成，经典施万细胞瘤中伴 merlin（NF2 基因产物）表达缺失（WHO，2016）。

- 经典型施万细胞瘤的变异型为细胞性、丛状。

【WHO 分级】

- 经典型施万细胞瘤：WHO Ⅰ 级。

- 黑色素性施万细胞瘤：罕见的黑色素性施万细胞瘤，具有低度恶性潜能。

【发病率】

- 8% 位于颅内，85% 位于小脑脑桥角，30% 为髓外硬膜下肿瘤。

【年龄及性别分布】

- 30—60 岁。与 NF2 基因有关的施万细胞瘤、罕见的脑实质内施万细胞瘤的发生年龄早 10 年。

- 黑色素性施万细胞瘤年龄比经典型施万细胞瘤早 10 年。

【发病部位】

- 中枢神经系统外的最常见部位为四肢屈侧及头颈部。

- 颅骨：尤其好发于感觉神经，即前庭部的第Ⅷ对脑神经（听神经）；其次为第Ⅴ对脑神经（三叉神经）。脊柱：常见累及感觉神经后根。

- 细胞性施万细胞瘤：更多见于椎旁、腹膜后、纵隔。也可发生于第Ⅴ对及第Ⅷ对脑神经。

- 丛状施万细胞瘤：常发生于皮肤及皮下组织。

- 黑色素性施万细胞瘤：常发生于脊神经、椎旁神经节、内脏的自主神经，常为 Carney 综合征。

- 1% 位于髓内。

【大体检查】

- 球形肿物，除罕见的脑内、髓内、内脏、皮肤及骨肿瘤外，一般有包膜。起源的神经沿着包膜被压扁平。

- 切面一般有光泽、胶样，伴小片的明黄色。少数病例可有囊肿及出血。较大肿瘤可见梗死样坏死。

- 黑色素性施万细胞瘤境界清楚，但无包膜，大体有色素沉着。

【镜下特征】

- 经典型施万细胞瘤完全由肿瘤性施万细胞

及少量浸润的淋巴细胞构成。

- 呈典型的双相结构，即富于细胞的 Antoni A 区及细胞稀疏的 Antoni B 区。前者为致密束状排列的拉长细胞，胞质中等量、嗜酸性，细胞核波浪状，偶见细胞核呈栅栏状（Verocay 小体）；后者为疏松纹理状排列、有不明显突起的细胞，并有程度不等的脂质化（黄色瘤细胞）。常见薄壁、透明表现的血管。对应为表面基底膜的细胞周围网状结构是其特征。

- "老化"施万细胞瘤细胞核具有显著的退行性核异型、多形性、具有核内胞质包涵体的怪异性表现。不过，Ki-67 增殖指数低，不要误判该肿瘤为恶性。

- 良性细胞性施万细胞瘤，富于细胞，主要为 Antoni A 区构成，但无形成良好的 Verocay 小体，呈束状生长，偶见非典型，核分裂指数低（＜4 个 /10HPF）。

- 丛状施万细胞瘤：与单根神经有关的丛状或结节状生长；可为经典型、也可为细胞性。尽管生长迅速、富于细胞、核分裂活性增强，但其行为仍为良性肿瘤。

- 黑色素性施万细胞瘤：饱满、梭形、上皮样细胞，胞质内有黑色素颗粒，有显著的小核仁，具有轻度细胞学异型性。已知有非沙砾体型和沙砾体型两种。后者约 50% 具有 Carney 综合征。

【免疫表型】

- S100 弥漫强阳性。常表达 SOX10、Leu7 及 calretinin。

- 所有的经典型施万细胞瘤在细胞周围均有基底膜，因此细胞周围有大量网状蛋白，Ⅳ型胶原和层黏连蛋白呈细胞膜着色。黑色素性施万细胞瘤中可见细胞巢被包裹。

【遗传学谱系】

- 大部分（90%）施万细胞瘤为孤立性、散发性。

- 约 60% 具有 22 号染色体上 NF2 基因的突变，该基因编码 merlin/schwannomin。不管突变状态如何，所有病例均有 merlin/schwannomin 的表达缺失，提示在肿瘤发生中具有重要作用。

- 发生于 NF2 背景下的多发性施万细胞瘤（4%）为常染色体显性遗传疾病，罕见情况下为施万细胞瘤病（schwannomatosis）。双侧听神经施万细胞瘤为 NF2 的特征，而不是施万细胞瘤病的特征。

- 施万细胞瘤病是一种散发的和罕见的常染色体显性遗传疾病（15%），其中半数的家族性病例可见 SMARCB1 突变，散发性施万细胞瘤病中这一突变的概率不足 10%。

- LZTR1 功能失活性种系突变的患者易于发生多发性施万细胞瘤这一常染色体显性遗传疾病，且发生听神经施万细胞瘤的风险增加。

【预后】

- 施万细胞瘤为缓慢生长的良性肿瘤，不常见复发，极为罕见的情况下可有恶性转化。复发更常见于颅内、脊柱及骶部等处的丛状施万细胞瘤及细胞性施万细胞瘤。

二、神经纤维瘤

【定义】

- 一种境界清楚的良性神经内神经鞘瘤，由肿瘤性高分化施万细胞、混杂非肿瘤性成分构成，包括神经束膜样细胞、成纤维细胞、肥大细胞、程度不等的黏液样胶原性基质，以及残余轴突或神经节细胞

（WHO，2016）。

- 变异型：退行性、非典型、丛状。

【WHO 分级】

- 对应 WHO Ⅰ级。

【发病率】

- 总体说来，脊柱神经纤维瘤占所有成人脊柱硬膜下肿瘤的 30%，在儿童中这一比例为 14%。
- 神经纤维瘤既可以为散发性，也可为 1 型神经纤维瘤病（neurofibromatosis type 1，NF1）中的单发/多发/丛状病变。2% 的 NF1 患者可见脊柱神经纤维瘤。

【年龄及性别分布】

- 可发生于任何年龄。无性别差异。

【发病部位】

- 最常见表现为皮肤结节-局灶性皮肤神经纤维瘤，少见表现为外周神经境界清楚的结节-局灶性神经内神经纤维瘤。
- 累及脊髓神经的情况罕见，几乎从不发生于脑神经。
- 丛状神经纤维瘤累及主要神经干。脊髓神经，尤其颈部者可受累。
- 少见情况下表现为皮肤或皮下组织的弥漫性受累-弥漫性皮肤神经纤维瘤，或软组织显著受累（橡皮病性神经瘤）。
- 对于椎管内肿瘤来说，更常见于上颈部。
- 大部分脊柱神经纤维瘤完全为硬膜下，但 10%～15% 突破神经根硬膜鞘，硬膜下及硬膜外成分形成哑铃状。

【大体检查】

- 皮肤神经纤维瘤为结节状、界清的肿物，或呈弥漫性。
- 神经内神经纤维瘤为纺锤形，界清。

- 丛状纤神经纤维瘤为大神经的多发粗大束状、相互交织的肿物，或类似"一团乱麻"的神经丛多发表现，或类似粗大绳索样病变。
- 切面一般质软至质硬、灰褐色、有光泽。

【镜下特征】

- 主要为肿瘤性施万细胞构成，细胞胞质中等量、嗜酸性，细胞核波浪状；黏液样基质中伴成纤维细胞及肥大细胞。混杂的波浪状胶原束呈"胡萝卜丝"状表现。可有陷入的神经纤维。
- 几乎不存在 Verocay 小体和玻璃样变的血管。
- 退行性神经纤维瘤是指仅有退行性非典型改变、而无临床意义的一种表现。
- 非典型神经纤维瘤是指细胞密度高、有细胞异型性、散在核分裂、呈束状生长的一种变异型。该变异型常很难和低级别恶性外周神经鞘瘤（MPNST）鉴别。
- 丛状神经纤维瘤是指肿瘤细胞及胶原成分膨胀性累及多条神经束的一种变异型。一般表现为中央处有残余神经纤维。

【免疫表型】

- S100 阳性，但阳性细胞数量比施万细胞瘤中的数量少，与 SOX10 的表达方式类似。少量神经束膜样细胞表达 EMA、GLUT-1、claudin。
- 陷入的神经轴索表达 NF。部分间质细胞为 CD34 阳性，肥大细胞为 KIT 阳性。

【遗传学谱系】

- 多发及丛状神经纤维瘤一般与 NF1 有关。与施万细胞瘤不同的是，神经纤维瘤在 NF2 和施万细胞瘤病中并不常见。
- 施万细胞中有 NF1 基因的等位缺失，提示可能为克隆性肿瘤成分。

- 散发性神经纤维瘤中罕见发现 NF1 改变。
- 一般认为是恶性转化表现的 CDKN2A/CDKN2B 缺失可见于 NF1 患者的非典型神经纤维瘤，提示这种情况可能是恶性病变的潜在情况。
- 最近有研究表明，炎症细胞，尤其肥大细胞在神经纤维瘤的发生中发挥了作用。

【预后】

- 丛状神经纤维瘤及大神经的神经纤维瘤可能是 MPNST 的潜在病变。较大的丛状神经纤维瘤中有 5%～10% 发生恶性转化。
- 手术切缘阳性的非典型神经纤维瘤具有低复发风险，类似低级别 MPNST。

三、神经束膜瘤

【定义】

- 一种完全由肿瘤性神经束膜细胞构成的肿瘤（WHO，2016）。
- 变异型：神经内神经束膜瘤、软组织神经束膜瘤。
- 软组织恶性神经束膜瘤被视为恶性外周神经鞘瘤（MPNST）的一种罕见变异型。

【WHO 分级】

- 神经内神经束膜瘤：WHO Ⅰ 级。
- 软组织神经束膜瘤：WHO Ⅰ 级（良性）、Ⅱ～Ⅲ 级（程度不等的恶性）。

【发病率】

- 罕见。神经内及软组织的神经束膜瘤均约占神经鞘肿瘤和软组织肿瘤的 1%。

【年龄及性别分布】

- 神经内神经束膜瘤发生于青少年及年轻成人。无性别差异。

- 软组织神经束膜瘤发生于成人。女性多见（男：女为 1：2）。

【发病部位】

- 神经内神经束膜瘤：一般为四肢的周围神经，脑神经受累罕见。
- 软组织神经束膜瘤：深部软组织，大体与神经无关。

【大体检查】

- 神经内神经束膜瘤导致受累神经呈节段性、多结节状及管状肿大。常见表现为单个增大的束状结构。软组织神经束膜瘤为小的单发、界清肿物，一般无包膜。
- 切面一般质实、灰白灰褐色，罕见伴局灶黏液样区。
- 恶性软组织神经束膜瘤可呈浸润性生长及程度不等的坏死。

【镜下特征】

- 神经内神经束膜瘤：神经束膜细胞增生、蔓延入神经内膜，在毛细血管或神经纤维周围形成同心圆型轮辐状，大体为"假洋葱球"状。这一特征最容易在神经的横切面观察到。核分裂罕见。早期病变中，轴索密度及髓鞘形成可以正常。晚期时，神经束膜轮辐中央可能仅有施万细胞残留。
- 软组织神经束膜瘤：由纤细、拉长、相互重叠的细胞构成，呈疏松束状或不太显著的轮辐状。部分会因为显著黏液样变而间质呈微囊状、形成"网状"结构。一种特殊的组织学变异型为硬化性神经束膜瘤，常发生于年轻男性的手部，由大量间质胶原沉积及上皮样肿瘤细胞构成。
- 恶性软组织神经束膜瘤被认为是 MPNST 中伴神经束膜分化的变异型。

【免疫表型】

- EMA、Ⅳ型胶原、层黏连蛋白阳性、S100 表达缺失。

【遗传学谱系】

- 这两种类型的神经周围瘤共同的细胞遗传学异常是 22 号染色体的单倍体。此外，软组织神经周围瘤显示 13 号染色体缺失。

【预后】

- 神经内神经束膜瘤为良性肿瘤，不易复发。
- 软组织神经束膜瘤大体容易完整切除，因此罕见复发。
- 恶性软组织神经束膜瘤相比经典型 MPNST 来说，少见转移。

四、混合型神经鞘瘤

【定义】

- 神经鞘瘤（PNST）且同时具有多种传统类型（如神经纤维瘤、施万细胞瘤和神经束膜瘤）的特征（WHO，2016）。

【发病率】

- 罕见。

【年龄及性别分布】

- 所有年龄均可发生，常见于年轻成人。

【发病部位】

- 解剖学部位分布宽泛，常累及真皮及皮下组织，少见于脊柱。

【大体检查】

- 境界清楚的结节状病变，切面灰褐色、质实。

【镜下特征】

- 混合型施万细胞瘤 / 神经束膜瘤：界限模糊的梭形细胞，胞质淡染，细胞核肥胖、两端细（施万细胞的形态），排列呈螺旋状、层状、席纹状（神经束膜瘤的结构）。
- 混合型神经纤维瘤 / 施万细胞瘤的两种不同的组成成分：细胞性施万细胞成分细胞拉长、波浪状，有 Verocay 小体；神经纤维瘤成分为成纤维细胞、胶原成分及黏液样变。
- 混合型神经纤维瘤 / 神经束膜瘤：丛状神经纤维瘤，伴神经束膜瘤分化。

【免疫表型】

- S100 及 EMA 的不同组合，显示混合型 PNST 中的成分。施万细胞：S100 阳性，EMA 阴性；神经纤维瘤：S100 阳性，EMA 阳性；神经束膜瘤：S100 阴性、EMA 阳性。

【遗传学谱系】

- 施万细胞瘤 / 神经束膜瘤：散发。
- 神经纤维瘤 / 施万细胞瘤与 NF1、NF2、施万细胞瘤病有关。约 90% 的 NF1 患者、25% 以上的 NF2 患者，以及约 70% 的施万细胞瘤病患者具有单发或多发神经纤维瘤 / 施万细胞瘤混合型肿瘤。
- 神经纤维瘤 / 神经束膜瘤更常见于 NF1。

【预后】

- 与 NF1 有关的病例具有恶性转化为 MPNST 的风险。不过，因为这些肿瘤极为罕见，复发及恶性转化的具体概率仍大部分未明。

五、恶性外周神经鞘瘤

【定义】

- 具有施万细胞分化或神经束膜分化证据的恶性肿瘤，常发生于外周神经或神经外软组织（WHO，2016）。

【WHO 分级】

- 目前缺乏具有可重复性、有临床相关性的强有力分级方案。一般按照法国癌症中心联合会（FNCLCC）的分组分级方案分为低级别或高级别，分别对应 WHO 分级的 II 级或 III / IV 级。

【发病率】

- 罕见肿瘤，占软组织肉瘤的比例不足 5%。
- 约 50% 发生于 NF1，来自于已存在的丛状或神经内神经纤维瘤。
- 放疗所致的 MPNST 约占 10%。
- 儿童病例占 MPNST 的 10%～20%。

【年龄及性别分布】

- 散发病例为 20—60 岁，NF1 患者早 10 年。
- 无性别差异。

【发病部位】

- 四肢、躯干、头颈部的大神经及中等大小神经。
- 最常受累的为坐骨神经。
- 臀部、股部、脊柱旁、臂丛、上肢处也可受累。
- 脑神经的 MPNST 罕见。这一部位的病变更多见于施万细胞瘤基础上，而不是神经纤维瘤基础上。

【大体检查】

- 肿瘤较大，一般超过 5cm，呈纺锤形，有浸润性，或呈球形、膨胀性病变。
- 切面灰白色，肉质样，伴范围不等的出血及坏死。

【镜下特征】

- 组织学表现多种多样。
- 主要为梭形细胞或扭曲细胞构成，胞质嗜酸性、细胞核波浪状，呈鱼骨样、束状排列。常为细胞致密、疏松区域交替，血管周围细胞密度大；细胞多形性表现不一，偶见显著多形性。
- 部分有分枝、血管外皮瘤样血管，伴地图样坏死、软组织浸润。
- 核分裂活性高，75% 的病例超过 4 个 /10HPF。
- 伴异源性分化的 MPNST：间叶性成分，如骨骼肌（Triton 瘤）、平滑肌、骨和软骨，可见于 15% 的病例。腺性 MPNST 有反常的伴黏液形成的腺性分化。多见于 NF1 相关的 MPNST 而非散发性病例。
- 上皮样 MPNST 变异型：比例不足 5%，部分或完全为上皮样细胞构成，即伴大量嗜酸性胞质的肥胖细胞，常位于大量黏液样间质内；与 NF1 无关。与 NF1 相关的 MPNST 相比，复发和转移风险低、虽然极为罕见，但却是发生于良性施万细胞瘤的最常见 MPNST。
- 伴神经束膜分化的 MPNST：罕见变异型，其中的细胞具有神经束膜分化形态及神经束膜超微结构特点。细胞表达 EMA、而不表达 S100。
- 分级：两级分类方案，MPNST 分为低级别（15%）及高级别（85%）。前者对应 FNCLCC 的 1 级（法国方案）或 WHO II 级。一般由神经纤维瘤转化而来。高级别肿瘤对应 FNCLCC 的 2/3 级，或 WHO III / IV 级。不过，这并无对应的预后意义，目前仍缺乏准确的、可重复性的分级标准。

【免疫表型】

- 50%～70% 的病例中，细胞表达 S100，一般为局灶性。弥漫强阳性一般提示其他肿瘤，如细胞性施万细胞瘤、恶性黑色素瘤和透明细胞肉瘤。不过，上皮样 MPNST 中染色为强阳性。

- 约 65% 的 MPNST 中 p53 为程度不等的阳性，神经纤维瘤包括丛状神经纤维瘤在内，一般为阴性。p53 表达结果与生存率的相关性结果不一，但部分报道提示阳性者预后差，但尚未得到广泛证实。

- 20%～30% 的病例中胶质纤维酸性蛋白（glial fibrillary acidic protein，GFAP）斑片状阳性。上皮样 MPNST 常为 CK 阳性。异源性成分相应的标志物阳性。

- 大部分为 CDKN2A 阴性，而细胞性施万细胞瘤及神经纤维瘤为斑片状阳性，但偶见非典型神经纤维瘤可为阴性。

- 75% 的病例 SOX10 缺乏弥漫性表达，但细胞性施万细胞瘤中仍可阳性。

- 在 90% 与 NF1 相关 MPNST 和 43% 的散发性 MPNST 中，全长神经纤维蛋白表达缺失。

- 最近，组蛋白 H3 的 27 号赖氨酸残基三甲基化（H3K27me3）免疫组化表达缺失据报道是散发性、放疗所致 MPNST 以及大部分 NF1 相关性 MPNST 中的敏感性、特异性诊断标志物。所有的神经纤维瘤及上皮样 MPNST、部分 NF1 相关 MPNST 中该指标仍有表达。

- Ki-67 标记一般超过 20%。

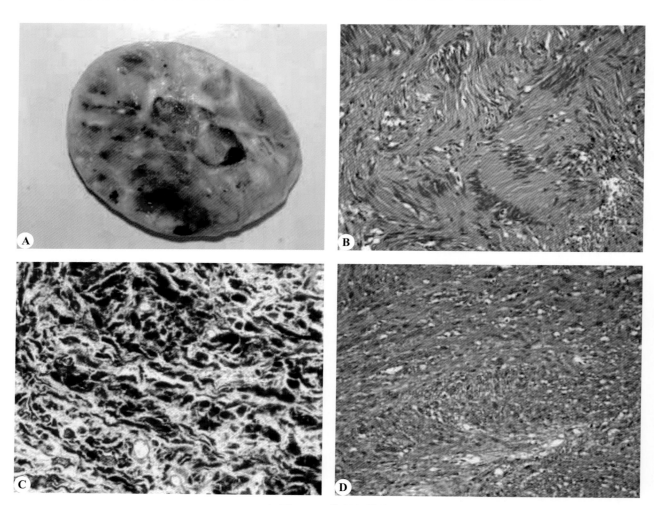

▲ 图 10-1　施万细胞瘤

A. 施万细胞瘤，切面主要为棕褐色，实性，间杂有灰白色至白色、囊性、黄色区域；B. Antoni A 区，为良性梭形细胞构成，拉长的细胞核呈栅栏状，形成 Verocay 小体（HE，200×）；C. 黑色素性施万细胞瘤。神经鞘瘤，伴胞质内有显著黑色素颗粒的梭形细胞（HE，200×）；D. 施万细胞瘤，S100 免疫组化强阳性（S100 免疫组化，200×）

【遗传学谱系】

- 近 50% 的 MPNST 与 NF1 有关，尤其伴骨骼肌的 MPNST 及腺样 MPNST。
- NF1 患者及伴丛状 NF 的患者发生 MPNST 的风险最高。
- 分子证据表明，NF1、CDKN2A 及 PRC2 组分的集体失活在 MPNST 的发病机制中起关键作用。
- 与 NF1 有关的患者具有肿瘤抑制基因神经纤维蛋白的种系突变。大部分 MPNST 中可见 NF1 的双等位失活，也常见其他改变，如 CDKN2A 基因的突变。
- 最近已发现，MPNST 具有多梳蛋白复合体 2 基因（component，PRC2）、胚胎外胚层发育（EED）及 zeste 12 抑制因子（SUZ12）的失活突变，导致 H3K27me3 的表达缺失和 PRC2 调节因子的转录激活，反映为免疫组化中 H3K27me3 表达缺失。
- 功能研究表明 NF1 和 CDKN2A 改变导致 RAS 通路活化，而 PRC2 改变有助于逃脱 RAS 介导的老化。
- 40% 可见 p53 改变，与肿瘤抑制基因功能的异常相符。
- 上皮样 MPNST 并无相同的遗传学谱系。

【预后】

- MPNST 为侵袭性肿瘤，预后差。
- 肿瘤大小 ≥ 5cm，位于躯干处，高级别表现，局部复发，这些情况与预后差有关。
- 伴 NF1 者有生存率下降趋势，但这一点在所有研究中并不一致。
- 放疗所致的 MPNST 和恶性 triton 瘤预后差。

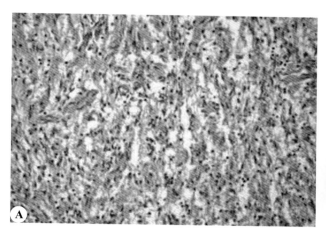

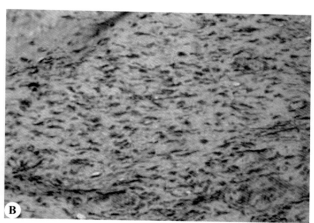

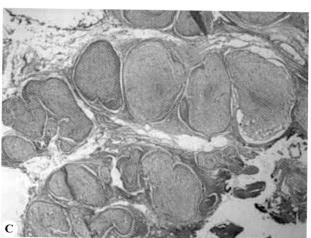

◀ 图 10-2　神经纤维瘤

A. 梭形细胞，细胞核拉长、波浪状，背景为含有胶原束的疏松间质，呈"胡萝卜丝状"表现（HE，100×）；B. 免疫组化 S100 阳性，但阳性细胞数量比施万细胞瘤中的数量少（S100，免疫组化，200×）；C. NF1 中的丛状神经纤维瘤，神经纤维瘤累及多个神经束（HE，40×）

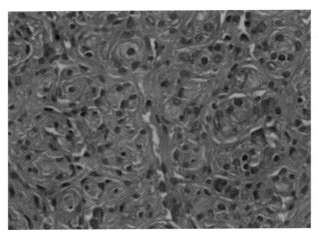

▲ 图 10-3　神经束膜瘤

神经束内有神经束膜细胞形成的小的致密螺旋状结构，围绕在血管或神经束周围（HE，400×）

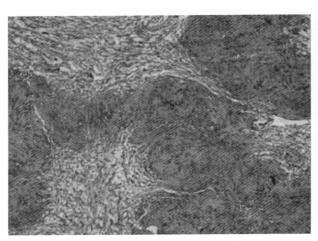

▲ 图 10-4　混合型神经鞘瘤

神经纤维瘤 / 施万细胞瘤。施万细胞呈致密结节状，间质为大量疏松神经纤维（HE，100×）

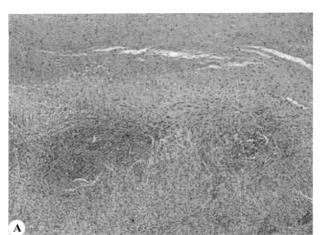

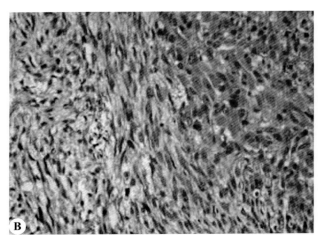

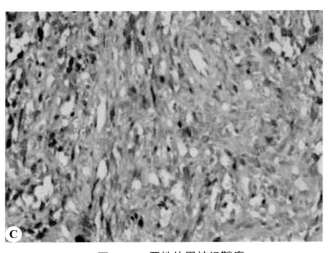

▲ 图 10-5　恶性外周神经鞘瘤

A. 恶性外周神经鞘瘤（MPNST）起源于已存在的丛状神经纤维瘤，深染、富于细胞区与淡染、细胞稀疏区混杂，血管周围细胞密度增加，有早期坏死（HE，100×）；B. MPNST，高级别肿瘤，束状结构，伴细胞核显著深染、多形性、核分裂增加，部分细胞可见明显的核仁（HE，400×）；C. MPNST，免疫组化 S100 呈斑片状、程度不等着色（S100 免疫组化，400×）

第 11 章　脑膜瘤
Meningioma

Bimal Patel　Geeta Chacko　著
王　强　译

【定义】

- 一组大部分为良性、生长缓慢的肿瘤，极可能来自蛛网膜的脑膜皮细胞（WHO，2016）。

- 轴外、基底位于硬脑膜。

【WHO 分级】

- 根据生物学行为分为 WHO Ⅰ、WHO Ⅱ 和 WHO Ⅲ 级（表 11-1）。

表 11-1　按分级和病理分型的脑膜瘤 WHO 分级

WHO 分级	组织学亚型
WHO Ⅰ级	• 脑膜上皮型脑膜瘤 • 纤维型（成纤维型）脑膜瘤 • 过渡型（混合型）脑膜瘤 • 沙砾体型脑膜瘤 • 血管瘤型脑膜瘤 • 微囊型脑膜瘤 • 分泌型脑膜瘤 • 富于淋巴浆细胞型脑膜瘤 • 化生型脑膜瘤
WHO Ⅱ级	• 透明细胞型脑膜瘤 • 脊索样型脑膜瘤 • 非典型脑膜瘤
WHO Ⅲ级	• 横纹肌样型脑膜瘤 • 乳头状脑膜瘤 • 间变性脑膜瘤

【发病率】

- 最常见的轴外肿瘤。

- 约占所有中枢神经系统（CNS）肿瘤的 37%。

【年龄及性别分布】

- 所有年龄组均可受累；发生率随年龄增加而增加。

- 女性多见。

【发病部位】

- 颅腔，如大脑凸面、矢状窦旁区、嗅沟、蝶部、岩部、鞍区 / 鞍上区、小脑幕和后颅窝。

- 多见于脊柱胸椎区。

- 其他部位有眼眶、脑室内，罕见发生于肺。

【大体检查】

- 质实。

- 境界清楚。

- 可因为钙化而表现为沙砾状。

- 有时侵犯硬脑膜、硬膜窦或上方骨组织。

- 地毯样肿物（扁平肥厚型脑膜瘤），更多见于颅底。

【镜下特征】

常见组织学特征如下。

- 分叶状结构，合体样形态。

- 细胞核形态温和，染色质空泡状至细腻表现，核仁不明显，有核内假包涵体。

- 螺旋状及沙砾体为特征性表现。
- 按照 WHO 分级的Ⅰ、Ⅱ、Ⅲ级来说，组织学亚型详见表 11-1。

【免疫表型】

- EMA- 膜阳性，局灶至斑片状，尤其在非典型及间变性脑膜瘤时。
- 生长抑素受体 2A：几乎所有的脑膜瘤中表达，包括非典型及间变性。
- Vimentin：几乎所有的脑膜瘤均阳性，相对非特异。
- S100：表达有限；在纤维型脑膜瘤中可非常明显。
- Ki-67（MIB-1）：有助于评估增殖指数。

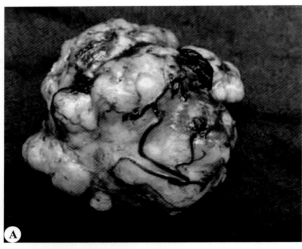

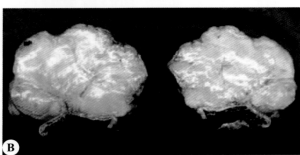

▲ 图 11-1　脑膜瘤

A. 有凸起的圆形、界清的奶酪棕色肿物；B. 切面呈实性、均质表现，基底面可见围绕的硬脑膜

- 孕激素受体的表达与肿瘤分级负相关。

【组织学亚型】

- WHO Ⅰ级脑膜瘤。
- WHO Ⅱ级脑膜瘤。
- WHO Ⅲ级脑膜瘤。

1. WHO Ⅰ级脑膜瘤

(1) 脑膜上皮型脑膜瘤

- 上皮样脑膜皮细胞形成分叶状结构、合体样排列。
- 细胞核形态温和，形成螺旋状，有数量不一的沙砾体样钙化。

(2) 纤维型（成纤维型）脑膜瘤

- 束状、席纹状，相互交织的束状；梭形表现的脑膜皮细胞。
- 富于胶原的背景。
- 鉴别诊断如下。
    - 孤立性纤维性肿瘤（SFT）/ 血管外皮瘤（HPC）：裂隙样管腔，细胞周围网状纤维；SFT/HPC 免疫组化表达 STAT6，而脑膜瘤为阴性。
    - 施万细胞瘤：Verocy 小体；脑膜瘤 EMA 阳性而施万细胞瘤 EMA 阴性。

(3) 过渡型脑膜瘤

- 分叶状，束状；致密螺旋状。
- 显著沙砾体。

(4) 沙砾体型脑膜瘤

- 大量沙砾体，形态为过渡型。
- 融合型钙化，偶见骨化。
- 最多见于脊柱（胸段）。

(5) 血管瘤型脑膜瘤

- 大量小至中等的血管，薄壁或厚壁，程度不等的透明样变。
- 可见细胞核的退行性异型性。

(6) 微囊型脑膜瘤

- 大量微囊，大小不一，形成蜘蛛网样背景。

- 常见细胞核的退行性异型性。
- 一般与血管瘤型变异型混杂。

(7) 分泌型脑膜瘤

- 形态学为上皮样，形成管腔样腔隙（假腺样结构）。
- 嗜酸性分泌物，称之为假沙砾体（PAS 阳性、淀粉酶消化后仍有着色）；免疫组化 CAM5.2 或 CEA 阳性。

(8) 富于淋巴浆细胞型脑膜瘤

- 斑片状肿物。
- 致密淋巴细胞、浆细胞浸润，脑膜皮细胞形成小岛状及巢状。
- 鉴别诊断：炎性成肌纤维细胞肿瘤；非肿瘤性假瘤，如结外 Rosai-Dorfman 病及 Castleman 病。

(9) 化生型脑膜瘤

- 间质成分：如骨、软骨、脂肪、黏液、黄色瘤样。
- 局灶或弥漫性。
- 无临床意义。

2. WHO Ⅱ级脑膜瘤

(1) 非典型脑膜瘤

- WHO 诊断标准如下。
  - ➢ 或核分裂超过 4 个 /10HPF。
  - ➢ 或脑实质侵犯。
  - ➢ 下述 5 个特征中的 3 个。
    - ◆ 细胞丰富。
    - ◆ 无序片状、不明显的螺旋状。
    - ◆ 小细胞形成（淋巴细胞样小圆形细胞形成合体簇状）。
    - ◆ 明显的核仁。
    - ◆ 坏死。

(2) 脊索样型脑膜瘤

- 条索状及梁状，黏液样背景。

- 上皮样形态；可有空泡。
- 炎症细胞浸润，主要为淋巴细胞及浆细胞。
- 该结构可以混杂在典型脑膜瘤内。

(3) 透明细胞型脑膜瘤

- 片状或无序结构。
- 细胞圆形至多边形，胞质透明，富于糖原。
- 血管旁及间质内显著石棉样胶原。
- 发生于较年轻的患者。
- 好发于小脑脑桥角及脊柱。

3. WHO Ⅲ级脑膜瘤

(1) 间变性（恶性）脑膜瘤

- 占所有脑膜瘤的比例不足 3%。
- 核分裂活性显著升高（＞ 20 个 /10HPF）和（或）有显著恶性特征，如癌、高级别肉瘤、恶性黑色素瘤。

(2) 乳头状脑膜瘤

- 罕见亚型。
- 血管周围排列，疏松黏附的假乳头状结构。
- 复发的情况下失黏附性增强、并伴假菊形团形成。
- 易于侵犯脑组织、复发、转移（特别是转移到肺）。

(3) 横纹肌样型脑膜瘤

- 横纹肌样细胞：细胞肥胖，细胞核偏位，染色质空泡状，核仁明显，嗜酸性核旁包涵体，可表现为螺旋状纤维样或致密、波浪状。
- 复发的情况下横纹肌样细胞增多。
- 如果在肿瘤中比例不足 50%，可形容为"伴局灶横纹肌样形态"。

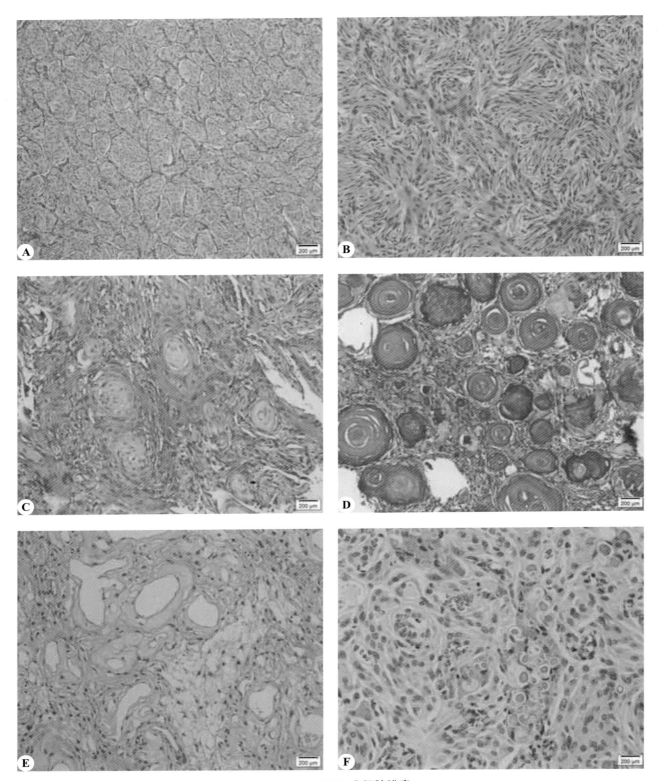

▲ 图 11-2　**WHO Ⅰ级脑膜瘤**

A. 脑膜上皮型脑膜瘤，脑膜皮细胞形态温和，呈合体状排列（HE，100×）；B. 纤维型脑膜瘤，梭形脑膜皮细胞，在胶原性背景中呈席纹状排列（HE，100×）；C. 过渡型脑膜瘤，脑膜皮细胞呈束状及致密螺旋状（HE，200×）；D. 沙砾体型脑膜瘤，大量沙砾体，并散在束状脑膜皮细胞（HE，200×）；E. 微囊型及血管瘤型脑膜瘤，微囊型裂隙，混有数个伴血管壁透明样变的血管（HE，400×）；F. 分泌型脑膜瘤，上皮样形态，内伴有嗜酸性假沙砾体的腔隙形成（HE，200×）

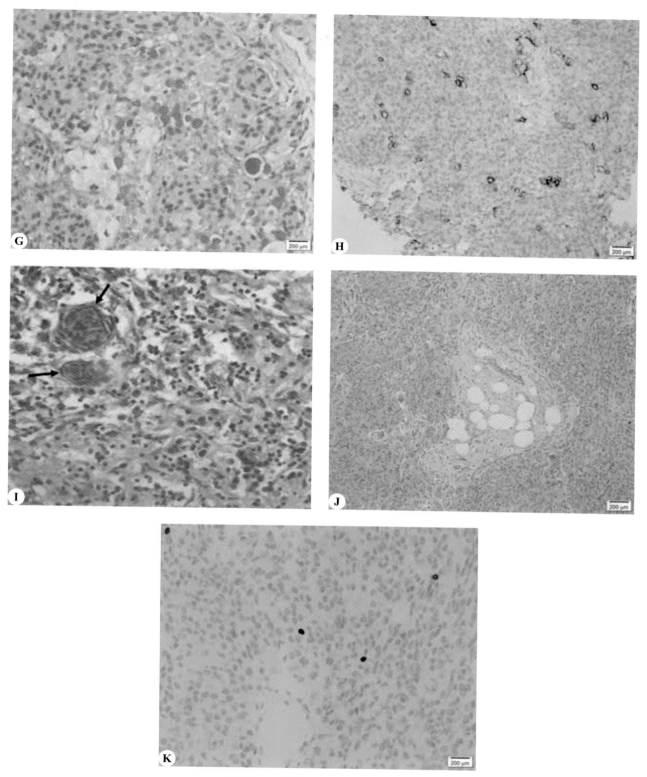

▲ 图 11-2（续）　**WHO Ⅰ级脑膜瘤**

G. 分泌型脑膜瘤，PAS 阳性的假沙砾体（PAS，200×）；H. CAM5.2 免疫过氧化物酶染色，显示假沙砾体（100×）；I. 富于淋巴浆细胞型脑膜瘤，脑膜皮细胞形成小的螺旋状，背景富于淋巴细胞及浆细胞（HE，200×）；J. 化生型脑膜瘤，脑膜皮细胞呈螺旋状，伴局灶化生性脂肪样改变（HE，100×）；K. WHO Ⅰ级脑膜瘤中的 MIB-1 免疫过氧化物酶染色（100×）

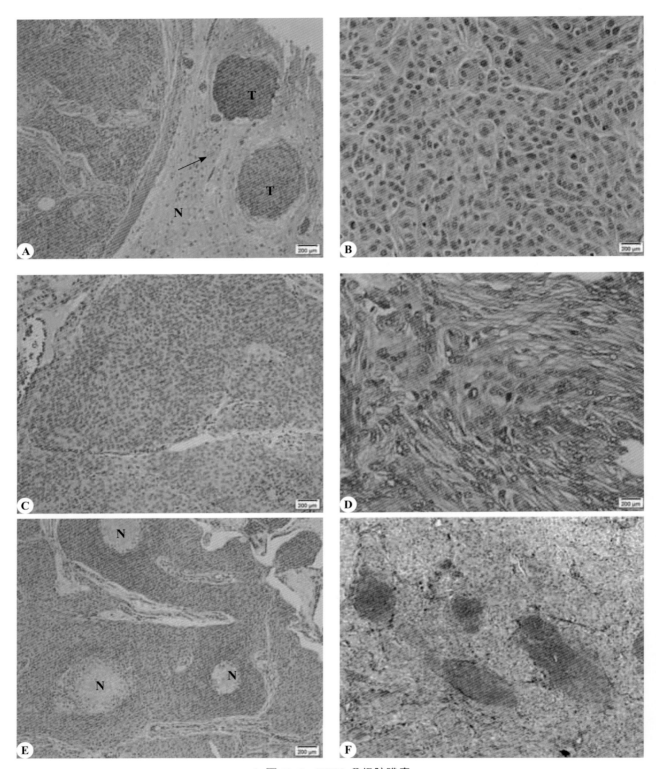

▲ 图 11-3 **WHO Ⅱ级脑膜瘤**

A. 非典型脑膜瘤，脑膜上皮肿瘤巢（T），位于相邻神经组织内（N）（HE，200×）；B. 非典型脑膜瘤，常见核分裂象（HE，200×）；C. 非典型脑膜瘤，脑膜皮细胞无序排列，不明显的螺旋状结构（HE，200×）；D. 非典型脑膜瘤，伴显著核仁的脑膜皮细胞（HE，400×）；E. 非典型脑膜瘤，微小坏死灶（N）（HE，200×）；F. 非典型脑膜瘤，片状脑膜皮细胞的背景中有小细胞形成（HE，100×）

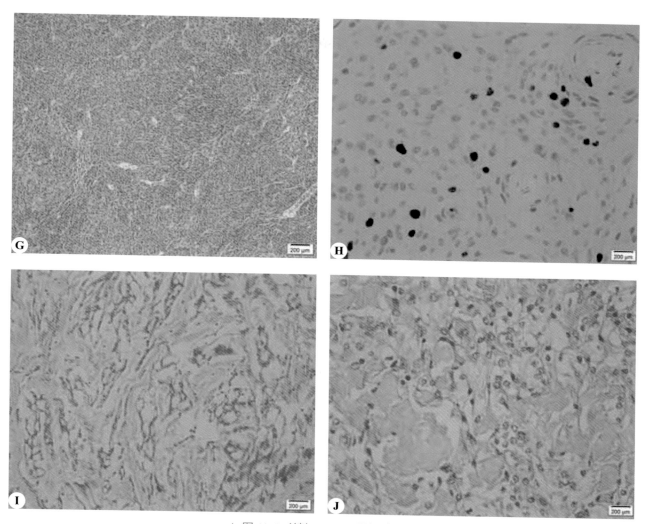

▲ 图 11–3（续） **WHO Ⅱ级脑膜瘤**

G. 非典型脑膜瘤，脑膜瘤中的细胞丰富表现（HE，100×）；H. MIB-1 免疫过氧化物酶染色，WHO Ⅱ级的非典型脑膜瘤中个别肿瘤细胞着色（200×）；I. 脊索样型脑膜瘤，位于黏液样背景中的脑膜皮细胞条索（HE，200×）；J. 透明细胞型脑膜瘤，多边形细胞呈片状，细胞胞质透明，富于糖原，血管周围及间质有显著石棉样胶原（HE，200×）

【遗传学谱系】

脑膜瘤是最早报道的有细胞遗传学改变的实体肿瘤之一，与胶质瘤相比，脑膜瘤中参与肿瘤发生和进展的候选基因的识别速度较慢。目前已知若干基因改变与脑膜瘤有关，详见表 11–2。

最近，DNA 甲基化谱系鉴别出了 6 种有临床相关性的不同的甲基化分类，且与典型突变、细胞遗传学表现、基因表达表现相关（表 11–3）。

- 两种主要的表观遗传学分组：根据甲基化表现分为 A 组、B 组。

- A 组有四种亚型 – 甲基化分类良性 1～3 型（MC ben-1、MC ben-2、MC ben-3）及甲基化分类中间 A 型（mMC int-A）。

- B 组有两种亚型 – 甲基化分类中间 B 型（MC int-B）及甲基化分类恶性（MC mal）。

- 已知的周期性突变在甲基化组富集。

【预后】

- 大体完整切除的程度是预测复发的最重要因素。

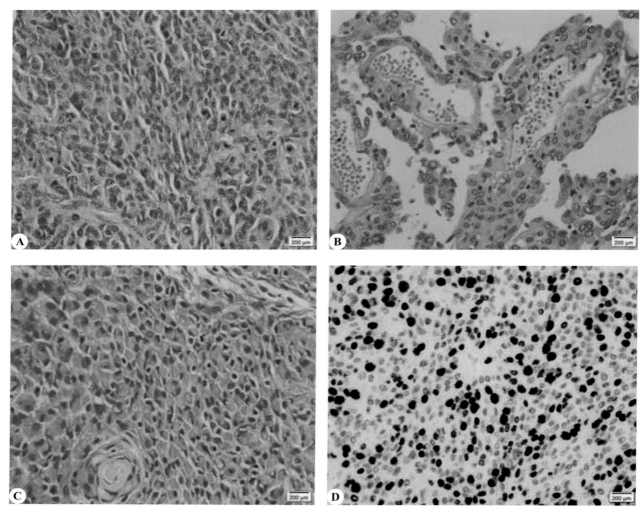

▲ 图 11-4 **WHO Ⅲ级脑膜瘤**

A. 间变性脑膜瘤，核分裂活性高（HE，200×）；B. 乳头状脑膜瘤，血管旁、被覆脑膜皮细胞的疏松黏附假乳头状结构（HE，200×）；C. 横纹肌样型脑膜瘤，细胞核偏位、胞质中等量的脑膜皮细胞呈片状排列，也可见小的螺旋状（HE，200×）；D. MIB-1 免疫过氧化物酶染色，WHO Ⅲ级的间变性脑膜瘤中增殖指数高（200×）

- WHO Ⅰ级的肿瘤复发及侵袭性行为的风险低，而 WHO Ⅱ级、Ⅲ级肿瘤出现复发和侵袭性行为的可能性更高。

- WHO Ⅲ级脑膜瘤复发风险较高（50%～94%），其次为 WHO Ⅱ级脑膜瘤（29%～52%），最后为 WHO Ⅰ级脑膜瘤（7%～25%）。

- 不管组织学亚型如何，高增殖指数的脑膜瘤复发及侵袭性行为的风险较高。

- 孕激素受体表达：低级别（WHO Ⅰ级）脑膜瘤中表达较高，而 WHO Ⅲ级脑膜瘤中几乎均为阴性。

- 最近有研究表明，中间型甲基化（MC int）的 WHO Ⅰ级脑膜瘤相比仅凭组织学确定的 WHO Ⅰ级脑膜瘤来说，预后要差。同样，甲基化分类良性（MC ben）的 WHO Ⅱ级脑膜瘤预后要比仅凭组织学确定的 WHO Ⅱ级脑膜瘤好。

表 11-2　脑膜瘤遗传学特征概述

遗传学特征	组织病理相关性
22 号染色体单体	• 所有级别脑膜瘤中占 40%～70%
NF2 基因突变	• 与神经纤维瘤病 2 型相关的脑膜瘤 • 40%～60% 的散发型脑膜瘤 • 70%～80% 的纤维型、过渡型脑膜瘤 • 大脑凸面的脑膜瘤 • 罕见于位于颅底的脑膜皮型、微囊型脑膜瘤 • 未见于分泌型脑膜瘤
SMO 的突变	• 非 *NF2* 突变脑膜瘤中＞10%
染色体获得及缺失 • 缺失如 1p、6q、9p、10、14q、18q • 获得如 1q、9q、12q、15q、17q、20q	• WHO Ⅱ级及Ⅲ级脑膜瘤
多倍体，尤其 5 号、13 号、20 号染色体	• 血管瘤型脑膜瘤
TRAF7（TNF 受体相关因子 7）基因突变	• 12%～25% 的脑膜瘤
KLF4 突变（Kruppel 样因子 4）	• WHO Ⅰ级脑膜瘤中约 15% • 伴 *TRAF7* 突变的分泌型脑膜瘤
AKT1 突变（V-AKT 小鼠胸腺瘤病毒癌基因同源物 1）	• 约 7% 的脑膜瘤 • 脑膜上皮型脑膜瘤及过渡型脑膜瘤
SMO 或 *TRAF7/AKT1* 突变	• 颅底前部及中部的脑膜瘤
SMO 或 *TRAF7/KLF4* 突变	• 颅中窝脑膜瘤
PIK3CA 突变	• 约 7% 的非 *NF2* 突变型脑膜瘤
SMARCE1 突变	• 透明细胞型脑膜瘤
BRAF V600E 突变	• 横纹肌样型脑膜瘤
SMARCB1 及 *SMARCE1* 突变	• 家族性脑膜瘤
CDKN2A（p16^{INKa}/p14^{ARF}）及 CDKN2B（p15^{INK4B}）缺失	• WHO Ⅲ级的间变性脑膜瘤
TERT 启动子突变（热点区为 C228T 和 C250T）	• 伴恶性进展及复发的脑膜瘤，*NF2* 相关及非 *NF2* 相关脑膜瘤均可

表 11–3　脑膜瘤六种独特甲基化分类的临床及分子特征

	MC ben-1	MC ben-2	MC ben-3	MC int-A	MC int-B	MC mal
性别	女＞男	女＞男	女＞男	女＞男	女＞男	男＞女
发病部位	凸面及中部	颅底，凸面及中部少见	凸面及中部	凸面及中部	凸面、中部、侧方	凸面及中部
组织学	纤维型，过渡型，非典型	分泌型，过渡型，脑膜上皮型	血管瘤型，过渡型，非典型	纤维型，过渡型，非典型	非典型，间变性	间变性
突变	NF2	TRAF7, KLF4, AKT1, SMO	–	NF2	NF2, TERT	NF2, TERT
细胞遗传学	22q 缺失（80%）	平衡	22q 缺失（＞40%），5 号染色体获得（＞40%）	22q 缺失（80%），1p 缺失（＞40%）	22q 缺失（80%），1p、CDKN2A 缺失（＞40%）	22q 缺失（80%），1p、10、CDKN2A 缺失（＞40%）
预后	好	好	好	中等	中等至差	差

第 12 章 间质非脑膜上皮性肿瘤
Mesenchymal Nonmeningothelial Tumors

Sabuj G Mukhopadhyay　Uttara Chatterjee　著

王　强　译

一、概述

- 脑膜是间质肿瘤最常见的部位。
- 软组织中，良性间质肿瘤远多于恶性；但在脑膜，局部侵袭性肿瘤或恶性肿瘤的数量与良性肿瘤相近。
- 极为罕见，在所有中枢神经系统（CNS）肿瘤占不足 1%。
- 1993 年，WHO 首先将其描述为明确的单独类型，即"间质非脑膜上皮性肿瘤"。
- 2016 年，WHO 中枢神经系统肿瘤分类中根据主要形态学表现将间质非脑膜上皮性肿瘤进一步分类。
- 多见于成人、幕上部位，横纹肌肉瘤除外。
- 组织病理学特征一般类似相应的软组织肿瘤，但颅内肿瘤的名称稍有变化。
- 本章仅讨论更常见于 CNS 的肿瘤，详见表 12-1 中 * 标注部分。

二、孤立性纤维性肿瘤 / 血管外皮细胞瘤

【定义】

- 一种成纤维细胞性肿瘤，常表现为大量分枝状血管结构，包括了一组此前分别归为脑膜孤立性纤维性肿瘤及血管外皮细胞瘤

表 12-1　2016 年发布的间质非脑膜上皮性肿瘤 WHO 分类

• 孤立性纤维性肿瘤 / 血管外皮细胞瘤 * • 血管母细胞瘤	• 炎症肌纤维母细胞瘤 * • 良性纤维组织细胞瘤 • 纤维肉瘤
• 血管瘤 • 上皮样血管内皮瘤 • 血管肉瘤 • 卡波西肉瘤	• 未分化多形性肉瘤 / 恶性纤维组织细胞瘤 • 平滑肌瘤 • 平滑肌肉瘤 • 横纹肌瘤
• 尤因 / 原始神经外胚层肿瘤（PNET）* • 脂肪瘤 • 血管脂肪瘤 • 冬眠瘤 • 脂肪肉瘤 • 韧带样纤维瘤病 • 肌成纤维细胞瘤	• 横纹肌肉瘤 * • 软骨瘤
	• 软骨肉瘤 * • 骨瘤 • 骨软骨瘤 • 骨肉瘤

*. 本章将详述的肿瘤病种

的组织学谱系（WHO，2016）。

【WHO 分级】

- WHO Ⅰ～Ⅲ级肿瘤。

【发病率】

- 在所有原发中枢神经系统肿瘤占不足 0.4%。

【年龄及性别分布】

- 最常见于成年人。
- 发病年龄高峰为 30—50 岁。
- 男性稍多。

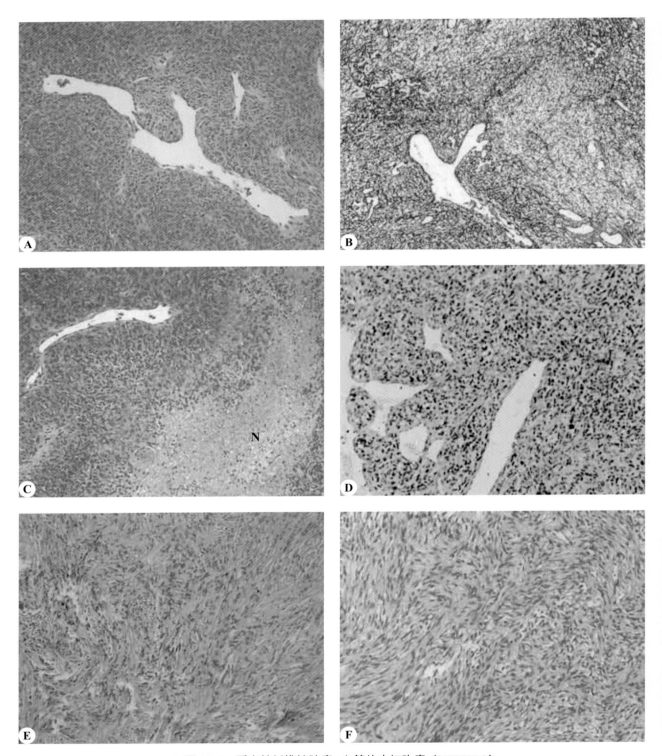

▲ 图 12-1 孤立性纤维性肿瘤 / 血管外皮细胞瘤（STF/HPC）

A. HPC 的鹿角状血管表现（HE，100×）；B. 改良 Gordon-Sweets 网状纤维染色，显示细胞周围的网状纤维（100×）；C. WHO Ⅲ级的血管外皮细胞瘤，伴坏死（N）（HE，100×）；D. STAT6 细胞核阳性（亲和素过氧化物酶染色，100×）；E. SFT 中，细胞间胶原纤维的表现（HE，200×）；F. SFT，特征性的席纹状表现（HE，100×）（图片由 Geeta Chacko 提供）

【发病部位】

- 一般以硬脑膜为基底，常位于幕上，约 10% 发生于脊柱。
- 常见于颅底、矢状窦旁和大脑镰。
- 脊柱病变见于较年轻者。

【大体检查】

- 一般为境界清楚、质实肿物，切面灰褐色。
- 血管外皮细胞瘤可表现为浸润性边缘，甚至没有硬脑膜附着。

【镜下特征】

两种不同的表型如下。

1. 孤立性纤维性肿瘤表现（WHO Ⅰ级）

- 结构上，富于细胞区及细胞稀疏区联合形成特征性的"无序"结构。
- 细胞由厚厚的透明样变、瘢痕样胶原束分割。
- 散在薄壁分枝状"血管外皮细胞瘤样"（鹿角状）血管。
- 细胞形态单一，卵圆形至梭形，胞质嗜酸性。细胞核圆形或卵圆形，染色质中等、致密，核仁不明显，无假包涵体。
- 核分裂 < 3 个 /10HPF。
- 网状蛋白染色的网状结构杂乱。

2. 血管外皮细胞瘤表现（WHO Ⅱ级）

- 细胞丰富，致密排列的卵圆形细胞，穿插有鹿角状血管，间质较少。
- 网状纤维染色为丰富网状，其中有单个或小簇状肿瘤细胞。
- 脑实质浸润，或包绕血管、神经。

上述两种类型中，出现坏死、核分裂 > 5 个 /10HPF，则归为 WHO Ⅲ级。

【免疫表型】

- 特征性标志物 STAT6 蛋白细胞核强阳性表达。
- Vimentin、CD34 弥漫阳性。
- Desmin、SMA、CK、EMA、PR 可局灶阳性。
- Ki-67 增殖指数在 SFT 平均为 5%，在 HPC 平均为 10%～35%。

【遗传学谱系】

- SFT 和 HPC 的特异性遗传学异常是 12q13 位点的基因倒位，使得 NAB2 基因和 STAT6 基因融合，从而产生融合蛋白 NAB2–STAT6。

【预后】

- 大体完整切除后，SFT 预后较好。罕有恶性病例报道。
- HPC 为侵袭性肿瘤，局部复发率 60%。长期来说，20%～30% 出现远处转移。

三、尤因肉瘤 / 原始神经外胚层肿瘤

【定义】

- 一种起源于神经外胚层的小蓝圆细胞肿瘤，可表现为硬脑膜原发肿瘤，或表现为由相邻骨组织、软组织（如颅骨、椎骨和脊柱旁软组织）直接延伸而累及中枢神经系统（WHO，2016）。

【年龄及性别分布】

- 年龄分布宽泛。
- 发病年龄高峰为 10—20 岁。

【发病部位】

- 脊柱及颅内。

【大体检查】

- 灰白、质软、质脆。

【镜下特征】

- 小圆形细胞成片分布，胞质稀少、透明表现，细胞核均一、圆形，染色质细腻。

- 原始表现。
- 一圈窄窄的 PAS 阳性、淀粉酶消化后不着色的、富于糖原的胞质。
- 有时可见 Homer Wright 菊形团。

【免疫表型】

- 神经标记大部分阳性，如突触素、NSE。
- CD99 为细胞膜较强的弥漫阳性。

【遗传学谱系】

- 核型分析有易位 t（11；22）（q24；q12）。
- EWS-FLI1（或其他 EWS 变异型）的融合转录。

【预后】

- 差。

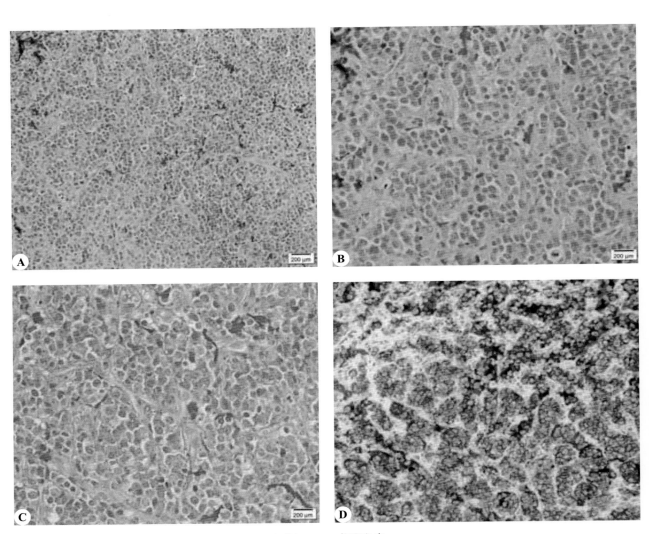

▲ 图 12-2　尤因肉瘤

A. 原始表现的小圆形细胞呈片状及巢状（HE，200×）；B. 瘤细胞有少许透明胞质，细胞核圆形、均一，染色质细腻（HE，400×）；C. 一圈窄窄的 PAS 阳性、富于糖原的胞质（PAS×400）；D. CD99 在细胞膜强阳性（亲和素过氧化物酶染色，400×）（图片由 Geeta Chacko 提供）

四、炎症肌纤维母细胞瘤

【定义】

- 一种由形态温和的肌成纤维细胞构成的特殊肿瘤性增生，在水肿间质内排列呈疏松束状，伴淋巴浆细胞浸润（WHO，2016）。

【发病率】

- 罕见。

【年龄及性别分布】

- 可发生于任何年龄。

【发病部位】

- 脑膜，偶见于脊柱。

【大体检查】

- 一般为实性。

【镜下特征】

- 混有肌成纤维细胞、成纤维细胞、炎症细胞。
- 三种独特生长方式：黏液–结节性、束状，纤维瘤病样，瘢痕样。同一肿瘤内可混有多种表现。

- 细胞形态学温和，染色质纤细，核仁不明显。
- 间质显著炎症细胞浸润，主要为淋巴细胞及浆细胞，有时散在嗜酸性粒细胞。

【免疫表型】

- ALK-1 抗体强阳性。
- SMA 及 desmin 局灶阳性，有时为强阳性。
- S100、myogenin、NSE 阴性。

【遗传学谱系】

- ALK 和 p80 异常，伴 2q23 染色体重排的证据。
- 涉及其他激酶的基因融合也有报道，如 ROS1、PDGFRB 和 RET。

【预后】

- 大体完整切除后预后好。
- ALK 阳性者预后好。

五、横纹肌肉瘤

【定义】

- 一种伴显著骨骼肌分化的恶性肿瘤（WHO，2016）。

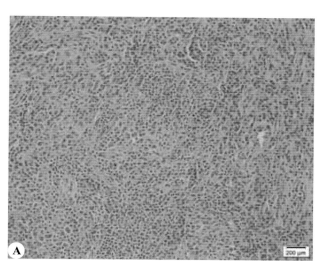
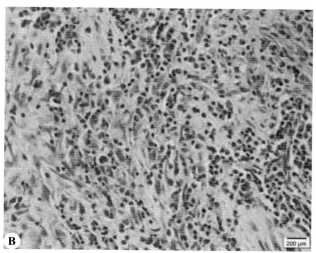

▲ 图 12-3　炎症肌纤维母细胞瘤

A. 肌成纤维细胞、混杂淋巴浆细胞浸润，低倍观（HE，40×）；B. 同一肿瘤高倍观（HE，200×）（图片由 Geeta Chacko 提供）

【发病率】

• 罕见。

【年龄及性别分布】

• 常见于 10 岁前。

【发病部位】

• 几乎可以发生于中枢神经系统的任何部位。

• 常见部位为鼻旁窦、颅底。

【大体检查】

• 较大的轴外、破坏性肿物，可侵及眼眶、

鼻旁窦、颅内。常见骨质侵蚀。

• 肉质样，出血。

• 葡萄簇状亚型呈葡萄状，但罕见于神经外科标本。

【镜下特征】

1. 胚胎型横纹肌肉瘤（ERMS）

• 占所有病例的 90%。

• 小圆形细胞，对应横纹肌分化不同阶段的富于细胞区和细胞稀疏区交替排列。

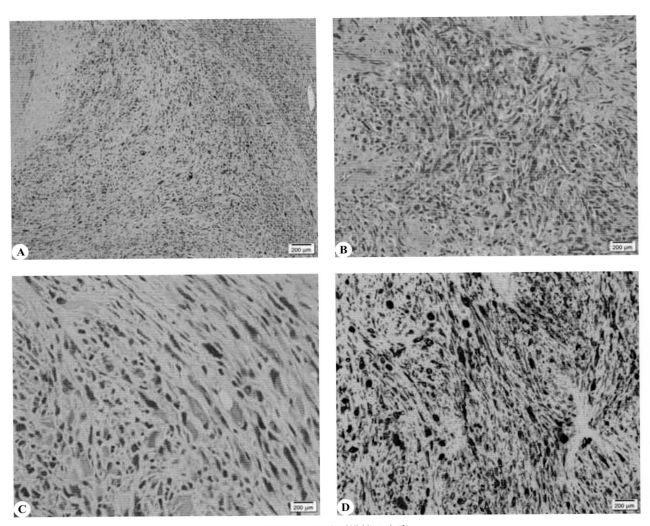

▲ 图 12-4　胚胎型横纹肌肉瘤

A. 低倍镜下的富于细胞区（HE，100×）；B. 小圆形细胞，混杂明亮嗜酸性、有胞质凸起的细胞（HE，200×）；C. 高倍镜下肌性分化显著，细胞类似横纹肌母细胞，细胞核偏位，有显著嗜酸性胞质（HE，400×）；D. 免疫组化 desmin 胞质强阳性（亲和素过氧化物酶染色，200×）（图片由 Geeta Chacko 提供）

2.腺泡状横纹肌肉瘤（ARMS）

- 颅腔内较少见。
- 显著均一的小圆形细胞群，排列呈巢状结构。
- 常见多核花环状巨细胞，但无梭形或条带状细胞。

【免疫表型】

- 大部分肿瘤细胞表达 desmin、MSA。
- Myogenin、myo-D1 细胞核阳性为特异性指标。

【遗传学谱系】

- 腺泡状横纹肌肉瘤中，特征性的易位有 t（1；13）（p36；q14）、伴 *PAX7/FKHR* 融合，或更常见为伴 *PAX3/FKHR* 融合的 t（2；13）（q35；q14）。
- 最近有研究表明，大部分胚胎型横纹肌肉瘤中有染色体 11p15 区缺失，但迄今尚未确定特异性遗传学标记。

【预后】

- 总体预后差。
- 脑膜处的预后差。
- ARMS 比 ERMS 预后差。

六、软骨肉瘤

【定义】

- 一种伴软骨分化的恶性间质肿瘤（WHO，2016）。

【发病率】

- 罕见。

【发病部位】

- 罕见发生于脑膜。
- 有时伴放疗病史。

【大体检查】

- 切面珍珠白、半透明，伴数量不等的钙化。

【镜下特征】

- 脑膜软骨肉瘤一般为间质性软骨肉瘤。
- 经典型软骨肉瘤在"第 20 章　颅底肿瘤"详述。

间质性软骨肉瘤（MCS）

- 常位于脑膜。
- 由原始的"小蓝细胞"、混杂透明软骨岛构成。
- 间质成分为低分化，有时呈血管外皮细胞瘤样表现，并伴鹿角状血管结构。

【免疫表型】

- S100、Vimentin、D2-40 阳性。
- EMA、brachyury、CK 阴性。

【遗传学谱系】

- NCOA2 基因重排。

【预后】

- 组织学分级及部位，是两个最重要的预后因素。
- 间质性软骨肉瘤对放疗和化疗具有抗药性。

七、与治疗史有关的肿瘤

【定义】

- 肿瘤见于有治疗史的患者。
- 肿瘤必须在组织学上不同于原来的肿瘤，且必须在经过多年的长期潜伏后在照射区出现。
- 尚不明确该肿瘤是此前放疗所致，还是由于有遗传倾向或其他因素所致。

【发病率】

- 确切发生率未知。

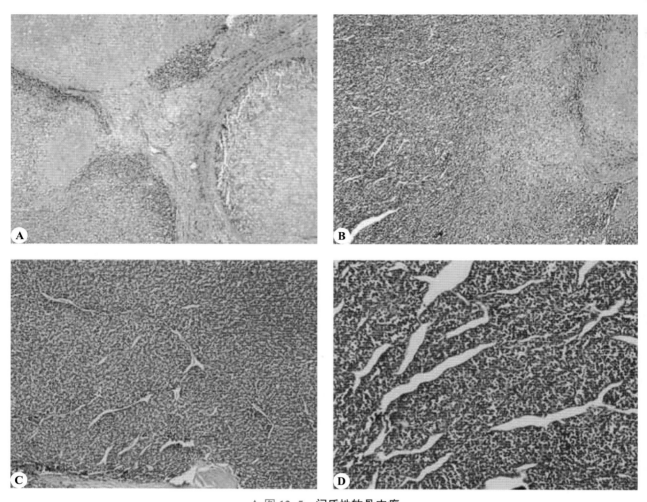

▲ 图 12-5　间质性软骨肉瘤

A. 低倍镜下透明软骨的分叶状结构及富于细胞区（HE，100×）；B. 间质成分及非典型透明软骨（HE，200×）；C. 伴孤立性纤维性肿瘤 / 血管外皮细胞瘤表现的间质成分（HE，200×）；D. 低分化小蓝细胞及鹿角状血管网（HE，400×）（图片由 Geeta Chacko 提供）

- 多见于儿童期进行放疗的个体。
- 放疗继发肿瘤的风险高于化疗。

【病理特征】

- 常见中枢神经系统肿瘤，包括脑膜瘤、胶质瘤、神经鞘瘤、肉瘤、垂体腺瘤和胚胎性肿瘤。
- 肿瘤表现类似相同类型的散发性肿瘤。
- 周围组织可见放疗所致的改变如纤维化、透明样变。

【遗传学谱系】

- 家族性癌症综合征患者更容易出现放疗所致肿瘤。

【预后】

- 取决于具体肿瘤的性质。
- 治疗所致的良性肿瘤预后要比恶性肿瘤好。
- 据报道，放疗所致的脑膜瘤相比散发性肿瘤来说，更多见为高级别，即 WHO Ⅱ级或 WHO Ⅲ级，生物学行为更具侵袭性。

致谢：感谢 Geeta Chacko 博士为本章提供图片。

第13章 黑色素细胞肿瘤
Melanocytic Tumors

Poonam Elhence　Geeta Chacko　著

王　强　译

一、概述

【定义】

- 中枢神经系统原发的黑色素细胞病变及肿瘤，为弥漫性或局灶性肿瘤，可能起源于软脑膜黑素细胞（WHO，2016）。
- 软脑膜（软脑膜及蛛网膜）黑素细胞源自神经嵴。

黑色素细胞肿瘤

- 脑膜黑素细胞增多症。
- 脑膜黑素瘤病。
- 脑膜黑色素细胞瘤。
- 脑膜黑色素瘤。

二、脑膜黑素细胞增多症及脑膜黑素瘤病

【定义】

- 脑膜黑素细胞增多症是一种发生自软脑膜并累及蛛网膜下腔、细胞形态温和的黑素细胞呈弥漫性、多灶性增生（WHO 2016）。
- 一种中枢神经系统原发的黑色素瘤，发生自软脑膜黑素细胞，并表现为在蛛网膜下腔、Virchow-Robin 腔弥漫播散性生长，常伴中枢神经系统受累（WHO，2016）。

【发病率】

- 由于较罕见，因此人群中发生率尚未知。

【年龄及性别分布】

- 与神经皮肤黑变病有较强相关性，表现为皮肤巨大的先天性皮肤痣。
- 一般见于 2 岁以下幼儿，成人有散发病例。

【发病部位】

- 幕上及幕下的软脑膜、表浅脑实质、蛛网膜下腔。

【大体检查】

- 脑膜及蛛网膜下腔的黑色表现。

【镜下特征】

- 黑素细胞增多症中，瘤细胞形态不一，如梭形、圆形、立方状、卵圆形，细胞核形态温和。
- 如明显的核多形性、明显而不典型的核分裂、凝固性坏死或有中枢神经系统实质侵犯，应考虑黑素瘤病。

【预后】

- 这两种病变的预后均较差。

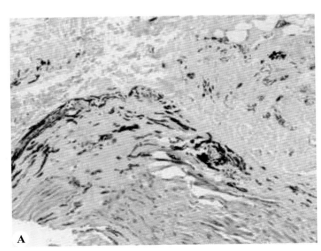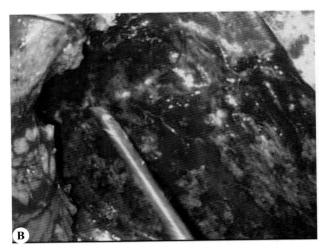

▲ 图 13-1　脑膜黑素细胞增多症及脑膜黑素瘤病

A. 黑素细胞增多症，黑素细胞在软脑膜弥漫性浸润，未形成肿瘤样肿物（HE，100×）B. 在黑素瘤病的病例中，软脑膜呈黑色表现

三、脑膜黑色素细胞瘤

【定义】
- 一种发生于软脑膜黑素细胞的高分化、实性、非浸润性黑素细胞肿瘤（WHO，2016）。

【发病率】
- 罕见，占脑肿瘤的 0.06%～0.1%。

【年龄及性别分布】
- 可发生于任何年龄。
- 最常见于 40—50 岁。

【发病部位】
- 一般位于胸段及颈段脊髓的轴内、髓外部分。

【大体检查】
- 可为有色素性或无色素性。
- 如为色素性，可表现为自黑色至红棕色至蓝色等一系列颜色。
- 境界清楚的肿物。

【镜下特征】
- 低级别，无组织浸润。

- 特征性表现为巢状、螺旋状、束状、血管中心型、片状。
- 多边形、上皮样、梭形或卵圆形细胞。
- 细胞并无显著异型性，细胞核呈豆样至卵圆形，核仁不明显至小的红色表现。
- 肿瘤周边的细胞可有大量黑色素性色素及肿瘤性巨噬细胞。
- 罕见黑色素细胞瘤为无色素性。

【免疫表型】
- S100、HMB-45、Melan-A、MiTF 强阳性。
- CK 和 EMA 阴性。
- MIB-1 标记指数不足 2%。

【遗传学谱系】
- 常见 GNAQ 或 GNA11 热点区突变。
- 可见 3 号染色体及 6q 染色体的缺失。

【预后】
- 因为其罕见，所以生物学行为难以可靠预测。
- 少数病例局部复发，极少数的病例出现了恶性转化。

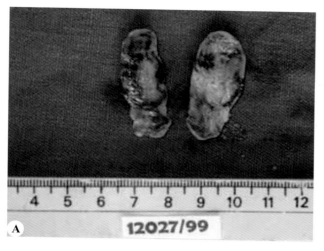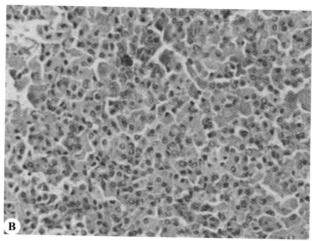

▲ 图 13-2　脑膜黑色素细胞瘤

A. 黑色素细胞瘤，境界清楚的含色素性肿瘤；B. 黑色素细胞瘤，多边形细胞呈片状分布，细胞核形态温和，核仁不明显，胞质嗜酸性，部分细胞有胞质内黑色素（HE，400×）

四、脑膜黑色素瘤

【定义】

• 一种原发于软脑膜黑素细胞的中枢神经系统原发恶性肿瘤，表现为孤立性肿瘤性病变，具有侵袭性生长的特征（WHO，2016）。

【发病率】

• 罕见。

【年龄及性别分布】

• 15—71 岁，发病年龄高峰为 30—50 岁。

【发病部位】

• 一般位于硬脑膜、脊髓、后颅窝处。

【大体检查】

• 孤立性、轴外。

• 多种色素或无色素。

【镜下特征】

• 疏松巢状、束状、片状组成。

• 致密的梭形至较大上皮样细胞。

• 细胞具有中等多形性的细胞核，核仁大、嗜酸性、包涵体样，胞质内有黑色素性颗粒。

• 凝固性坏死，巨噬细胞，周围实质浸润，一般有大量核分裂并伴非典型核分裂（2～15 个 /10HPF）。

【免疫表型】

• S100、HMB-45、Melan-A、MITF 强阳性。

• MIB-1 标记指数 2%～15%。

【遗传学谱系】

• 中枢神经系统原发恶性黑色素瘤具有 NRAS 突变（儿童恶性黑色素瘤）、GNAQ 突变或 GNA11 突变。

【预后】

• 该肿瘤具有高度侵袭性；放疗无效，有转移倾向。

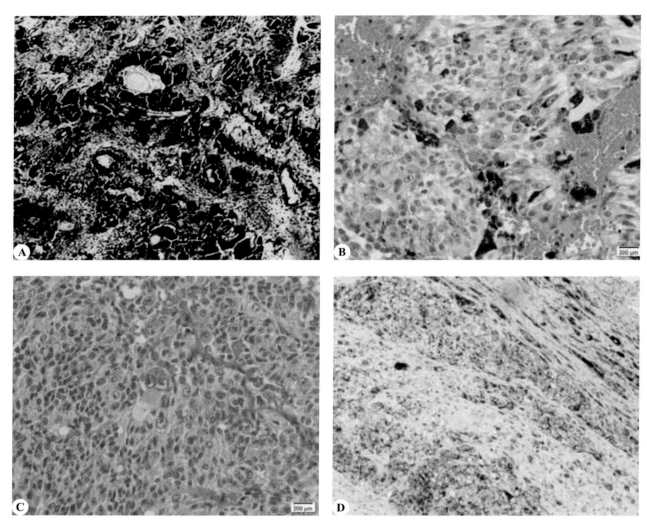

▲ 图 13-3　脑膜黑色素瘤

A. 脑膜黑色素瘤，低倍观，肿瘤有大量黑色素沉积（HE，100×）；B. 脑膜黑色素瘤，中等多形性的细胞核，伴较大、嗜酸性、包涵体样核仁，胞质内有黑色素颗粒（HE，400×）；C. 脑膜黑色素瘤，脱色处理后的肿瘤，具有显著细胞核多形性，如多核表现（HE，400×）；D. 脑膜黑色素瘤，HMB45 免疫过氧化物酶染色，肿瘤细胞胞质阳性（译者注：原文表述有误，已修改）

第 14 章　淋巴瘤

Lymphomas

Aanchal Kakkar　Mehar C Sharma　著

金香兰　尹为华　译

一、概述和分类

【定义】

- 原发于中枢神经系统的淋巴瘤（PCNSL）是指原发于中枢神经系统或眼内，无证据表明全身受累的淋巴瘤（WHO，2016）。

【发病率】

- 罕见，占所有原发脑肿瘤的 2%～3%。
- 占所有结外淋巴瘤的 4%～6%。

2016 年发布的原发性中枢神经系统淋巴瘤 WHO 分类

- 中枢神经系统弥漫性大 B 细胞淋巴瘤（DLBCL）。
- 免疫缺陷相关的中枢神经系统淋巴瘤。
  - ➤ 艾滋病相关的弥漫性大 B 细胞淋巴瘤（AIDS-related DLBCL）。
  - ➤ EBV 阳性的弥漫性大 B 细胞淋巴瘤（EBV-positive DLBCL）。
  - ➤ 淋巴瘤样肉芽肿病。
  - ➤ 血管内大 B 细胞淋巴瘤。
- 中枢神经系统的低级别 B 细胞淋巴瘤。
- 中枢神经系统的 T 细胞和 NK/T 细胞淋巴瘤。
- 间变性大细胞淋巴瘤，ALK 阴性。

- 间变性大细胞淋巴瘤，ALK 阳性。
- 硬脑膜的黏膜相关淋巴组织淋巴瘤（MALT lymphoma）。

二、中枢神经系统弥漫性大 B 细胞淋巴瘤

【发病率】

- 大多数原发性中枢神经系统淋巴瘤是弥漫性大 B 细胞淋巴瘤（约 95%）。

【年龄及性别分布】

- 任何年龄均可发生，发病高峰年龄为 40—70 岁。
- 男性更多见。

【发病部位】

- 幕上最常发生（60%）；其次是后颅窝（13%）；罕见于脊髓（1%）。
- 额叶最常见，其次是颞叶。
- 多达 15% 的病例中可见脑膜播散；罕见仅侵犯脑膜。
- 多达 20% 的病例中可见眼部侵犯；可能出现于颅内病变之前。

【大体检查】

- 位于大脑半球深部的单发或多发占位性病变。

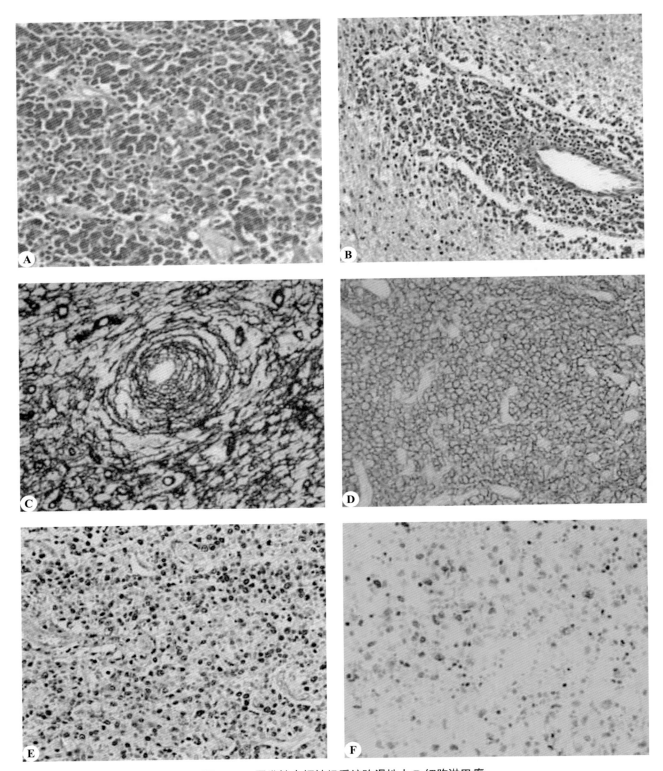

▲ 图 14-1　原发性中枢神经系统弥漫性大 B 细胞淋巴瘤

A. 成片分布的具有异型性的大淋巴细胞浸润脑实质；B. 肿瘤细胞围血管浸润；C. 网状纤维染色突出显示了血管中心性的浸润模式；D. 肿瘤细胞 CD20 弥漫阳性；E. MUM1 阳性提示晚期生发中心 / 早期的生发中心表型；F. EBV 通过显色原位杂交法（CISH）显示

- 质韧至易碎的灰白色肿块；可能有中央坏死。
- 可能与周边脑实质界限清晰，或者含有类似浸润性胶质瘤样的弥漫性边界。

【镜下特征】

- 肿瘤细胞密度高，弥漫浸润脑实质。
- 以血管为中心的生长方式是由于肿瘤细胞浸润血管周围间隙（Virchow-Robin 间隙），网状纤维染色显示血管壁的嗜银纤维网呈片段化改变。
- 肿瘤细胞胞体大，缺乏胞质；圆形、卵圆形或不规则的多形性核，含有泡状染色质和显著的核仁。
- 常见核分裂象及凋亡小体。
- 存在坏死区。

【免疫表型】

- CD20、CD79a 和 PAX5 阳性，提示成熟的 B 细胞表型；流式细胞术检测到 CD19 和 CD22。
- 多数细胞显示 MUM1 阳性（晚期生发中心/早期的生发中心后）及 BCL6 阳性，然而 CD10（生发中心表型）罕见表达，与系统性 DLBCL 不同。
- 高 MIB-1 标记指数（> 70%）。
- EBV-LMP1 或 EBNA 免疫可能为阳性，特别是在免疫缺陷患者中。

【预后】

- 预后比系统性弥漫性大 B 细胞淋巴瘤差。
- 未经治疗的患者总生存期为 0.5 年。
- 年龄 > 65 岁是负性预后因子。
- 应用不同的化疗和放疗方案，中位无进展生存期（PFS）为 1 年，总生存期（OS）约 3 年。

诊断中的注意事项

- 立体定向活检常常作为一种诊断的方法。
- 对于临床或影像学怀疑淋巴瘤的患者，在活检之前不应给予类固醇；活检应在类固醇治疗前进行。
- 原发性中枢神经系统淋巴瘤（primary central nervous system lymphoma，PCNSL）对类固醇十分敏感：会在几天之内对类固醇发生明显的反应。
- 肿瘤因细胞凋亡而迅速消退。
- 在类固醇治疗后实行活检：很难找到肿瘤性淋巴细胞。
- 在组织学水平，可能与原发急性脱髓鞘性病变很难鉴别；只有临床随访和复发后再次活检才能得出正确诊断。
- 使用皮质类固醇后缓解的淋巴瘤（即在接受过皮质类固醇治疗的患者中）。
  - ➢ 肿瘤性 B 细胞缺乏或仅有少量。
  - ➢ 有坏死区，伴有非特异的炎性浸润，包含泡沫样巨噬细胞。
  - ➢ 反应性神经胶质增生和脱髓鞘常常出现。
  - ➢ 导致误诊。
- 哨兵病变。
  - ➢ 活检后 2~4 周局灶实质病变溶解消散，出现暂时性对比增强。
  - ➢ 活检显示脱髓鞘同时轴突保留，并伴有炎症反应。
  - ➢ 在 7~12 个月后，患者出现 B 细胞性原发性中枢神经系统淋巴瘤。

三、其他中枢神经系统淋巴瘤

（一）免疫缺陷相关的中枢神经系统淋巴瘤

- 在遗传性或获得性免疫缺陷的患者中，可见以下情况。
  - ➢ 免疫缺陷综合征，如 Wiskott-Aldrich 综合征、共济失调 – 毛细血管扩张症，以及免疫球蛋白 A（IgA）缺陷。
  - ➢ 自身免疫病，如系统性红斑狼疮和 Sjögren 综合征（干燥综合征）。
  - ➢ 免疫抑制药物，如甲氨蝶呤、咪唑硫嘌呤和麦考酚酯。
  - ➢ 人类免疫缺陷病毒（HIV）感染。
- 由于与 EB 病毒（EBV）感染相关，表达 EBNA1-6、LMP1、EBER1 和 EBER2。

（二）艾滋病相关的中枢神经系统弥漫大 B 细胞淋巴瘤

【大体检查】

- 与免疫功能正常人群发生的 PCNSL 相比，此类病变常为多灶性。

【镜下特征】

- 与免疫功能正常人群发生的 PCNSL 相似。
- 坏死区域更大，更多。

（三）淋巴瘤样肉芽肿

【发病率】

- 影响中枢神经系统的为 20%。

【镜下特征】

- 血管中心性淋巴细胞浸润，伴有血管壁的破坏。

- 异型大淋巴细胞与成熟的 T 淋巴细胞混合。
- 梗死样坏死区。

【免疫表型】

- CD20 及 EBV 阳性；CD30 可阳性。
- CD15 阴性。

（四）血管内大 B 细胞淋巴瘤

【定义】

- 仅限于血管内生长的一种特殊类型的淋巴瘤（WHO，2016）。

【发病率】

- 75% 以上的病例可见中枢神经系统累犯。

【大体检查】

- 坏死及出血区。
- 急性和（或）慢性梗死。

【镜下特征】

- 异型大淋巴细胞阻塞血管管腔。

【免疫表型】

- CD20 阳性；CD29 和 CD54 阴性。

（五）低级别 B 细胞淋巴瘤

- 与中枢神经系统弥漫性大 B 细胞淋巴瘤（CNS DLBCL）相比，多见于成人，呈惰性经过。

【镜下特征】

- 异型小淋巴细胞弥漫分布或围血管周浸润，散在浆细胞分布其间。

【免疫表型】

- CD20 阳性；通常 CD5 和 CD10 阴性。
- 低 MIB-1 标记指数。

（六）硬脑膜黏膜相关淋巴组织结外边缘区淋巴瘤

【发病率】

- 最常见累及硬脑膜的淋巴瘤。

【年龄及性别分布】

- 发生在成人。
- 女性更常见（男：女为 1：5）。

【大体检查】

- 局部斑块状增厚或形成脑膜瘤样肿块。

【镜下特征】

- 类似其他位置发生的 MALT 淋巴瘤。
- 小淋巴样边缘区细胞：形状不规则，胞质淡染。
- 散在浆细胞及几个大细胞。
- 可有反应性淋巴滤泡和淀粉样沉积物。
- 可出现邻近脑实质侵犯，常累及脑血管周围间隙（Virchow-Robin space）。

【免疫表型】

- CD20 阳性；CD5 及 CD10 阴性。
- 单克隆性浆细胞，IgG4 可能阳性。

第 15 章　组织细胞肿瘤
Histiocytic Tumors

Suvendu Purkait　Epari Sridhar　Aanchal Kakkar　著

金香兰　尹为华　译

一、概述与分类

（一）2016 年发布的组织细胞肿瘤 WHO 分类

2016 年发布的组织细胞肿瘤 WHO 分类包括以下几种。

- 朗格汉斯细胞组织细胞增多症。
- Rosai-Dorfman 病。
- 幼年性黄色肉芽肿。
- Erdheim-Chester 病。
- 组织细胞肉瘤。

下面将详细描述这些肿瘤。

二、朗格汉斯细胞组织细胞增多症

【定义】

- 朗格汉斯型细胞的克隆性增殖，表达 CD1a、langerin（CD207）和 S100 蛋白（WHO，2016）。

【发病率】

- 罕见；年龄小于 15 岁的人群中 0.5 例/10 万。

【年龄及性别分布】

- 多数病例发生在儿童年龄组。

【发病部位】

- 最常累及颅面骨和颅底。
  - ➤ 可伴有或无软组织侵犯。
- 其次可发生于颅内，少见于下丘脑 - 垂体区域的脑外肿块，脑膜或脉络丛。
- 罕见原发性实质内受累。

【大体检查】

- 基于硬脑膜的黄色至白色结节，边界清晰或模糊。
- 颗粒状浸润实质内。

【镜下特征】

- 朗格汉斯细胞胞质丰富，核偏位，核呈卵圆形、肾形或扭曲状，伴有线状核沟，核仁不明显，核膜薄。
- 常见多核巨细胞。
- 存在数量不等的巨噬细胞、淋巴细胞、浆细胞和嗜酸性粒细胞。
- 嗜酸性粒细胞可灶状聚集，形成肉芽肿或脓肿。
- 常见大量胶原沉积。

【免疫表型】

- 朗格汉斯细胞表达 CD1a、langerin（CD207）、Vimentin 和 S100 蛋白。
- MIB-1 标记指数多少不等，可高达 50%。

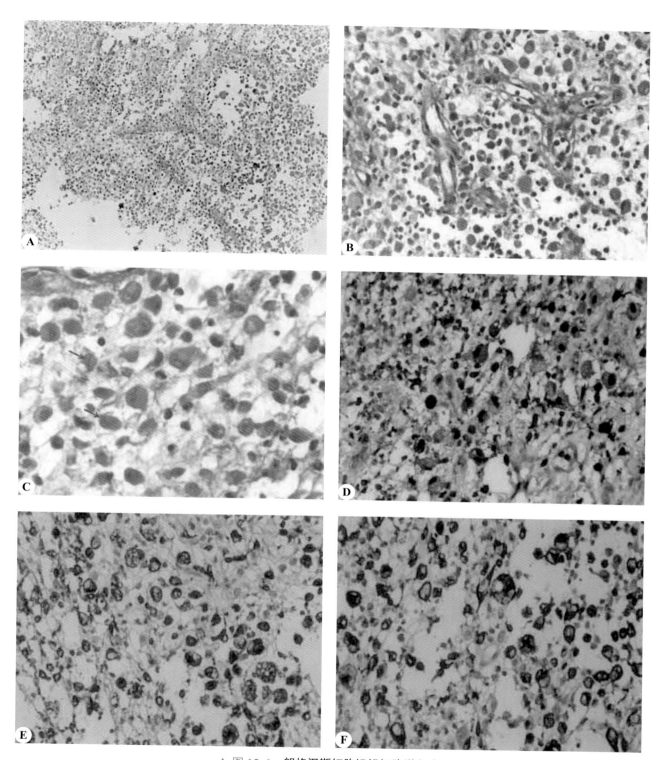

▲ 图 15-1　朗格汉斯细胞组织细胞增多症

A. 单核和多核大细胞弥漫浸润，背景含炎症细胞（HE，100×）；B. 朗格汉斯细胞及背景中的炎症细胞，含有嗜酸性粒细胞、中性粒细胞和淋巴细胞（HE，200×）；C. 朗格汉斯细胞的胞核为肾形或扭曲状，一些细胞可见纵行核沟（HE，400×）；D. 朗格汉斯细胞 S100 免疫组化呈强阳性（200×）；E. 朗格汉斯细胞 CD1a 弥漫阳性（200×）；F. 朗格汉斯细胞 langerin 强阳性（200×）

【遗传学谱系】

- BRAF V600E 突变发生在 35%～58% 的病例中。
- 33%～50% 无 BRAF 突变的病例中存在 MAP2K1 突变。

【预后】

- 单发朗格汉斯细胞组织细胞增多症（LCH）可以不治而愈，或者仅仅需要外科切除。
- 多系统病变伴有器官的功能失调需要全身性化疗。
- 5 年总生存率约为 88%。
- 15 年无病生存率为 30%。

三、Rosai-Dorfman 病

【定义】

- Rosai-Dorfman 病发生在脑或脑膜（WHO，2016）。

【年龄及性别分布】

- 发病的平均年龄为 21 岁。

【发病部位】

- 单发或多发硬脑膜肿块最常累及大脑凸面和颅底。
- 可累及鞍上、矢状窦旁和岩骨斜坡区。
- 罕见实质的病变。

【大体检查】

- 质韧、分叶状，黄色至灰白色的肿块。

【镜下特征】

- 多结节状病变包含组织细胞、淋巴细胞和浆细胞的混合性炎症细胞浸润。
- 不同程度的纤维化。
- 伸入现象（Emperipolesis）。
  - ➤ 关键的组织学特征。

- ➤ 大且淡染的组织细胞吞噬完整的淋巴细胞、浆细胞、中性粒细胞，偶尔也可吞噬嗜酸性粒细胞。
- ➤ 对于 Rosai-Dorfman 病无特异性；可见于其他组织细胞病变中。

【免疫表型】

- 表达组织细胞的标记：CD68、S100 蛋白和 CD11c 阳性；CD1a、langerin、XIIIa 因子和 CD34 阴性。

【遗传学谱系】

- 没有已知复发相关的遗传学改变。

四、幼年性黄色肉芽肿

【定义】

- 幼年性黄色肉芽肿发生于脑或脑膜，伴或不伴皮肤病变（WHO，2016）。
- 良性的非朗格汉斯细胞组织细胞增多症（non-LCH）病变，特征是组织细胞浸润，伴有不同程度的脂质化，没有代谢性疾病。
- 形态及免疫组化与其发生在皮肤的病变相似。

【年龄及性别分布】

- 童年时期。
- 平均患病年龄为 22 月龄。

【发病部位】

- 发生在中枢神经系统（CNS），脑是最常见的部位（53%）。
- 延髓外脊柱的硬膜内（13%）或神经根（15%）累及脑膜也有报道。

【大体检查】

- 质软，黄色至黄褐色病变。

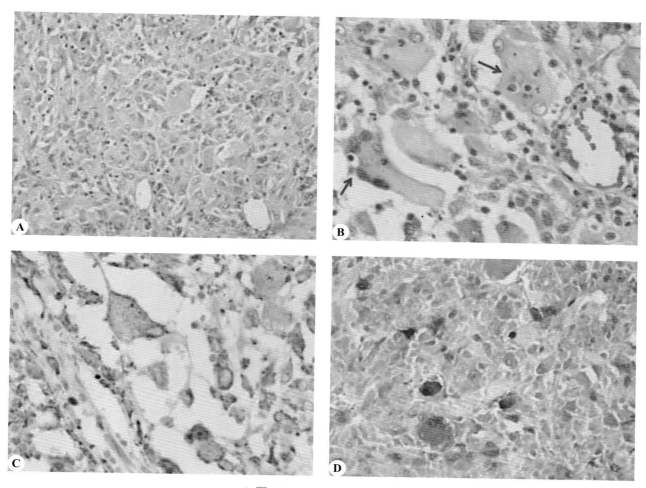

▲ 图 15–2　**Rosai-Dorfman 病**

A. 胞体大、淡染的组织细胞弥漫浸润，淋巴细胞散在其间（HE，100×）；B. 组织细胞可见伸入现象（HE，400×）；C. CD68 免疫组化弥漫阳性（400×）；D. 组织细胞 S100 强阳性（400×）

【镜下特征】

- 圆形至梭形组织细胞，胞质空泡状含有脂质。
- 散在 Touton 巨细胞及异物型巨细胞。
- 不同比例的淋巴细胞、嗜酸性粒细胞、中性粒细胞和浆细胞浸润。

【免疫表型】

- 肿瘤性组织细胞表达 CD68、CD11c、XⅢ a 因子。
- S100 蛋白、CD1a、langerin、溶菌酶和 CD15 通常不表达。

五、其他组织细胞肿瘤

（一）Erdheim-Chester 病

- Erdheim-Chester 病发生在脑或脑膜（WHO，2016）。
- 常累及多个系统。
- 罕见侵犯脑实质。
  - 多数累及小脑和脑干；也有报道位于脊髓、脑膜及眼眶。
- 可浸润实质或导致硬脑膜增厚形成一个肿块。

- 表现为富含脂质的组织细胞和 Touton 巨细胞；可见少量淋巴细胞及嗜酸性粒细胞。
- 组织细胞表达 CD68；CD1a 和 S100 蛋白通常阴性。
- 可有 BRAF V600E 突变（发生于 50% 的病例）。
  - ➤ 维罗非尼（Vemurafenib）治疗有效。

（二）组织细胞肉瘤

- 罕见的侵袭性恶性肿瘤，组织学和免疫表型特征为成熟组织细胞（WHO，2016）。
- 发生在成人。
- 可以累及脑实质、脑膜或海绵窦。
- 镜下见胞体大的组织细胞具有丰富的胞质，核轮廓不规则，核仁明显，中度核多形性，活跃的核分裂象。
- 组织细胞 CD68、CD163、溶菌酶、CD11c 和 CD14 阳性；CD34 可阳性。

第16章　生殖细胞肿瘤
Germ Cell Tumors

Megha S Uppin　Challa Sundaram　著

金香兰　尹为华　译

一、概述

【定义】

- 中枢神经系统生殖细胞肿瘤（germ cell tumors，GCT）是原发于性腺外的肿瘤，形态学、免疫组化和遗传学特征与卵巢和睾丸的生殖细胞肿瘤相似（WHO，2016）。

【发病率】

- 占儿童脑肿瘤的 2%～3%。
- 约 85% 的病例发生在 20 岁以前。
- 中枢神经系统 GCT 在不同的报道中有地域性差异：西方发病率较低（0.4%～3.4%），在日本和其他亚洲国家相对较高（11%）。
- 单纯生殖细胞瘤最常见（65%），其次为非生殖细胞瘤性生殖细胞肿瘤（20%），混合性生殖细胞肿瘤（15%～20%）。

【年龄及性别分布】

- 约 90% 的病例发生在 20 岁之前，高峰年龄为 10—12 岁。
- 非生殖细胞瘤性生殖细胞肿瘤与单纯的生殖细胞瘤都发生在儿童期，但前者比后者发病年龄更早。
- 与其他原发脑肿瘤相比，在原发于中枢神经系统的生殖细胞肿瘤中男性比例明显高于女性（松果体生殖细胞肿瘤男女比为 15：1，其他部位男女比为 1：1）。

【发病部位】

- 最常见的部位是松果体（75%）和鞍上区（10%～20%）。
- 罕见部位包括基底神经节、脑室周区、丘脑和脊髓。

二、生殖细胞瘤

- 最常见的中枢神经系统生殖细胞肿瘤；起源于原始生殖细胞。
- 表现为单纯生殖细胞瘤或合并混合性生殖细胞肿瘤。
- 生殖细胞瘤伴有合体滋养层巨细胞是一种单独的实体。

【大体检查】

- 常为实性，灰白至黄褐色。
- 罕见囊性变，出血和坏死。

【镜下特征】

- 细胞被纤维分隔，排列成片状、小梁状、巢状和条索样。
- 细胞胞体大，呈多角形，细胞膜纤细，胞质透明，含丰富糖原，泡状核位于中央，核仁明显。

- 核分裂象可见，但不常见坏死。
- 典型特征是纤维性间质中的淋巴细胞浸润（以 T 细胞为主）。
- 肉芽肿性炎或淋巴浆细胞浸润可被认为是肿瘤免疫反应的一部分。

【免疫表型】

- 胎盘碱性磷酸酶（PLAP）、c-kit（CD117）、OCT4 转录因子和 SALL4（一种生殖细胞标志物）阳性。
- CD30 阴性。

三、非生殖细胞瘤性生殖细胞肿瘤：胚胎性癌

【定义】

- 一种恶性的非生殖细胞瘤性生殖细胞肿瘤，其肿瘤细胞类似于胚胎盘的细胞。
- 可表现为单纯的胚胎性癌，或混合性生殖细胞肿瘤的一部分。

【大体检查】

- 肿瘤为灰白实性、易碎，伴有出血、坏死区。

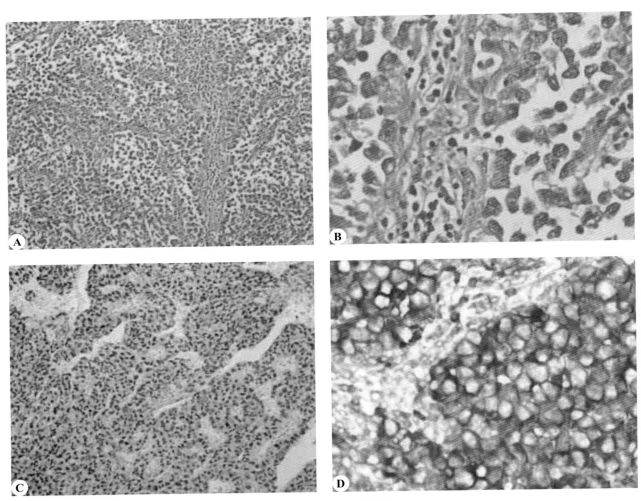

▲ 图 16-1　生殖细胞肿瘤

A. 生殖细胞瘤，细胞胞体大、呈多角形，被纤维间质间隔，淋巴细胞浸润（HE，100×）；B. 生殖细胞瘤，高倍镜可见细胞质透明，核仁明显（HE，400×）；C. 生殖细胞瘤，肿瘤细胞 OCT4 阳性（亲和素过氧化物酶，100×）；D. 生殖细胞瘤，肿瘤细胞 PLAP 阳性（亲和素过氧化物酶，400×）

【镜下特征】

- 肿瘤细胞排列成片状、巢状、假腺样或假乳头状。
- 细胞胞体大，胞质丰富、透明，泡状核，核仁明显。
- 常见核分裂象及地图状坏死区。

【免疫表型】

- CD30（胞质）、细胞角蛋白、PLAP、OCT4和 SALL4 阳性。
- 甲胎蛋白、β- 人绒毛膜促性腺激素和胎盘催乳素阴性。

（一）非生殖细胞瘤性生殖细胞肿瘤：卵黄囊瘤

【定义】

- 一种恶性的非生殖细胞瘤性生殖细胞肿瘤，重现了卵黄囊和胚外的间质成分。
- 常为混合性生殖细胞肿瘤的一部分，也可表现为单纯的卵黄囊瘤。

【大体检查】

- 常表现为实性、易碎，伴有黏液样或凝胶样区及局灶出血。

【镜下特征】

- 肿瘤有多种组织学形态。
- 由原始上皮细胞排列而成，背景为疏松的黏液样间质、网状或多囊状间质。
- 立方形细胞围绕间隙排列，或呈实性片状生长。
- 细胞围绕纤维血管形成 SD 小体。
- 上皮细胞可为肠型腺体，含有杯状细胞，或伴有肝细胞分化，含有丰富的颗粒状嗜酸性胞质。

- 细胞胞质或基质中可见过 PAS 反应阳性、抗淀粉酶的嗜酸性透明小球。
- 核分裂象可见，但坏死罕见。

【免疫表型】

- 甲胎蛋白、glypican-3、PLAP 和 SALL4 阳性，甲胎蛋白在胞质和透明小球中呈特征性阳性反应。
- CD30 阴性。

（二）非生殖细胞瘤性生殖细胞肿瘤：绒毛膜癌

【定义】

- 一种恶性的非生殖细胞瘤性生殖细胞肿瘤，重现了胚外间质成分。
- 可表现为单纯的绒毛膜癌，或混合性生殖细胞肿瘤的一部分。
- 在血清或脑脊液中 β-hCG 水平升高。

【大体检查】

- 实性，伴有出血和坏死区。

【镜下特征】

- 由细胞滋养叶细胞（胞体大，胞质透明，单个核，呈泡状核）、合体滋养叶细胞（细胞由多个核组成，胞质嗜碱性）和数量不等的中间型滋养细胞组成。
- 细胞滋养叶细胞和合体滋养叶细胞为诊断所必需。
- 出血性坏死具有特征性。

【免疫表型】

- 合体滋养叶细胞 β-hCG 和人胎盘催乳素阳性。
- 细胞角蛋白和 PLAP 不同程度阳性。
- CD117、OCT4 和 SALL4 阴性。

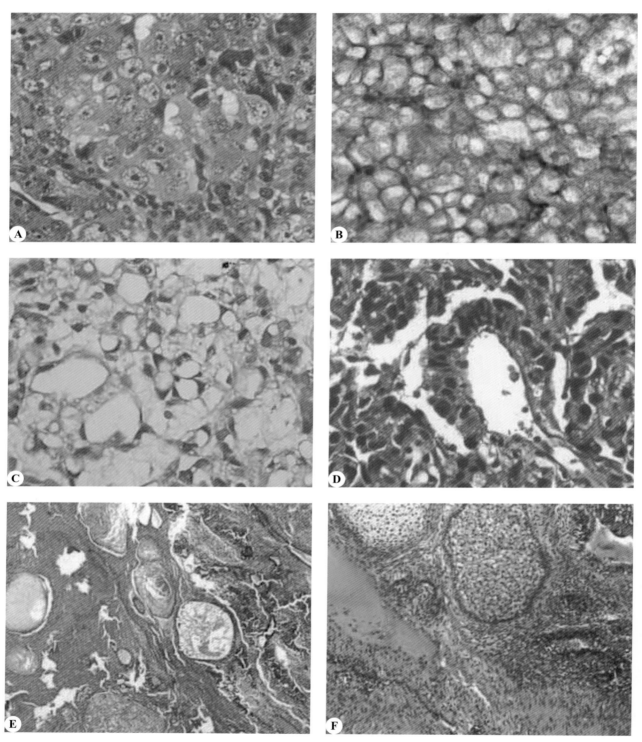

▲ 图 16–2　非生殖细胞瘤性生殖细胞肿瘤

A. 胚胎性癌，肿瘤细胞成片状分布，胞质丰富，核仁明显（HE，400×）；B. 胚胎性癌，肿瘤细胞 CD30 阳性（亲和素过氧化物酶 400×）；C. 卵黄囊瘤，肿瘤细胞呈微囊状排列（HE，400×）；D. 卵黄囊瘤，Schiller-Duval 小体，插图显示透明小球（HE，400×）；E. 良性成熟性囊性畸胎瘤，鳞状上皮伴有角化珠形成，并见黏液性腺体，插图显示成熟软骨（HE，100×）；F. 未成熟畸胎瘤含有未成熟软骨、上皮岛和未成熟神经成分（HE，400×）

（三）非生殖细胞瘤性生殖细胞肿瘤：畸胎瘤

- 源自 2 个或 3 个胚层的组织构成的一种生殖细胞肿瘤。
- 包含成熟型、未成熟型或畸胎瘤恶变。

（四）成熟型畸胎瘤

- 由成熟的成人型组织构成，如皮肤、附属器、脂肪组织、平滑肌、骨、软骨、神经组织、呼吸或胃肠上皮。

（五）未成熟型畸胎瘤

- 由未完全分化的类似于胚胎的组织构成。
- 包含胚胎型间叶组织，原始神经外胚层组织，菊形团和视网膜原基成分。

（六）畸胎瘤恶变

- 由体细胞型癌的成分组成，如鳞癌或腺癌、横纹肌肉瘤或未分化肉瘤，少数为原始神经外胚层肿瘤或类癌。

四、混合性生殖细胞肿瘤

- 由 2 种或 2 种以上的生殖细胞肿瘤（GCT）构成。
- 大体及镜下所见、免疫组化（IHC）取决于其组成成分。
- 每种成分的相对比例应在病理报告中提及。

常见生殖细胞肿瘤的主要组织学及免疫组化特征见表 16-1。

【鉴别诊断】

- 所有原发于松果体实质的肿瘤。
- 单纯生殖细胞肿瘤应与混合性生殖细胞肿瘤区分（通过大体和镜下所见，以及免疫组化）。
- 生殖细胞瘤伴有丰富的肉芽肿反应要与结核或结节病相鉴别，可通过相应的免疫组化来识别肿瘤细胞。
- 伴有合体滋养叶巨细胞的生殖细胞肿瘤应及时鉴别，避免误诊为绒毛膜癌。

表 16-1 中枢神经系统的生殖细胞肿瘤：主要组织学及免疫组化特征

生殖细胞肿瘤（GCT）	组织学	PLAP	CD30	AFP	β-hCG	c-kit/CD117	GLP3	OCT4	SALL4
生殖细胞瘤	胞体大，多角形细胞，间质淋巴细胞浸润或肉芽肿形成	+	−	−	+*	+	−	+	+
胚胎性癌	肿瘤细胞核仁明显，核分裂象可见	+/−	+	−	−	−	局部	+	+
卵黄囊瘤	SD 小体，透明小球	+/−	−	+	−	−	+		+
畸胎瘤	2 或 3 个生殖细胞胚层的衍生物	−	−	−	−	−	位于神经上皮（NEP）	−	+
绒毛膜癌	细胞滋养叶细胞及合体滋养叶细胞	+/−	−	−	+	−			

AFP. 甲胎蛋白；β-hCG. β- 人绒毛膜促性腺激素；GLP3. 磷脂酰肌醇蛋白聚糖 3；PLAP. 胎盘碱性磷酸酶；+*. 在合体滋养层细胞中阳性表达

- 一个育龄期年轻女性，在诊断原发性绒毛膜癌之前应先排除转移性绒毛膜癌。

【遗传学谱系】

在以下情况中，分子改变相似。

- 在相应年龄组中，中枢神经系统生殖细胞肿瘤（CNS GCT）与性腺或其他性腺外肿瘤。
- 生殖细胞瘤和非生殖细胞性生殖细胞肿瘤（尽管后者更为常见）。

这些改变如下。

- 非整倍体、复杂的染色体异常，特别是12p、8q、1q 的获得，11q、13、5q 缺失，以及同染色体 12p 等臂的缺失。
- 通路包括 cyclin/CDK/ 视网膜母细胞瘤蛋白 /E2F。
- 生殖细胞瘤存在 Kit 或 Ras 上调信号的互斥。
- 表观遗传改变包括印记基因 SNRPN 的低甲基化。

与家族性综合征相关的情况如下。

- 多数病例为散发。
- 罕见与 Klinefelter 综合征、Down 综合征和 1 型神经纤维瘤病相关。

【预后】

- 高度侵袭性肿瘤常复发。
- 组织学亚型是最重要的预后因子。
- 成熟性畸胎瘤可通过外科切除治愈。
- 生殖细胞瘤对放射治疗高度敏感，长期生存率＞ 90%。
- 伴有合体滋养叶细胞的生殖细胞瘤，若 β-hCG 水平升高，更容易复发。
- 胚胎性癌、卵黄囊瘤和绒毛膜癌预后较差。
- 未成熟畸胎瘤和以生殖细胞瘤或畸胎瘤成分为主的混合性生殖细胞肿瘤：预后居中。
- 通过脑脊液途径播散。

致谢：感谢 Sahithi Shilpa Arya 医生为本章提供的显微镜照片。

第 17 章　鞍区及鞍上肿瘤
Tumors of the Sellar and Suprasellar Region

Geeta Chacko　著

刘雪咏　译

一、概述

鞍区 - 鞍上可见大量肿瘤，蝶鞍位于脑垂体，并邻近下丘脑、血管、神经及骨（表 17-1）。

垂体肿瘤被定义为位于蝶鞍的肿瘤，绝大多数为来源于腺垂体的垂体腺瘤，只有很少的一部分为垂体癌。鞍区的其他病变包括间质性、神经性、上皮性肿瘤及转移癌（WHO，2004）。

颅咽管瘤是继垂体腺瘤之后好发于鞍区的肿瘤。

表 17-2 显示了鞍区常见肿瘤的免疫特征。

表 17-1　鞍区 - 鞍上肿瘤

垂体起源的肿瘤		非垂体起源的肿瘤	
腺垂体	漏斗部和神经垂体	良　性	恶　性
• 垂体腺瘤 [a] • 垂体癌 [a] • 垂体母细胞瘤	• 颗粒细胞瘤 [a] • 垂体细胞瘤 [a] • 梭形细胞嗜酸性细胞瘤 [a] • 室管膜瘤	• 颅咽管瘤 [a] • 造釉细胞型 • 乳头状型 • 神经节细胞瘤和混合性神经节细胞瘤 - 垂体腺瘤 • 神经细胞瘤 • 脑膜瘤 • 神经鞘瘤 • 孤立性纤维性肿瘤（WHO Ⅰ级） • 血管瘤 • 副神经节瘤 • 脂肪瘤	• 转移瘤 • 生殖细胞瘤 • 神经母细胞瘤 • 淋巴瘤 • 非特指型脊索瘤 • 软骨样脊索瘤 • 去分化脊索瘤 • 软骨肉瘤 • 放射后肉瘤 • 浆细胞瘤 • 孤立性纤维性肿瘤 / 血管周细胞瘤（WHO Ⅱ级和 WHO Ⅲ级） • 朗格汉斯细胞组织细胞增多症 • 白血病 • 黑色素瘤 • 尤因肉瘤 • 其他肉瘤

WHO. 世界卫生组织

a. 见正文中的详细讨论

表 17-2 鞍区 – 鞍上常见肿瘤的免疫表型

肿瘤	垂体激素	EMA	CK	S100蛋白	突触素	Vimentin	其 他
垂体腺瘤	+	+/-	+/-	-	+	-	特殊转录因子及激素
颅咽管瘤	-	+	+	-	-	-	CK5/6、CK7、CK14、CK17、CK19、claudin-1、β-catenin
颗粒细胞瘤	-	-	-	+	-	+	CD68、TTF1、α_1-antitrypsin、α_1-antichy-motrypsin、cathepsin-B
垂体细胞瘤	-	+/-	-	+	-	+	GFAP不同程度阳性、TTF1
梭形细胞嗜酸细胞瘤	-	+	-	+	-	+	Galectin-3、TTF1、GFAP局灶阳性
生殖细胞肿瘤	-	+/-	+/-	-	-	+	CD117、OCT4、PLAP、其他生殖细胞标记
脊索瘤	-	+	+	+	-	+	Brachyury
淋巴瘤	-	-	-	-	-	+	CD45、霍奇金和非霍奇金的特殊抗体
浆细胞瘤	-	-	-	-	-	+	CD138、MUM1、kappa（k）、lambda（1）
转移癌	-	+	+	-	+/-	+/-	特异性角蛋白及其他原发灶标记
软骨肉瘤	-	-	-	+	-	+	D2-40
放射后肉瘤	-	+	+	-	-	+	不同类型特异标记，如 desmin、myogenin、CD56、TLE Synovial sarcomaa
朗格汉斯细胞组织细胞增多症	-	-	-	+	-	-	CD1a、Langerin
脑膜瘤	-	+	+/-	-	-	+	PR
孤立性纤维性肿瘤/血管周细胞瘤	-	-	-	-	-	+	STAT6、CD34、bcl2、CD99

EMA. 上皮膜抗原；GFAP. 神经胶质纤维酸性蛋白；PLAP. 胎盘碱性磷酸酶；TTF1. 甲状腺转录因子 1

二、垂体肿瘤

【定义】

• 腺垂体肿瘤。

• 生长缓慢。

• 多发性内分泌肿瘤 1 型综合征（MEN-1）的组成部分。

【发病率】

• 占颅内肿瘤的 10%～15%。

• 占鞍区肿瘤的 85%～90%。

• 偶发垂体腺瘤的发病率占 5%～20%。

【年龄及性别分布】

• 所有年龄段的成年人，高峰为 20—60 岁。

• 儿童发病率小于 2%。

- 尽管某些特殊类型可能有所不同，但总体无性别差异。

【发病部位】

- 鞍区 – 鞍上区。
- 罕见位于异位部位，如鼻窦、蝶窦和鼻腔等。

【大体检查】

- 与周围腺垂体边界清楚。
- 棕色至黄色。
- 脑下垂体卒中的肿瘤可液化，出血，或干酪样坏死。

【镜下特征】

- 排列成片状、巢状或乳头状。
- 单核，圆形或椭圆形。
- "椒盐样"染色质。
- 常缺乏核仁。
- 细胞质中等。
- 细胞质嗜酸性，双嗜性，嗜碱性或嗜色性。
- 可见细腻的毛细血管网。
- 不常见核分裂象。
- 取消"非典型垂体腺瘤"这一术语。

【免疫表型】

- 突触素阳性。
- 大部分细胞角蛋白阳性。
- CgA 不同程度阳性。
- WHO 2017 版中垂体腺瘤亚型是基于腺垂体细胞谱系，通过免疫组化进一步分型。
- PIT-1（垂体特异性 POU- 同源结构域转录因子）诱导生长激素、泌乳素和促甲状腺激素细胞分化。
- SF-1（类固醇生成因子 1）调节促性腺激素细胞分化。
- T-PIT（T-box 家族成员 TBX19）调节促肾

上腺皮质激素细胞分化。

- 辅助因子，如雌激素受体 α（ERα）也可帮助分类，如致密颗粒型生长激素细胞腺瘤和稀疏颗粒型生长激素细胞腺瘤表达生长激素和泌乳素，但只有后者表达 ERα（表 17–3）。

【镜下特征】

- 只有少数病例需要显微结构分型，这些特殊肿瘤在相关章节再进行讨论。

【遗传学谱系】

- 单克隆起源。
- 大部分垂体腺瘤为散发性。
- 约有 10% 散发垂体腺瘤 MEN1 基因缺失。
- 约有 3% 的垂体腺瘤与 MEN1 相关，存在 MEN1 基因种系突变。
- 肿瘤抑癌基因 TP53、nm23、p16（CDKN2A）、RB（视网膜母细胞瘤）易感基因的失活与肿瘤的发生有关。
- 垂体肿瘤转化基因（PTTG）1 表达增加。
- 在所有腺瘤中发现细胞周期蛋白 A、B、E。
- 侵袭性垂体腺瘤 cyclin D1 蛋白的等位基因失衡。
- 生长激素细胞腺瘤垂体癌基因 Gsp 突变。
- 一定比例的散发性生长激素细胞腺瘤和促肾上腺皮质激素细胞腺瘤。GNAS（鸟嘌呤核苷酸结合蛋白 G9s）a- 亚单位基因和 USP8（泛素特定蛋白酶 8）基因体细胞突变。
- 泌乳激素细胞腺瘤和垂体癌 HRAS 突变。
- 与腺瘤有关的遗传综合征包括 MEN1、MEN4、Carney 综合征、X 连锁的肢端肥大巨人症（XLAG）、McCune-Albright 综合征、家族性孤立性垂体腺瘤（FIPA）和 SDHx 相关的家族综合征。

表 17-3　垂体腺瘤中激素和转录因子的免疫表型

肿瘤类型	激素、转录因子及其他辅助因子的免疫分析
生长激素细胞性腺瘤	
致密颗粒型生长激素细胞性腺瘤	GH（弥漫），±PRL，±α-亚单位，*PIT-1*
稀疏颗粒型生长激素细胞性腺瘤	GH（弱），±PRL，细胞角蛋白，*PIT-1*
混合型生长激素-泌乳素细胞性腺瘤	GH+PRL（不同细胞），±α-亚单位，*PIT-1*，*ERα*
泌乳素生长激素细胞性腺瘤	GH+PRL（同一细胞），±α-亚单位，*PIT-1*，*ERα*
泌乳素细胞性腺瘤	
致密颗粒型泌乳素细胞性腺瘤	PRL（弥漫），*PIT-1*，*ERα*
稀疏颗粒型泌乳素细胞性腺瘤	PRL（高尔基），*PIT-1*，*ERα*
嗜酸性干细胞性腺瘤	GH（不定），PRL（弥漫），*PIT-1*，*ERα*
促甲状腺激素细胞性腺瘤	β-TSH，α-亚单位，*PIT-1*
促皮质激素细胞性腺瘤	
致密颗粒型促皮质激素细胞性腺瘤	ACTH（弥漫），细胞角蛋白，*TPIT*
稀疏颗粒型促皮质激素细胞性腺瘤	ACTH（不定），*TPIT*
Crooke 细胞性腺瘤	ACTH（核周和外缘），细胞角蛋白，*TPIT*
沉默型促皮质激素细胞性腺瘤	
亚型 1（致密颗粒）	ACTH（弥漫），*TPIT*
亚型 2（稀疏颗粒）	ACTH（不定），*TPIT*
促性腺激素细胞性腺瘤	
激素活跃	β-FSH，β-LH，α-亚单位，*SF-1*，*GATA2*，*ERα*
激素不活跃	α-SU（不定），*SF-1*
零细胞腺瘤	所有激素及转录因子阴性
多激素细胞性腺瘤	
免疫组化组合表达的腺瘤（非特指型）	不同组合（GH，PRL，ACTH）和（β-FSH，β-LH，TSH，α-亚单位），转录因子可能不同
PIT1 阳性多激素细胞性腺瘤	+α-亚单位，GH/PRL/β-TSH（不定），*PIT1*，*ERα*

ACTH. 促肾上腺皮质激素；β-FSH. β-卵泡膜刺激素；β-LH. β-黄体生成素；ERα. 雌激素受体 α；GH. 生长激素；PRL. 催乳素；TSH. 促甲状腺激素

转录因子和辅助因子以斜体显示

【预后】

- 生长缓慢。
- 影响复发的因素尚不清楚。MRI 发现或者术中发现的肿瘤侵袭是重要的预后因素。
- 增值标记 MIB-1（Ki-67）升高。

增值标记没有阈值来区分侵袭性垂体腺瘤和惰性肿瘤。

- 应该对热点区评估核分裂及 Ki-67。
- p53 抑癌基因。

因为尚未发现 p53 与腺瘤的生物学行为有关，p53 的使用被终止。

（一）垂体腺瘤的特定亚型

1. 生长激素细胞性腺瘤

- 占垂体腺瘤的 10%～15%。
- 所有年龄均可发生，发病年龄高峰为 40—50 岁。
- 大多数是大腺瘤。
- 生长激素（GH）免疫阳性。
- 分为致密颗粒型（DGSA）和稀疏颗粒型（SGSA）。
- 稀疏颗粒型具有核旁"纤维体"，苏木精-伊红（HE）染色呈圆形，弱嗜酸性结构。
- 纤维体细胞角蛋白显示核旁点状阳性。
- 稀疏颗粒型被认为临床侵袭性强，可能对生长抑素反应不佳。
- 混合型生长激素-泌乳素细胞性腺瘤有两种细胞谱系，一种 GH 免疫阳性，另一种 PRL 免疫阳性。
- 泌乳素生长激素细胞性腺瘤有一种对两种激素都有反应的单细胞类型。

2. 泌乳素细胞性腺瘤

- 最常见的腺瘤，占腺瘤的 30%～50%。
- 病理学系列报告的发病率不能真实反映泌乳素细胞性腺瘤的发病率，因为许多患者对多巴胺激动药的药物治疗有反应。

- 生育年龄组。
- 女性好发。
- PRL、PIT-1、ERα 免疫阳性。
- 致密颗粒型（DGLA）和稀疏颗粒型（SGLA），第三种亚型是嗜酸性干细胞性腺瘤（ASCA）。
- 稀疏颗粒型是较常见类型。
- 片状钙化。
- 淀粉样蛋白沉积。
- 治疗后可见间质和血管周围纤维化，肿瘤细胞萎缩。
- ASC 是罕见的通常无功能的疾病。然而，可能存在高泌乳素血症。
- ASCA 具有丰富的细胞质，电子显微镜可见巨大线粒体，被认为是细胞质液泡。
- 在细胞质中可见细胞角蛋白阳性的纤维小体。
- 电子显微镜显示细胞含有丰富的线粒体，其中一些巨大。
- ASCA 往往具有侵袭性，呈进行性生长。

3. 促甲状腺激素细胞性腺瘤

- 约占腺瘤的 1%。
- 所有年龄均可发生，无性别差异。
- 侵袭性大腺瘤。
- 肿瘤细胞呈棱形至角状。
- 常可见钙化和纤维化。
- 促甲状腺激素（TSH）阳性，α-亚单位不定，PIT-1 阳性。

4. 促皮质激素细胞性腺瘤

- 表达促肾上腺皮质激素（ACTH）和其他促肾上腺皮质激素衍生肽，占所有垂体腺瘤的 10%～15%。
- 女性占优势（女：男＝3：1）。
- ACTH 的反应是不定的，肿瘤细胞表达 T-PIT。
- 致密颗粒型（DGCA）和稀疏颗粒型（SGCA）。
- 以微腺瘤为主，多数是 DCGA。

- 微腺瘤很难鉴别。
- 需要对石蜡进行仔细的连续切片。
- 网状纤维染色可用于鉴别腺泡结构的破坏。
- Crooke 透明变显著发生于产生 ACTH 的腺瘤周围的非肿瘤性垂体。
- Crooke 透明变表现为核周弱嗜酸性环，过碘酸 –Schiff（PAS）反应阴性，细胞角蛋白阳性。
- 大腺瘤约占促肾上腺皮质激素细胞性腺瘤的 15%，具有侵袭性。
- Crooke 细胞性腺瘤是一种由 Crooke 透明变细胞组成的亚型。低分子角蛋白在细胞核周围呈环状阳性。
- 约 20% 的促肾上腺皮质激素细胞性腺瘤在临床上和生物化学上是沉默的，被称为"沉默的促肾上腺皮质激素细胞性腺瘤"（SCCA）。
- 两个子类型是 1 和 2，特征见表 17-4。
- SCCA 多为大腺瘤，具有侵袭性。
- Crooke 细胞性腺瘤和 SCCA 具有侵袭性行为。

表 17–4　沉默促肾上腺皮质激素细胞性
腺瘤亚型的组织学特征

	1 型	2 型
细胞质	嗜碱性	嫌色性
PAS	强阳性	弱阳性
ACTH 免疫反应	强	局灶
颗粒模式	致密颗粒	稀疏颗粒

ACTH. 促肾上腺皮质激素；PAS. 过碘酸 –Schiff 反应

5. Nelson 综合征腺瘤

- 过去未被发现的微腺瘤，常被误诊为肾上腺皮质增生。
- 由于没有糖皮质激素的抑制作用，控制库欣综合征的肾上腺切除术导致原发性腺瘤的生长。
- 腺瘤在这种情况下具有侵袭性，一些可进展为癌。
- 神经影像学的进步使微腺瘤更容易检测到，因此近年未发现相关病例。

6. 促性腺激素细胞性腺瘤

- 占腺瘤的 10%～15%。
- 好发于老年人（＞ 60 岁），男性占优势。
- 大腺瘤，侵袭性低。
- 常由嗜色细胞围绕血管周围形成乳头状结构。
- β-FSH、β-LH 阳性、α- 亚单位不定和斑片状染色。
- 转录因子 SF-1 阳性，ERα 也表达。

7. 多激素细胞性腺瘤

- 腺瘤必须产生一种以上的激素。排除产生 GH 和 PRL 或 β-FSH、β-LH 的腺瘤。
- 单功能或多功能。
- 罕见。
  - PIT1 阳性多激素细胞性腺瘤（沉默腺瘤，3 型）
    - 单功能多激素细胞性腺瘤。
    - 罕见，临床上无症状，但可有高泌乳素血症、肢端肥大症和甲状腺功能亢进。
    - 好发于 10—30 岁。
    - 大腺瘤。
    - GH、PRL、β-FSH、β-TSH 阳性，α- 亚单位免疫阳性。
    - 转录因子 PIT-1 阳性。
    - 电子显微镜显示核中的球状体、丰富的细胞器和稀疏颗粒。
    - 对 PIT-1 免疫反应的识别，不需要电镜检查。
    - 侵袭性行为，高侵袭性，容易复发。

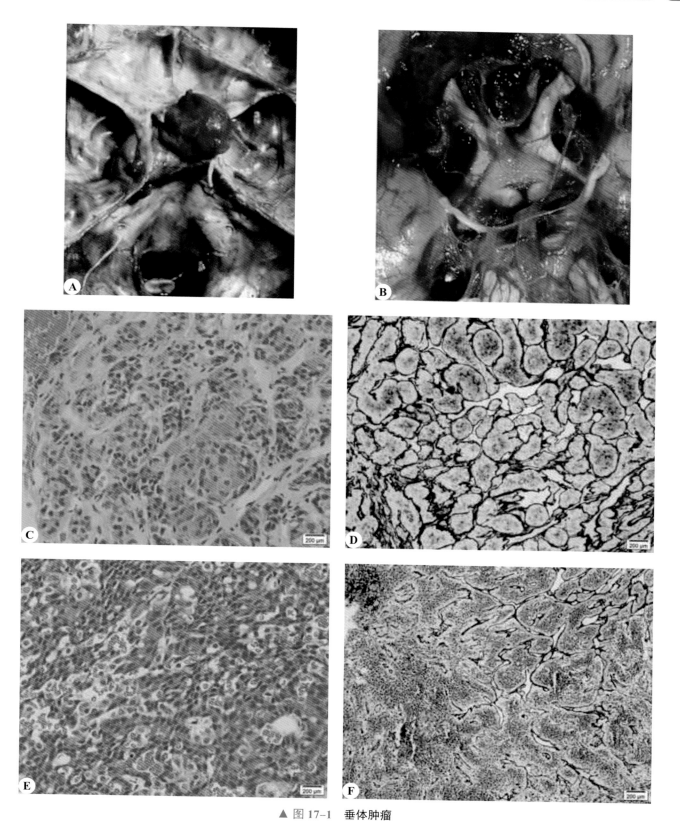

▲ 图 17-1 垂体肿瘤

A. 在鞍区向上隆起的界限清楚的红褐色大腺瘤；B. 鞍上脑垂体卒中伴出血；C. 腺垂体以类器官形式存在的多态细胞群（HE，200×）；D. 网状纤维染色突出显示腺垂体的腺泡结构（100×）；E. 垂体腺瘤：单一肿瘤细胞伴血管穿插（HE，400×）；F. 网状纤维染色显示腺瘤中正常腺泡结构破坏（100×）

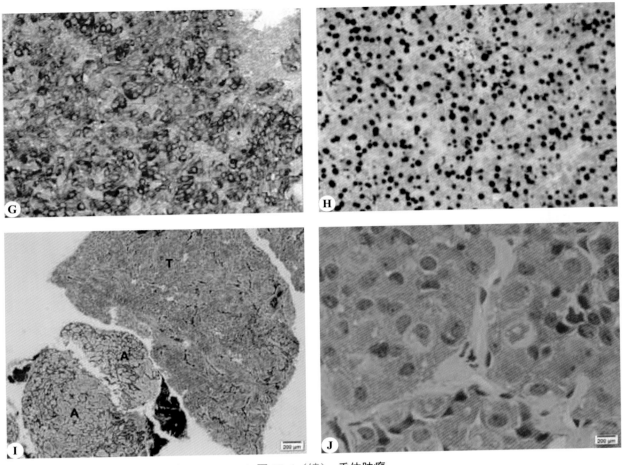

▲ 图 17-1（续） **垂体肿瘤**

G. 肢端肥大症患者生长激素细胞质免疫阳性（抗生物素蛋白过氧化物酶 200×）；H. 免疫过氧化物酶广角蛋白突出显示核旁纤维小体（抗生物素蛋白过氧化物酶 400×）；I. 腺垂体的正常腺泡结构（A）和垂体微腺瘤腺泡结构破坏（T）（网状纤维染色 100×）；J. 毗邻微腺瘤的腺垂体中出现 Crooke 透明变 - 核周弱嗜酸性条带（HE，400×）[图片 A 和 B 由 B.W.Scheithauer 博士（已故）提供]

> 免疫组化组合表达的腺瘤

◆ 非常罕见。

◆ 表达不同的细胞谱系。

◆ 如 GH/ACTH、PRL/ACTH 和 ACTH/β-LH。

8. 零细胞腺瘤

- 约占腺瘤的 20%。

- 临床无症状。

- 大腺瘤，40% 是侵袭性。

- 垂体激素和转录因子阴性。

- 排除其他神经内分泌肿瘤后诊断。

- 侵袭性。

9. 垂体卒中

- 手术标本可显示近期或陈年的出血和（或）肿瘤梗死。

- 存活的肿瘤通常很少。

10. 潜在侵袭性或"高风险"的腺瘤

- 稀疏颗粒型生长激素细胞性腺瘤。

- 生育年龄和男性泌乳激素细胞性腺瘤。

- 嗜酸干细胞腺瘤。

- Crooke 细胞性腺瘤。

- 沉默促肾上腺皮质激素细胞性腺瘤，1 型和 2 型。

- 与 Nelson 综合征相关的 ACTH 腺瘤。

- PIT-1 阳性多激素细胞性腺瘤。
- 零细胞腺瘤。

（二）垂体癌

【发病率】

- 占所有腺瘤的不到 0.5%。

【镜下特征】

- 垂体癌的诊断标准如下。
  - ➢ 肿瘤的组织学诊断。
  - ➢ 与原发瘤无连续性的转移瘤。
  - ➢ 原发瘤和转移瘤必须在组织形态学特征和生物标志物相似。
  - ➢ 必须排除其他原发性肿瘤。
- 与激素分泌过多有关，通常 PRL/ACTH。
- 非典型性的组织学特征对诊断不重要。

【预后】

- 转移潜伏期平均 7 年。
- 可经蛛网膜下腔浸润，或经血行或淋巴管扩散至淋巴结、肝和（或）骨。
- 平均存活时间为 2 年（0.25～8 年）。

（三）垂体母细胞瘤

【发病率】

- 罕见的垂体原发恶性肿瘤。

【年龄及性别分布】

- 24 月龄以下的儿童。
- 女性稍多。

【镜下特征】

- 3 种成分。
  - ➢ 类似腺垂体细胞的较大分泌性上皮细胞。
  - ➢ 类似胚体的原始细胞。
  - ➢ 类似未成熟 Rathke 上皮的菊形团样结构的腺上皮。

【免疫表型】

- ACTH ± GH 阳性。
- 神经内分泌标志物阳性。

【遗传学谱系】

- DICER1 基因杂合子种系突变。
- DICER1 综合征或胸腺肺母细胞瘤（PPB）家族性肿瘤和发育不良综合征。

【预后】

- 预后不良。

三、颅咽管瘤

【定义】

- 发生于鞍区组织学良性的部分囊性上皮性肿瘤，可能来源于胚胎残余的 Rathke 上皮，具有两种临床病理亚型（造釉细胞型瘤和乳头状型瘤），它们具有不同的表型和特征性突变（WHO，2016）。
- 起源于 Rathke 裂、垂体柄或胚胎腺垂体细胞鳞状化生或具有牙源性潜能的胚胎细胞巢。

【发病率】

- 占颅内肿瘤的 2%～5%。

【发病部位】

- 发生于蝶鞍和（或）第三脑室。

两种组织学亚型为造釉细胞型和乳头状型。

（一）造釉细胞型颅咽管瘤

【定义】

- 以形成星网状、湿角蛋白和基底样栅栏状结构为特征的颅咽管瘤，多达 95% 的病例显示 CTNNB1 和 β-catenin 异常核表达（WHO，2016）。

【年龄及性别分布】

- 双峰年龄分布。
- 通常发生于 20 岁前，以及 45—60 岁的成年人。
- 任何年龄均可发生。
- 无性别差异。

【发病部位】

- 鞍区。
- 鞍上。
- 罕见异位。

【大体检查】

- 局限。
- 部分囊状、海绵状。
- 含有富含胆固醇和（或）钙化物质的"机械油"绿褐色液体。

【镜下特征】

- 上皮细胞呈片状、巢状、吻合的小梁，周围呈栅栏状的柱状上皮细胞。
- 中央区域含有松散排列的上皮细胞，称为"星状网"。
- 无定形角蛋白团块"湿角蛋白"，伴继发性钙化。
- 对内容物的反应可能出现黄色瘤细胞或者慢性炎症细胞。
- 可能存在胆固醇肉芽肿。
- 相邻组织显示胶质细胞增生。

【免疫表型】

- 全细胞角蛋白、CK5/6、CK7、CK14、CK17、CK19、claudin-1、β-catenin 和 EMA 阳性。

【鉴别诊断】

- 鞍区黄色肉芽肿。
- 表皮样囊肿。

这些囊肿有层状角蛋白，而不是湿角蛋白，上皮逐渐角化，并存在角蛋白。

- Rathke 裂囊肿。
- 乳头状颅咽管瘤（见后述）。

【遗传学谱系】

- β-catenin 基因（*CTMVB1*）外显子 3 突变。

【预后】

- 根治性切除预后良好。
- 造釉细胞型颅咽管瘤浸润邻近脑组织，次全切除后，容易复发。
- 罕见恶性转化的报道。

（二）乳头状型颅咽管瘤

【定义】

- 一种主要位于幕上或第三脑室上的乳头状结构的颅咽管瘤，其特征是非角化鳞状上皮围绕纤维血管轴心。

【年龄及性别分布】

- 成年人，平均年龄为 40—55 岁。
- 无性别差异。

【发病部位】

- 第三脑室或鞍上间隙。

【大体检查】

- 实体肿瘤，乳头状，类似花椰菜。
- 边界清。

【镜下特征】

- 离散的肿瘤。
- 非角化鳞状上皮围绕纤维血管轴心。
- 无湿角化物、栅栏状核及钙化。

【免疫表型】

- 全细胞角蛋白、CK5/6、CK7、CK14、CK17、CK19、claudin-1、EMA 阳性。

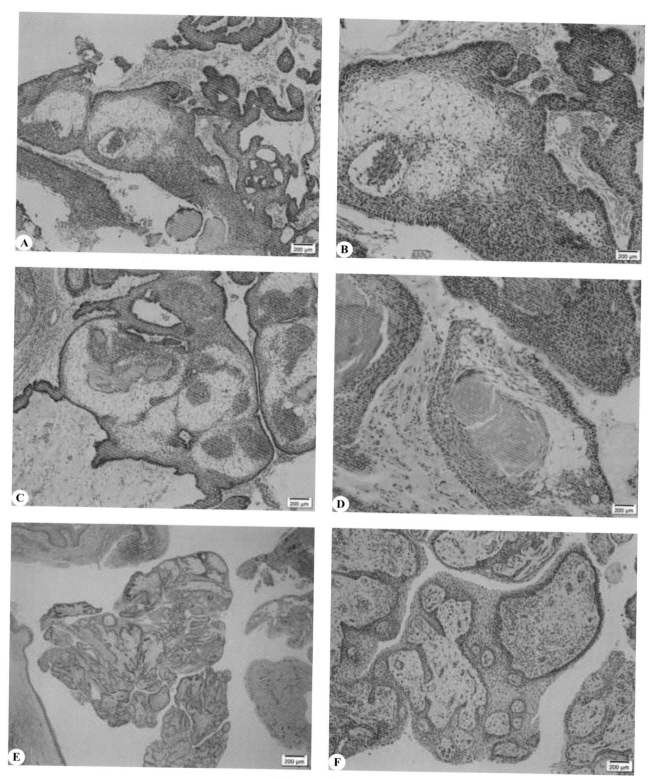

▲ 图 17-2　颅咽管瘤

A. 低倍镜下的造釉细胞型颅咽管瘤，小梁伴囊性变（HE，40×）；B. 高倍镜显示造釉细胞型颅咽管瘤小梁状上皮之间的星网状结构（HE，200×）；C. 造釉细胞型颅咽管瘤的上皮呈栅栏状，伴角化物形成（HE，100×）；D. 造釉细胞型颅咽管瘤：湿角化物（HE，400×）；E. 低倍镜下的乳头状型颅咽管瘤，分叶状结构（HE，40×）；F. 乳头状型颅咽管瘤，非角化鳞状上皮围绕纤维血管轴心（HE，200×）

- BRAF V600E 阳性。

【遗传学谱系】

- *BRAF* V600E 突变。

【鉴别诊断】

- 表皮样囊肿。
- Rathke 裂囊肿。

四、鞍区颗粒细胞肿瘤、垂体细胞瘤、梭形细胞嗜酸细胞瘤

（一）鞍区颗粒细胞肿瘤

【定义】

- 起源于神经垂体或漏斗部，由大的上皮样细胞到纺锤形细胞组成的局限肿瘤，具有独特的颗粒状嗜酸性胞质（由于胞质内溶酶体丰富）（WHO，2016）。
- 起源于垂体细胞，一种改良的漏斗和神经垂体的胶质细胞，核表达甲状腺转录因子1（TTF-1）。

【WHO 分级】

- WHO Ⅰ级肿瘤。

【发病率】

- 罕见。

【年龄及性别分布】

- 成年人，平均年龄为 30—50 岁。
- 女性多见。

【发病部位】

- 漏斗上或垂体柄上。
- 垂体后叶。

【大体检查】

- 质硬，橡胶状，灰黄色的小叶肿瘤。

【镜下特征】

- 片状的多边形细胞，具有丰富的颗粒状、嗜酸性的细胞质。
- 小的、偏心的圆形核，核仁不明显，染色质均匀分散。
- 细胞质中抗淀粉酶物质 PAS 阳性。
- 核分裂不明显。
- 血管周围可见淋巴细胞。
- 偶见多形、多核和核分裂活跃，意义不明确。
- 电镜显示胞质内充满溶酶体。

【免疫表型】

- CD68 阳性。
- S100 蛋白、α_1- 抗胰蛋白酶、α_1- 抗凝乳胰蛋白酶和组织蛋白酶 B 阳性。
- GFAP 通常阴性。
- 细胞角蛋白、突触素、垂体激素、神经丝蛋白（NFP）、嗜铬粒蛋白 A 阴性。
- TTF-1 核阳性。

【遗传学谱系】

- 没有独特的遗传改变。

【预后】

- 良性，增长缓慢。

（二）垂体细胞瘤

【定义】

- 起源于神经垂体或漏斗部的一种局限的、通常为低级别的神经胶质肿瘤，由束状或席纹状排列的双极纺锤形细胞组成（WHO，2016）。
- 起源于垂体细胞，一种改良的漏斗和神经垂体的胶质细胞，核表达甲状腺转录因子（TTF-1）。

【WHO 分级】

- WHO Ⅰ级。

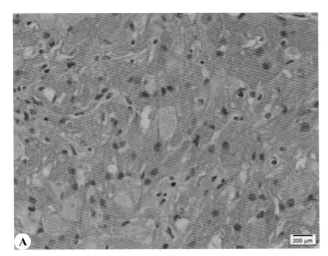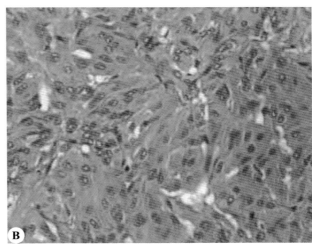

▲ 图 17-3　鞍区颗粒细胞肿瘤、垂体细胞瘤和梭形细胞嗜酸细胞瘤

A. 颗粒细胞瘤，中等大的细胞，丰富的嗜酸性颗粒状细胞质，核仁温和（HE，400×）；B. 垂体细胞瘤，纺锤状胶质细胞，单核和嗜酸性细胞质（HE，400×）

【发病率】

• 罕见。

【年龄及性别分布】

• 成年人。

• 男性稍多。

【发病部位】

• 漏斗上或垂体柄上。

• 垂体后叶。

【大体检查】

• 局限实性肿瘤。

• 质硬，均一。

【镜下特征】

• 纺锤形胶质细胞束。

• 单形核，独特小核仁。

• 纤维胞质类似于星形胶质细胞。

• 核分裂未见或很少。

• 缺乏 Rosenthal 纤维和嗜酸性颗粒小体。

【免疫表型】

• S100 蛋白和 Vimentin 阳性。

• GFAP 不定。

• TTF-1 核阳性。

• EMA 阳性。

• 突触素、细胞角蛋白、垂体激素、嗜铬粒、NFP 阴性。

【遗传学谱系】

• 没有独特的遗传改变。

【预后】

• 增长缓慢。

• 完全切除可治愈。

（三）梭形细胞嗜酸细胞瘤

【定义】

• 垂体纺锤状至上皮样嗜酸性胞质的非神经内分泌性肿瘤（WHO，2016）。

• 组织起源未明确。早期被认为起源于腺垂体的滤泡星状细胞。

• 目前推测起源于垂体细胞，一种改良的漏斗和神经垂体的胶质细胞，核表达甲状腺转录因子（TTF-1）。

【WHO 分级】

* WHO Ⅰ级。

【发病率】

* 罕见。

【年龄及性别分布】

* 成年人。

* 无性别差异。

【发病部位】

* 鞍区及鞍上。

【大体检查】

* 质软到硬，大小不定。

【镜下特征】

* 梭形至上皮样细胞，轻度核异型。

* 局灶或弥漫胞质嗜伊红。

* 核分裂象不明显。

* 未见坏死。

【免疫表型】

* Vimentin、EMA、S100、bcl2、galectin-3 阳性。

* GFAP 局灶阳性。

* 垂体激素、突触素、嗜铬素蛋白 A、NFP 阴性。

* TTF-1 核阳性。

【遗传学谱系】

* 没有独特的遗传改变。

【预后】

* 良性。

* 有复发报道，有待进一步研究。

垂体细胞瘤，鞍区颗粒细胞肿瘤和梭形细胞嗜酸细胞瘤表达 TTF-1，提示它们起源于垂体的形态学变异，是单一实体的一部分。

五、放射治疗相关性肉瘤

这些肿瘤是鞍区在经过超 20Gy 的放射治疗后大概 10 年后出现的。

【镜下特征】

* 肉瘤的特征，如纤维肉瘤、骨肉瘤、滑膜肉瘤或横纹肌肉瘤，常伴垂体腺瘤。

【生物学行为】

* 肿瘤具有局部侵袭性。诊断后生存率约 1 年。

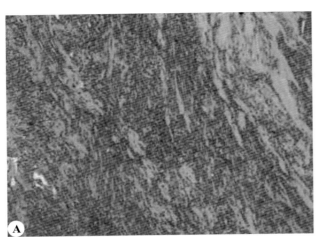
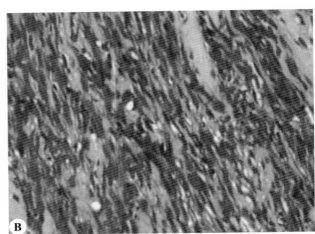

▲ 图 17-4　放射治疗相关性肉瘤

A. 颅中窝放射后滑膜肉瘤，垂体腺瘤手术后 12 年（HE，100×）；B. 放射后诱发滑膜肉瘤，高密度的梭形肿瘤细胞呈片状生长于微弱的透明化基质中（HE，400×）

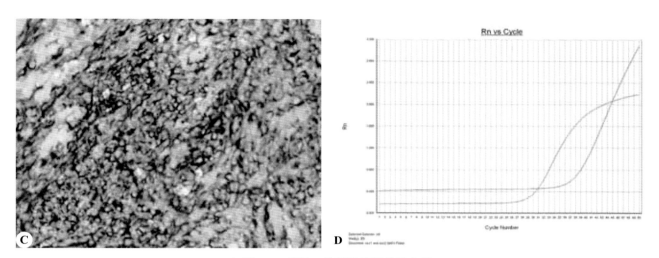

▲ 图 17-4（续）　放射治疗相关性肉瘤

C. 免疫组化染色肿瘤细胞 CD56 明显细胞膜阳性（抗生物素蛋白过氧化物酶 400×）；D. 实时 PCR 显示 t（X；18）（p11：q11）相互易位，使 SYT-SSX1 和 SYT-SSX2 基因融合

第 18 章　家族性肿瘤综合征
Familial Tumor Syndromes

Swetha L Narla　Sushama V Patil　著

刘雪咏　译

一、概述

　　一些癌症易感综合征或家族性肿瘤综合征会影响中枢神经系统。遗传模式最常见的是常染色体显性遗传。这些综合征的散发形式也可在获得新的种系突变时发生。表 18-1 概述了家族性肿瘤综合征及其在中枢神经系统中的表现。

表 18-1　家族性肿瘤综合征

神经纤维瘤病 1 型（*NF1*）	*NF1*	17q11.2	神经纤维瘤、MPNST、视神经胶质瘤、毛细胞型星形细胞瘤、弥漫性胶质瘤（包括胶质母细胞瘤）
神经纤维瘤病 2 型（*NF2*）	*NF2*	22q12.2	双侧前庭神经鞘瘤、其他神经鞘瘤、脑膜瘤、室管膜瘤（主要是脊柱）、胶质错构瘤、脑膜血管瘤病、颅内钙化、神经鞘瘤病
神经鞘瘤病	*INI1/hSNF5/BAF47/SMARCB1*	22q11.2	非前庭神经鞘瘤、脑膜瘤
von Hippel-Lindau 病	*VHL*	3q25	血管母细胞瘤
结节性硬化复合症	*TSC1* *TSC2*	9q34 16p13	室管膜下巨细胞星形细胞瘤、大脑皮质结节、白质异位、室管膜下错构瘤性结节
Li-Fraumeni 综合征	*TP53*	17p13	星形细胞瘤、胶质母细胞瘤、髓母细胞瘤、脉络丛肿瘤
Cowden 病	*PTEN*	10q23.2	Lhermitte-Duclos 病（小脑发育不良性节细胞瘤）、巨头畸形
Turcot 综合征 （BTPS）1 型 （BTPS）2 型	错配修复基因 *APC*	多基因 5q21	间变性星形细胞瘤、少突胶质细胞瘤和胶质母细胞瘤、髓母细胞瘤、松果体母细胞瘤、其他胚胎瘤
Gorlin 综合征（NBCCS）	*PTCH*	9q22.3	髓母细胞瘤（促纤维增生 / 结节型及伴广泛结节形成型髓母细胞瘤）
横纹肌样肿瘤易感综合征	*INI1/hSNF5/BAF47/SMARCB1*	22q11.2	非典型畸胎样 / 横纹肌样瘤、脉络丛癌、髓母细胞瘤、其他中枢神经系统胚胎性肿瘤
Carney 综合征	*PRKARIA*	17q24	生长激素细胞性腺瘤、沙砾体色素性神经鞘瘤

BTPS. 脑肿瘤息肉病综合征；MPNST. 恶性外周神经鞘瘤；NBCCS. 痣样基底细胞癌综合征

二、神经纤维瘤病 1 型

【定义】

一种常染色体显性遗传病，以神经纤维瘤、多发性咖啡牛奶斑、腋下和腹股沟雀斑状色素沉着、视神经胶质瘤、骨病变和虹膜错构瘤（Lisch 结节）为特点（WHO，2016）（表 18-2）。

它是最常见的综合征之一，也被称为外周神经纤维瘤病或 von Recklinghausen 病。

【发病率】

- 1/3000。

【年龄及性别分布】

- 男女发病率均等。
- 儿童发病率高于成人。

表 18-2　根据 NIH 关于 NF1 共识会议的 NF1 诊断标准

NF1 的诊断至少需要满足以下 2 项。
- 咖啡牛奶斑
  - 儿童：5 个以上直径≥ 0.5cm 的斑点
  - 成人：6 个以上直径≥ 1.5cm 的斑点
- ≥ 1 个丛状神经纤维瘤或≥ 2 个任何类型的神经纤维瘤
- 腋窝或腹股沟雀斑样色素沉着
- 蝶骨翼发育不良或缺如，或者长骨皮质薄或发育不良（± 假关节）
- 视神经胶质瘤
- ≥ 2 个虹膜错构瘤（Lisch 结节）
- 一级亲属有 NF1

NF1. 神经纤维瘤病 1 型；NIH. 美国国立卫生研究院

【相关的肿瘤】

- 嗜铬细胞瘤、类癌（通常是十二指肠类癌）、甲状腺髓样癌、幼年型黄色肉芽肿、横纹肌肉瘤、胃肠道间质瘤（gastrointestinal stromal tumor, GIST）。

【遗传学谱系】

- 常染色体显性遗传病。
- 约 50% 的病例由于新的突变而散发。NF1 的基因产物是一种细胞质蛋白、神经纤维蛋白。

- 神经纤维蛋白是 RAS 通路的负调控因子。

【预后】

- 多因素，尤其取决于疾病的严重程度。约 10% 发展成恶性外周神经鞘瘤（MPNST）。
- 发展成 MPNST、胶质瘤和白血病，预后差。

三、神经纤维瘤病 2 型

【定义】

- 常染色体显性遗传病，以肿瘤性和发育不良性病变为特点，主要影响神经系统，双侧前庭神经鞘瘤具有诊断价值（WHO，2016）。
- 施万细胞、脑膜上皮细胞和胶质细胞的肿瘤和错构瘤增生。

【发病率】

- 1/35 000。

【年龄及性别分布】

- 平均发病年龄约 22 岁。
- 男女发病率均等。
- 诊断标准见表 18-3。

表 18-3　NIH 有关 NF2 共识会议的 NF2 诊断标准

NF2 的诊断标准
- 双侧前庭神经鞘瘤；或
- 一级亲属有 NF2、单侧前庭神经鞘瘤；或
- 以下任何两个：脑膜瘤、神经鞘瘤、胶质瘤、神经纤维瘤、球后晶状体混浊；或
- 单侧前庭神经鞘瘤和以下任意两个
  - 脑膜瘤、神经鞘瘤、胶质瘤、神经纤维瘤、球后晶状体混浊；或
  - 多发脑膜瘤和单侧前庭神经鞘瘤；或
  - 任意两个：神经鞘瘤、胶质瘤、神经纤维瘤、白内障

NF2. 神经纤维瘤病 2 型；NIH. 美国国立卫生研究院

【大体检查及镜下特征】

- 与散发性神经鞘瘤相似，但前庭神经鞘瘤

更可能是多中心、多结节、高增殖活性。

- 第二常见的肿瘤是纤维母细胞型和过渡型脑膜瘤。

【免疫表型】

- 在与 NF2 和神经鞘瘤病相关的神经鞘瘤肿瘤中，INI-1 染色呈马赛克图样模式，而非综合征型神经鞘瘤表达保留。

【遗传学谱系】

- NF2 基因是一个位于 22q12.2 的抑癌基因。
- 100% 的家族性病例和 60% 的散发性病例发生突变。

【预后】

- NF2 的死亡率高于 NF1。

四、von Hippel-Lindau 病

【定义】

一种常染色体显性遗传病，以肾透明细胞癌、中枢神经系统和视网膜毛细血管母细胞瘤，嗜铬细胞瘤、胰腺和内耳肿瘤（WHO，2016）。

【发病率】

- 1/50 000～1/30 000。

【年龄及性别分布】

- 中枢神经系统血管母细胞瘤平均发病年龄 33 岁。
- 诊断标准见表 18-4。
- von Hippel-Lindau（VHL）家族分为两种类型，即 1 型（无嗜铬细胞瘤）和 2 型（有嗜铬细胞瘤）。
- 2 型进一步分为 2A 型（血管母细胞瘤伴低风险肾细胞癌）、2B 型（血管母细胞瘤伴高风险肾细胞癌）和 2C 型（仅限嗜铬细胞瘤）。

表 18-4　**von Hippel-Lindau 病的诊断标准**

- 2 个或 2 个以上的中枢神经系统或视网膜血管母细胞瘤
或
- 一个中枢神经系统或视网膜血管母细胞瘤，以及下列之一
  - 多发性肾、胰腺或肝囊肿
  - 嗜铬细胞瘤
  - 肾癌
  - 内淋巴囊瘤
  - 附睾或阔韧带的乳头状囊腺瘤
  - 胰腺的神经内分泌肿瘤
或
- 明确的 VHL 家族史及下列之一
  - 中枢神经系统或视网膜血管母细胞瘤
  - 多发性肾、胰腺或肝囊肿
  - 嗜铬细胞瘤
  - 肾癌，患者年龄小于 60 岁
  - 附睾囊腺瘤

【大体检查】

- 中枢神经系统血管母细胞瘤，囊性肿物，伴附壁强化结节。

【镜下特征】

- 富于血管肿瘤。
- 两种成分如下。
  - 透明、泡沫状大间质细胞，肿瘤成分。
  - 丰富的毛细血管网。
- 约 10% 显示髓外造血。
- 基于间质细胞的形态，分为两种类型，即网状型（85%～90%）和细胞型（10%～15%）。

【免疫表型】

1. 间质细胞

- NCAM1、S100、Vimentin、ezrin、神经元特异性烯醇化酶、D2-40、抑制素不同程度免疫阳性。
- 水通道蛋白 -1、CXCR4、brachyury、VEGF、HIF2A。

2. 内皮细胞

- CD31、CD34、血管性血友病因子、血小

板源性生长因子受体（PDGFR）免疫阳性。

【鉴别诊断】

- 转移性肾透明细胞癌，CD10 阳性。
- 血管瘤型脑膜瘤，inhibin 阴性。

【遗传学谱系】

- VHL 抑癌基因位于染色体 3p25。
  - ➢ 1 型存在 VHL 缺失或无义突变。
  - ➢ 2 型存在 VHL 错义突变。

【预后】

- 肾细胞癌和中枢神经系统血管母细胞瘤并发症导致的死亡。

五、结节性硬化复合症

【定义】

以错构瘤和多器官良性肿瘤为特点的家族性疾病。

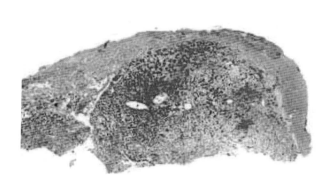

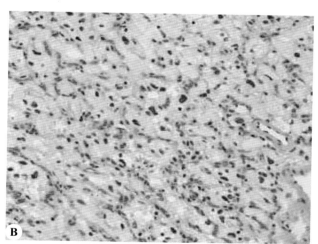

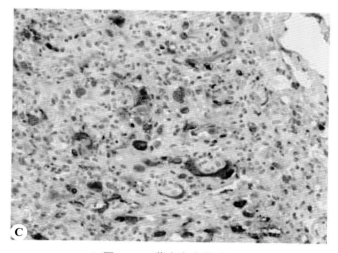

▲ 图 18-1　蒙太奇家族综合征

A. 毛细血管型血管母细胞瘤。病灶内可见大量毛细血管，间质稀疏（HE，20×）；B. 毛细血管型血管母细胞瘤：毛细血管在大小间质细胞之间走行，大细胞核深染、胞质泡沫状（HE，200×）；C. 血管母细胞瘤免疫染色显示细胞质抑制素阳性（抗生物素过氧化物酶，400×）

【发病率】

- 1/6000。
- 第二常见的中枢神经系统遗传性肿瘤综合征。

【年龄及性别分布】

- 多数在10岁前表现出综合征体征（5—65岁）。诊断标准见表18-5。

表18-5　结节性硬化复合症的诊断标准

主要特征	次要特征
• 面部血管纤维瘤或前额部斑块	• 多发性随机分布的牙釉质剥蚀
• 非外伤性甲或甲周纤维瘤	• 错构性的直肠息肉
• ≥3个色素减退斑	• 骨囊肿
• 鲨皮斑（结缔组织痣）	• 大脑白质移位束
• 多发性视网膜结节性错构瘤	• 牙龈纤维瘤
• 皮质结节	• 非肾脏错构瘤
• 室管膜下结节	• 视网膜色素缺乏斑
• 室管膜下巨细胞星形细胞瘤	• "五彩纸屑"样皮肤损害
• 心脏横纹肌瘤，单发或多发	• 多发肾囊肿
• 肾脏血管平滑肌脂肪瘤	

确诊：需要满足2个主要特征或1个主要特征伴2个次要特征；可能：需要满足1个主要特征加1个次要特征；可疑：需要满足1个主要特征或至少两个次要特征

- 在其他器官系统也有几种表现。

相关肿瘤

面部血管纤维瘤、视网膜错构瘤、肾脏多发性双侧血管平滑肌脂肪瘤、肾细胞癌、心脏横纹肌瘤、直肠微错构瘤性息肉、肝脏错构瘤、十二指肠和小肠腺瘤性息肉、淋巴管肌瘤、牙龈纤维瘤、骨囊肿。

【遗传学谱系】

- 在2种相关基因中的一种，80%~90%的患者可见种系突变。
- 位于9q34的TSC1编码hamartin蛋白，位于16p13.3的TSC2编码tuberin蛋白。

【预后】

- 10—20岁的发病率和死亡率是由脑肿瘤引起的。
- 30—40岁的死亡率由肾或肺的原因决定。

第 19 章　转移性肿瘤
Metastatic Tumors

Kirti Gupta　Bishan Radotra　著
刘雪咏　译

【定义】

　　起源于中枢神经系统外并通过血行途径扩散到中枢神经系统的肿瘤或（较少发生的）从邻近解剖结构直接侵入中枢神经系统的肿瘤（WHO，2017）。

【发病率】

- 成人最常见的脑肿瘤。
- 准确发病率不清。
- 年发病率为 10～30/10 万。

【年龄及性别分布】

- 所有年龄可见。

【发病部位】

- 75% 以上被认为是孤立性肿瘤，事实上少于 25% 为孤立性肿瘤。
- 80% 的转移灶发生在大脑半球（尤其是额叶），15% 发生在小脑，约 5% 发生在脑干。
- 灰白质交界区，分水岭区和大脑中动脉区最为脆弱。
- 在成人，原发部位包括肺（50%）、乳腺（15%）、皮肤黑色素瘤（11%）、未知原发部位（11%）、肾脏和胃肠道。
- 在儿童，白血病、淋巴瘤、神经母细胞瘤、生殖细胞肿瘤、骨源性肉瘤、尤因肉瘤和横纹肌肉瘤可转移到脑。
- 在肺癌中，腺癌和小细胞癌经常转移到脑。
- 脊柱硬膜外转移通常来源于前列腺、乳腺和肺癌，少数来源于非霍奇金淋巴瘤和多发性骨髓瘤。
- 在头颈部原发的肿瘤，可见直接浸润。

【大体检查】

- 实性、边界清楚的灰白色肿瘤；坏死可见。
- 出血常见于绒毛膜癌、黑色素瘤和透明细胞肾细胞癌。
- 黑色素瘤的转移使颜色从棕色变成黑色。
- Dural 转移常生长为斑块样病变。

【镜下特征】

- 边界清楚。
- 可见血管周围生长模式。
- 可沿蛛网膜下腔和 V-R 间隙软脑膜播散。
- 转移瘤类似于原发肿瘤组织学，或可无分化。
- 邻近脑实质显示不同程度的胶质增生、水肿或炎症。
- 腺样囊性癌常沿第五脑神经延伸。

【组织化学】

- 阿辛蓝和黏胭脂红染色有助于突出黏蛋白。
- Masson-Fontana 或 Schmorl 染色突出转移性无色素黑色素瘤中的色素（表 19-1）。

【免疫表型】

- 有助于确定原发性肿瘤。
- 免疫反应可能是局部的或微弱的。
- 对于原发灶未知的低分化癌，最基本的组

表 19-1　有助于提示原发肿瘤的免疫组织化学

肿　瘤	免疫表型
癌	细胞角蛋白 +
• 鳞状细胞癌	p63+、p40+、CK5/6+
• 肺腺癌	CK7+、CK20−、TTF1+、NapsinA+
• 乳腺癌	CK7+、CK20−、ER±、Her2/neu±、GCDFP-15+、GATA-3+、Mammaglobin+
• 结直肠癌	CK7−、CK20+、CDX-2+
• 肾细胞癌	CD10+、RCC+、PAX8+、PAX2+、Vimentin+
• 移行细胞癌	CK7+、CK20+、GATA-3+、Thrombomodulin+
• 卵巢癌	ER±、PAX8+、WT-1+
• 甲状腺癌	TTF1+、Thyroglobulin+、PAX8+
• 前列腺癌	PSA+、Prostein+
• 肝细胞癌	HepPar-1+、CD10+、Arginase-1+、Glypican-3+
肉瘤	Vimentin+、CK−
• 平滑肌肉瘤	SMA+、Desmin+
• 横纹肌肉瘤	Desmin+、Myogenin+、MyoD1+
• 血管肉瘤	F8+、CD31+、CD34+
生殖细胞肿瘤	PLAP+、OCT3/4+、SALL4+、CK−
• 生殖细胞瘤 / 精原细胞瘤	CD117+
• 胚胎性癌	CD30+
• 绒毛膜癌	Beta−、hCG+
• 卵黄囊瘤	AFP+
黑色素瘤	S100+、Melan-A+、HMB45+、SOX10+、Tyrosinase+、CK−
淋巴瘤和白血病	LCA+、CD20±、CD3±、CD79a±、CD43± 和其他特定谱系的特定标记

ER. 雌激素受体；GCDFP-15. 巨囊性病液体蛋白 −15；PSA. 前列腺特异抗原；PLAP. 胎盘碱性磷酸酶；AFP. 甲胎蛋白；CK. 细胞角蛋白；LCA. 白细胞共同抗原

神经内分泌肿瘤嗜：铬蛋白 +、突触素 +、CD56+

化应该包括 CK7、CK20、TTF-1 和雄性 PSA。

• 某些原发性肿瘤的典型免疫表型（表 19-1）。

【鉴别诊断】

• 胶质母细胞瘤：浸润性边缘，中度至明显多形性细胞，表达胶质纤维酸性蛋白（GFAP）。

• 间变性少突胶质细胞瘤：浸润性边缘，伴有神经元卫星现象和 1p/19q 共缺失

• 原发性 CNS 淋巴瘤：浸润性边缘，血管为中心的生长模式和网状纤维的同心圆样结构是其特征，淋巴性标记阳性。

• 血管母细胞瘤（尤其是肾细胞癌的鉴别诊断）：inhibin 阳性。肾细胞癌的标记，CD10、PAX2 和 PAX8 阴性。

• 脉络丛乳头状瘤和癌：CK7、运甲状腺素蛋白、Kir7.2 阳性，CK20 阴性。

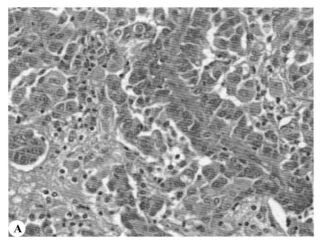
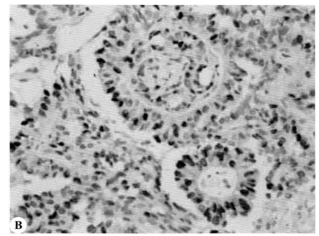

▲ 图 19-1　转移性肿瘤

A. 转移性癌伴乳头状结构（400×）；B. 肿瘤细胞 TTF-1 阳性，表明原发于肺

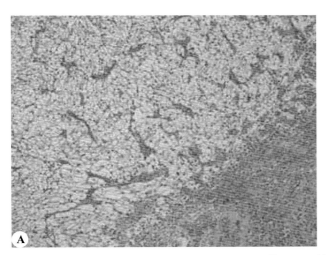
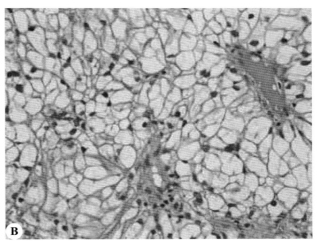

▲ 图 19-2　转移性肾细胞癌

A. 转移灶通常边界清楚（100×）；B. 肿瘤细胞具有丰富的空泡状细胞质和小的均匀核，几乎没有非典型或核分裂（400×）

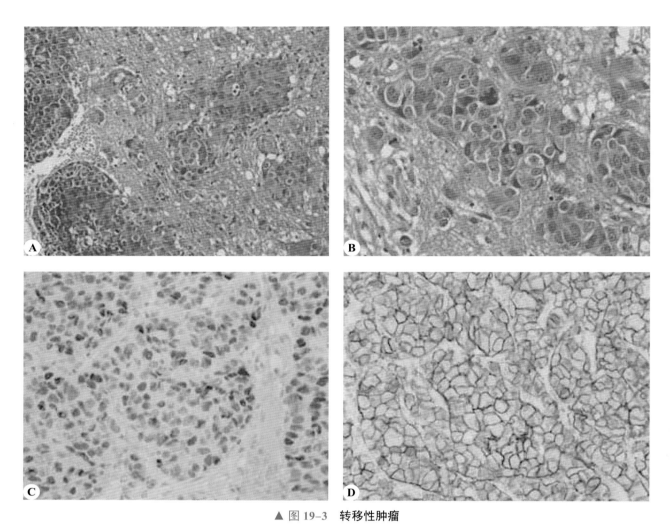

▲ 图 19-3　转移性肿瘤

A. 转移性乳腺癌呈岛状、巢状和单细胞形式排列（200×）；B. 肿瘤细胞显示明显核非典型性，高核质比，核分裂活跃（400×）；C 和 D. 肿瘤细胞雌激素和 Her-2 核阳性（400×）

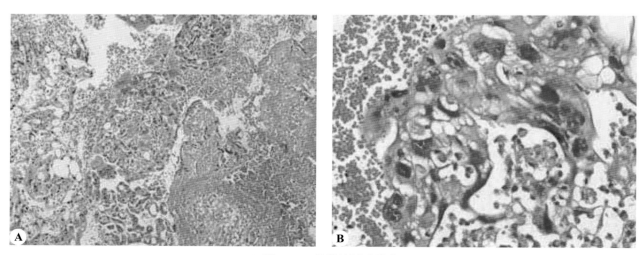

▲ 图 19-4　转移性绒毛膜癌

A. 由细胞滋养细胞和合体滋养细胞组成的岛屿和簇群，周围见大片区域出血（100×）；B. 高倍镜显示细胞滋养细胞和合体滋养细胞（400×）

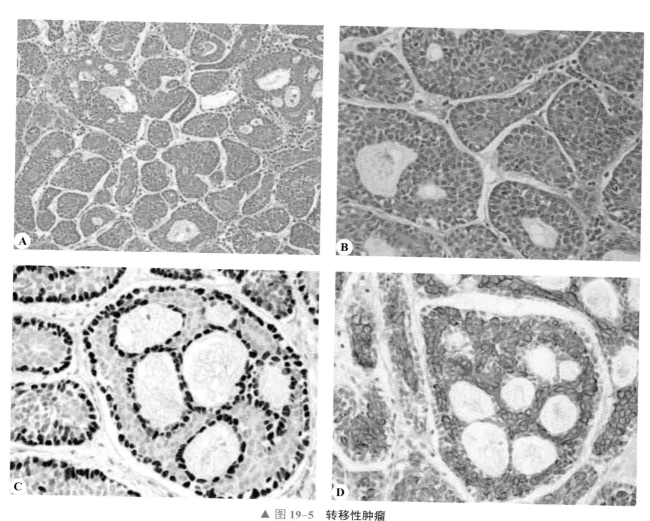

▲ 图 19-5 转移性肿瘤

A 和 B. 转移性腺样囊性癌排列成岛状、巢状，并具有特殊的筛状结构（A 为 100×，B 为 200×）；C. p63 抗体，突出肌上皮细胞（400×）；D. 广角蛋白染色显示肿瘤细胞的细胞质（400×）

第 20 章 颅底肿瘤
Tumors of the Skull Base

Tanush Vig　Geeta Chacko　著

刘雪咏　译

一、概述

在颅底可见广泛肿瘤，它们或起源于颅穹窿，或起源于颅内或颅外结构。

起源于颅底脑膜、神经血管结构、颅底和头颈的颅下结构。许多肿瘤都是颅底相邻部位发生的肿瘤的延伸。

基于位置的分类对临床病理的相关性及确定手术入路都是有用的。

颅底可分为 3 个主要区域，即前颅底、中颅底和后颅底。

（一）颅前窝、颅中窝或颅后窝

- 脑膜瘤。
- 孤立性纤维性肿瘤 / 血管外皮细胞瘤。
- 包括尤因肉瘤在内的肉瘤。
- 骨肿瘤，如骨肉瘤、软骨肉瘤、脊索瘤、巨细胞瘤、浆细胞瘤、骨瘤。
- 转移肿瘤，包括癌和恶性肿瘤。

（二）颅前窝

- 嗅母细胞瘤。
- 鼻咽癌。
- 青少年血管纤维瘤。
- 其他鼻部及副鼻部肿瘤。

- 眼眶肿瘤（包括泪腺肿瘤）。

（三）颅中窝

- 鞍区肿瘤。
- 中耳肿瘤。

（四）颅后窝

- 神经鞘瘤。
- 血管球瘤。

由于上述肿瘤有几个起源于脑膜，它们已在"第 11 章 脑膜瘤"和"第 12 章 间质非脑膜上皮性肿瘤"中介绍。

由于 25%～35% 的脊索瘤发生于颅底，软骨肉瘤占颅底肿瘤的 5%～6%，本章将讨论这两种肿瘤。

二、脊索瘤

【定义】

- 起源于胎儿脊索残留的中线骨肿瘤。
- 具有低级别生物学行为，局部破坏性。

【发病率】

- 罕见肿瘤，占所有原发性骨肿瘤的不到 5%，约占所有颅内肿瘤的 0.2%。

【年龄及性别分布】

- 最常见于成年人（40—60 岁）；只有 5% 的肿瘤发生在 20 岁以下。
- 男性占优势（男女比为 2 : 1），颅底脊索瘤（男女比为 3 : 2）。

【发病部位】

- 约 50% 脊索瘤累及骶尾部，其次为颅底的斜坡、蝶枕（25%~35%）及脊柱（15%~25%）。
- 约 2/3 的颅底脊索瘤发生于鞍区 / 鞍旁部位。

【大体检查】

- 分叶状肿块，边缘浸润。
- 表面软、胶质或黏液样，黄褐色 / 灰色。
- 局部出血和囊性变不常见。

【镜下特征】

包括 3 种类型，即经典型、软骨样型和去分化型。

1. 经典型

- 肿瘤被纤维带分隔成小叶状。
- 小叶内大的肿瘤细胞呈索状、带状或巢状排列。
- 突出的细胞膜和黏液样蓝色基质。
- 细胞质表现为气泡状（病变特征，但对诊断不是必需的）。
- 偶尔发生异常细胞学改变，但不影响预后。

2. 软骨样型

- 常规型脊索瘤 + 软骨化生区域。

- 通常发生于蝶枕。
- 易误诊为软骨肉瘤。
- 类似的生物学。

3. 去分化型

- 相对于经典型脊索瘤，去分化型是高级别肉瘤。
- 不常见。

【免疫表型】

- 阳性：S100 蛋白、细胞角蛋白、上皮膜抗原（EMA）、癌胚抗原（CEA）、Vimentin、brachyury（最特异性的免疫染色）。
- 阴性：CK7、CK20。

【预后】

1. 不良预后特征

- 体积大。
- 外科边界不清。
- 显微镜下见肿瘤坏死。
- Ki-67 增殖指数大于 5%。

2. 去分化

- 预后不良和局部复发常见（45%~70%）。
- 耐化学性。
- 5 年和 10 年生存率分别为 45%~77% 和 28%~50%。

【鉴别诊断】

- 软骨肉瘤。
- 软组织的副脊索瘤 / 肌上皮瘤。
- 转移癌 – 肾细胞癌、印戒细胞癌。
- 见表 20-1。

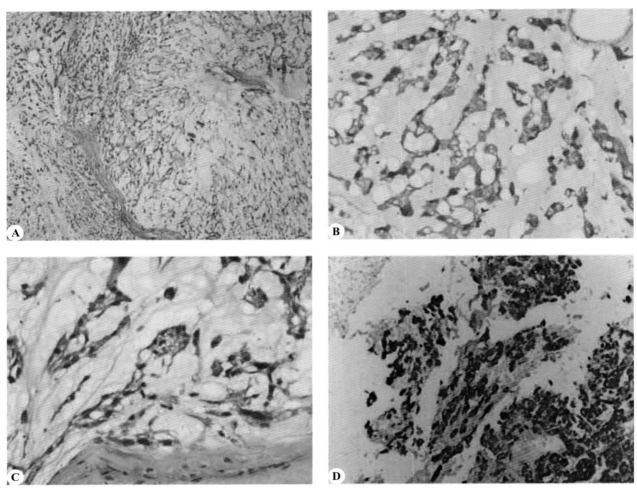

▲ 图 20-1　颅底肿瘤

A. 低倍镜显示脊索瘤，肿瘤被纤维带分隔成小叶状（HE，100×）；B. 脊索瘤，肿瘤小叶内的大细胞排列于黏液样基质中（HE，200×）；C. 带有泡状空泡的细胞质－磷酸盐化细胞（HE，400×）；D. 免疫过氧化物酶染色显示广角蛋白胞质强阳性（200×）

表 20-1　脊索瘤免疫组织化学特征的鉴别诊断

	脊索瘤	软骨肉瘤	软组织肌上皮瘤	转移性肾细胞癌	转移性印戒细胞癌
广谱 CK	+	−	±	+	+
CK7	−	−	−	±	+（胃起源）
CK20	−	−	−	−	+（肠）
CK19	+	−	−	−	+（肝胆）
S100	+	+	+	−	−
Vimentin	+	+	+	+	−
PAX-8	−	−	−	+	−
Brachyury	+	−	−	−	−

三、软骨肉瘤

【定义】

- 软骨形成的恶性骨肿瘤。
- 生长缓慢，局部侵袭性肿瘤。

【发病率】

- 第二常见的骨原发性肉瘤罕见肿瘤。
- 占原发性恶性骨肿瘤的 11%，约占颅内肿瘤不到 0.1%。
- 可发生于头盖骨和椎骨。
- 占颅底肿瘤的 5%～6%。
- 大多数颅底软骨肉瘤出现在中颅底，其次是前颅底和后颅底。

【年龄及性别分布】

- 最常见于成年人（30—60 岁）。
- 无性别偏向。

【大体检查】

- 分叶状肿块。
- 表面呈珍珠白或浅蓝色。
- ± 囊性或黏液样改变。
- ± 钙化。

【镜下特征】

- 类型：经典型、透明细胞型、黏液样型、间叶性和去分化型。
- 在颅底经典型是最常见的类型。

1. 经典型软骨肉瘤

- 突出的蓝灰色软骨基质。
- 不规则的软骨小叶。
- 大小不一的非典型软骨细胞。
- 可见双核和多核软骨细胞。
- 黏液样改变和液化改变常见。
- 高级别肿瘤的核分裂和坏死。
- 分级是基于细胞异型性、核大小、深染和核分裂活性。
- 大多数经典型软骨肉瘤是低级别的。

2. 去分化型

- 相对于低级别经典型软骨肉瘤，去分化型是高级别梭形细胞肉瘤。
- 与经典型软骨肉瘤相同部位。

3. 间叶性软骨肉瘤

- 通常基于硬膜，已在"第 12 章　间质非脑膜上皮性肿瘤"中讨论。

4. 其他组织学类型

- 颅底罕见。

【免疫表型】

- 阳性：S100 蛋白。
- 阴性：CK、EMA、Brachyery。

【预后】

- 组织学级别（1～3 级）：临床行为、转移和预后最重要的指标。
- 最常见的颅底软骨肉瘤的组织学分级为 1 级和 2 级。
- 去分化软骨肉瘤侵袭性强，预后不良（5 年生存率为 7%～20%）。

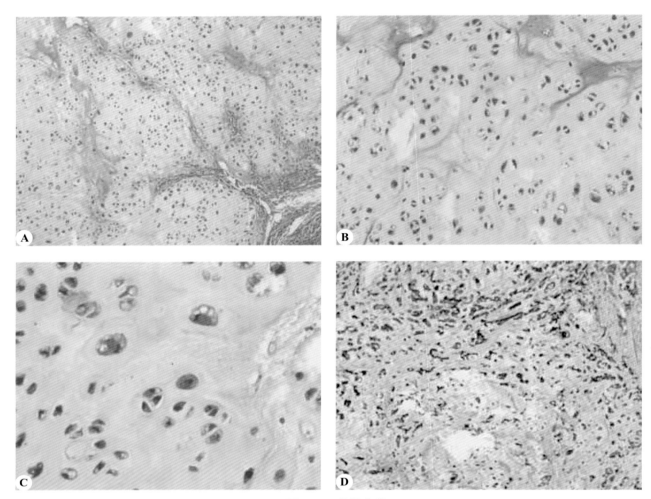

▲ 图 20-2　软骨肉瘤

A. 低级别软骨肉瘤，不规则的软骨小叶位于蓝灰色软骨基质中（HE，40×）；B. 软骨肉瘤，显微镜下显示细胞多形性和核多形性（HE，200×）；C. 高倍镜显示软骨肉瘤具有非典型核、双核和多核（HE，400×）；D. 软骨肉瘤中 S100 蛋白的免疫过氧化物酶染色（100×）

第21章　脊柱肿瘤
Tumors of the Spine

Geeta Chacko　著
郅　程　译

一、概述

脊柱肿瘤是发生于脊椎骨骼或脊髓的肿瘤。这些肿瘤起源于脊椎、脊膜、神经血管及其周围组织。

- 由于脊柱肿瘤在本书的其他章节中都有讨论，本章仅提供基于位置的分类以供参考。
- 脊椎原发性骨肿瘤的发生率＜ 10%。
- 脊髓肿瘤中，60% 为髓外肿瘤，30% 为髓内肿瘤，10% 为髓外和髓内混合性肿瘤。
- 脊柱肿瘤可分为脊椎良性及恶性肿瘤、脊髓髓外和髓内肿瘤。

二、脊椎良性肿瘤

任何良性骨肿瘤均可累及脊椎椎体，最常见的肿瘤包括以下几种。

- 骨软骨瘤。
- 内生性软骨瘤。
- 软骨母细胞瘤。
- 骨样骨瘤。
- 骨母细胞瘤。
- 骨巨细胞瘤。
- 血管瘤。
- 动脉瘤样骨囊肿。

- 嗜酸性肉芽肿。

表 21-1 列出了脊椎常见的良性肿瘤。

三、脊椎恶性肿瘤

发生于脊椎的恶性肿瘤中，转移性肿瘤更为常见。最常见的恶性骨肿瘤包括以下几种。

- 脊索瘤。
- 软骨肉瘤。
- 骨肉瘤。
- 尤因肉瘤。
- 多发性骨髓瘤和孤立性浆细胞瘤。
- 转移性肿瘤。

表 21-2 列出了脊椎恶性肿瘤的概况。

四、脊髓髓外肿瘤

脊髓髓外肿瘤约占脊髓肿瘤的 70%，而脊髓髓内肿瘤约占 30%。

脊髓髓外肿瘤包括以下几种。

1. 原发性肿瘤

- 神经鞘膜肿瘤。
  - ➢ 神经鞘瘤。
  - ➢ 神经纤维瘤。
  - ➢ 恶性外周神经鞘膜肿瘤。
- 脑膜瘤。

表 21-1　脊椎良性肿瘤的特征

	发病率	年龄及性别	常见部位
骨软骨瘤	占原发性脊柱肿瘤 4% 以下，是脊柱最常见的原发性骨肿瘤	20—40 岁，男性＞女性	• 颈椎，特别是中线位置 • 椎体后侧附件 • 年轻患者可见多发性遗传性外生骨疣
内生性软骨瘤	占所有内生性软骨瘤的 2%	10—40 岁	• 椎体
软骨母细胞瘤	罕见	青少年和年轻人，男性＞女性	• 脊柱的前部或后部 • 见于颈椎、胸椎、腰椎
骨样骨瘤	占所有骨样骨瘤的 10% 以下，占原发性脊柱肿瘤的 18%	10—20 岁，男性＞女性	• 腰椎 • 椎体后侧附件
骨母细胞瘤	占所有骨母细胞瘤的 30%～40%	10—30 岁，男性＞女性	• 椎体后侧附件 • 可累及椎体
骨巨细胞瘤	占所有骨巨细胞瘤的 8%～10%，占原发性脊柱肿瘤的 7%～10%	20—40 岁，女性＞男性	• 椎体 • 骶骨更常见
血管瘤	最常见的脊柱原发性肿瘤，发病率为 10%～12%	任何年龄，男性＝女性	• 胸腰椎 • 椎体
动脉瘤样骨囊肿	占所有动脉瘤样骨囊肿的 10%～30%，占原发性脊柱肿瘤的 15%	＜20 岁，女性＞男性	• 胸椎和腰椎 • 椎体后侧附件
嗜酸性肉芽肿	罕见	儿童（5—10 岁）	• 椎体

表 21-2　脊柱恶性肿瘤特征

	发病率	年龄及性别	常见部位
脊索瘤	脊柱最常见的原发性恶性骨肿瘤	＞50 岁，男性＞女性	• 腰骶肿瘤的 50% 为脊索瘤 • 最常见的骶骨区肿瘤
软骨肉瘤	约占所有软骨肉瘤的 12%，脊柱第二最常见的原发性恶性骨肿瘤	40—60 岁，男性＞女性	• 骶骨 • 胸椎 • 低级别软骨肉瘤更常见
骨肉瘤	占所有骨肉瘤的 3%～5%，占脊柱原发性恶性肿瘤的 4%～14%	0—30 岁，男性＞女性	• 骶骨和胸椎 • 椎体 • 见于老年、放疗后或 Paget 病患者
尤因肉瘤	占所有尤因肉瘤的 3%～4%	0—20 岁，男性＞女性	• 其次是骶尾骨、腰椎和胸椎 • 椎体、椎体后侧附件 • 或两者兼有 • 常出现 t（11；22）（q24；q12）易位或 EWS-FLI1（或其他 EWS 变体）融合
多发性骨髓瘤和孤立性浆细胞瘤	占多发性骨髓瘤的 30%～50%	40—70 岁，男性＞女性	• 下胸廓，上腰椎 • 椎体
转移性肿瘤	占脊柱肿瘤的 90% 以上	老年人	• 80% 发生于椎体 • 20% 发生于椎体后侧附件 • 60%～70% 发生于胸椎 • 原发性肿瘤的常见部位为乳腺、肺和前列腺 • 软组织肉瘤既可以是血源性转移而来，也可以是直接蔓延

- 室管膜瘤。
- 其他肿瘤或瘤样病变如下。
  - ➢ 副神经节瘤。
  - ➢ 表皮样病变。
  - ➢ 皮样病变。
  - ➢ 脂肪瘤。
  - ➢ 孤立性纤维性肿瘤 / 血管外皮细胞瘤。
  - ➢ 畸胎瘤。
  - ➢ 血管母细胞瘤。
  - ➢ 神经节瘤。
  - ➢ 黑色素瘤。

2. 转移性肿瘤

表 21-3 列出了脊髓髓外肿瘤的概况。

五、脊髓髓内肿瘤

这些肿瘤占中枢神经系统肿瘤的 2%～4% 和脊髓肿瘤的 20%～25%。成年人的脊柱肿瘤中 10% 为髓内肿瘤，儿童约占 35%。脊髓髓内肿瘤包括以下几种。

1. 原发性肿瘤

- 胶质瘤。
  - ➢ 星形细胞瘤 *。
  - ➢ 室管膜瘤 *。
- 其他类型肿瘤。
  - ➢ 少突胶质细胞瘤。
  - ➢ 室管膜下瘤。

表 21-3　脊髓髓外肿瘤的特征

	发病率	年龄及性别	常见部位
神经鞘膜肿瘤 施万细胞瘤 神经纤维瘤	约占硬膜内脊髓肿瘤的 1/3	30—50 岁，男性＝女性	• 60%～80% 位于硬膜内 • 10%～15% 位于硬膜内及硬膜外 • 神经鞘瘤比神经纤维瘤更常见 • 最常见部位为腰骶段 • 多发性神经鞘瘤见于神经鞘瘤病和神经纤维瘤病 2 型 • 神经鞘瘤多位于背侧神经根，神经纤维瘤多位于前神经根
脑膜瘤	占所有脑膜瘤的 12%，脊柱肿瘤的 45%	40—70 岁，女性明显占优势	• 胸椎最常见 • 主要发生于硬膜内 • 10% 见于硬膜外或硬膜外和硬膜内 • 大多数位于脊髓的外侧和后侧 • 多发性脑膜瘤常合并神经纤维瘤病 2 型 • 脑膜皮型和沙砾体型是最常见的亚型
室管膜瘤	约占髓外肿瘤的 15%，占脊髓室管膜瘤的 40%	20—50 岁，男性＞女性	• 硬膜内的最常见 • 80% 的马尾室管膜瘤属于黏液乳头型室管膜瘤
副神经节瘤	罕见	30—50 岁，男性＞女性	• 马尾和腰椎最常见
皮样囊肿和表皮样囊肿	罕见	20 岁以下	• 腰骶部最常见
转移性肿瘤	罕见	成人	• 肺、前列腺、乳腺、黑色素瘤或淋巴瘤等恶性肿瘤颅内转移 • 原发性中枢神经系统肿瘤、胶质瘤和髓母细胞瘤等颅内转移 • 多见于胸腰椎

➢ 节细胞胶质瘤。

➢ 中枢神经细胞瘤。

➢ 血管母细胞瘤 *。

➢ 黑色素瘤。

2. 转移性肿瘤

表 21-4 显示了文中用 * 标记的脊髓常见髓内肿瘤的概述。

表 21-4　脊髓髓内肿瘤的特征

	发病率	年龄及性别	常见部位
星形细胞瘤	占成人髓内肿瘤的 30%，占儿童髓内肿瘤的 90%	儿童及成年人，男性 = 女性	• 大多数为低级别胶质瘤，如毛细胞型星形细胞和纤维型星形细胞瘤 • 10%～15% 为高级别胶质瘤，如间变性星形细胞瘤或胶质母细胞瘤 • 重要的是要除外高级别肿瘤的脑脊液播散 • 儿童好发于颈段或胸段脊髓 • 成人好发于颈段脊髓
室管膜瘤	占成人髓内肿瘤的 40%～60%，占儿童髓内肿瘤的 16%～35%	成年人，30—50 岁	• 多数位于颈胸段脊髓 • 可发生于胸段脊髓或胸腰段脊髓 • 常与周围脊髓形成良好平面 • 多数为 WHO Ⅱ级 • WHO Ⅲ级少见 • 存在 SP-SE（6q 缺失）、SP-EPN（NF2 突变）和 SP-MPE（多条染色体扩增或缺失）3 个分子亚组
血管母细胞瘤	占髓内肿瘤的 3%～8%	成人常散发于 20—40 岁，男性＞女性早期常合并 VHL 综合征	• 散发性或合并 VHL 综合征 • 最常见于颈段或胸段脊髓
转移性肿瘤	罕见	成人	• 肺原发肿瘤转移最常见 • 颈椎脊髓和脊髓圆锥较常见

VHL. von Hippel-Lindau 综合征；WHO. 世界卫生组织

下 篇

其他神经系统病变与损伤
Other Neurological Disorders and Injuries

第 22 章 神经系统动脉瘤与血管畸形
Aneurysms and Vascular Malformations of the Nervous System

一、颅内动脉瘤

Nandeesh BN 著

郅 程 译

【定义】

- 颅内动脉瘤是指颅内血管不可逆的异常扩张。

【发病率】

- 脑动脉瘤并不常见。
- 在尸检研究中的发生率为 0.4%~3.6%，在血管造影研究中患病率为 3.7%~6%。

【年龄及性别分布】

- 大多数的患者为成年人（40—60 岁），20 岁以下发病率＜5%。
- 男女发病比为 2：3。

【病因、发病机制及风险因素】

- 多因素病因学：遗传易感性和后天因素参与了颅内动脉瘤的发生发展。
- 女性、老年人、"非白种人"种族是颅内动脉瘤和蛛网膜下腔出血的危险因素。
- 遗传因素在早发性家族性囊状动脉瘤和蛛网膜下腔出血中起重要作用。
  - ➢ 遗传性疾病包括常染色体显性多囊肾（ADPKD）、神经纤维瘤病 1 型、马方综合征等。
  - ➢ 与动脉瘤发育相关的基因包括 Perlecan（PLC）、Elastin、1 型胶原蛋白 A2、内

皮—氧化氮合酶（endothelial nitric oxide synthase，eNOS）。

- 高血压和高胆固醇血症是重要的环境危险因素。
- 遗传和生物力学因素（血流动力学和动脉壁的完整性）在脑动脉瘤的演变和发展过程中相互作用。这些因素会损伤血管壁（中膜／外膜／内弹力板）结构和功能的完整性。

【分类及发病部位】

动脉瘤可通过多种方式进行分类。

1. 根据形成动脉瘤壁的层数分类

(1) 真性动脉瘤：动脉瘤的壁由血管壁的三层（内膜、中膜和外膜）构成。然而，动脉瘤的壁也可能稀薄及退化。

(2) 假性动脉瘤：由于血管壁破裂，血肿形成，血肿被血管外膜或邻近血管的周围结缔组织所分隔开。

2. 根据形状分类

(1) 囊状动脉瘤

- 最常见的颅内动脉瘤类型（＞90%）。
- 发病部位如下。
  - ➢ 通常发生于动脉的分叉处。
  - ➢ 90% 位于 Willis 大动脉环。
    - ◆ 最常见的部位是大脑前交通动脉（35%），其次是颈内动脉（30%，包括大脑后交通动脉和眼动脉）和大脑中动脉（MCA）（22%）。
  - ➢ 椎动脉和基底动脉（后循环）发生的动

脉瘤约占 10%。

> 其他不太常见的部位包括小脑上动脉和小脑前下动脉。

- 1/3 的病例可以发生多发性动脉瘤，通常位于大脑中动脉。

- 大体检查表现如下。

  > 浆果状（圆形）。

  > 可拉长或弯曲，颈部可以宽或窄。

  > 动脉瘤壁薄而透明或钙化而不透明，瘤腔内可能含有层状血栓。

  > 既往出血部位软脑膜呈褐色。

- 组织学如下。

  > 动脉瘤壁中膜及内弹性层缺失或退化，表现为中膜变薄、平滑肌细胞减少。动脉瘤囊的顶部常为含有内衬内皮的不同厚度的纤维结缔组织。

  > 肌内膜细胞增生，内膜可见平滑肌细胞。中层平滑肌细胞可能缺失或排列紊乱。

  > 外膜胶原纤维可被拉长。

(2) 梭形动脉瘤

- 占所有颅内动脉瘤的 3%～13%，通常发生于椎 - 基底动脉。

- 梭形动脉瘤常累及小段血管，但通常累犯整个血管壁。如果这段血管长度延长，并扩张及弯曲，则称为延长扩张症。

- 解剖结构的异常、动脉粥样硬化、胶原或弹性蛋白紊乱及感染或肿瘤侵犯动脉壁都与此动脉瘤的发生相关。

3. 根据管径大小分类

(1) 小型动脉瘤：< 11mm。

(2) 大型动脉瘤：11～25mm。

(3) 巨型动脉瘤：> 25mm。

4. 根据病因分类

可分为先天性动脉瘤、获得性动脉瘤、夹层动脉瘤、感染性动脉瘤和肿瘤性动脉瘤。

(1) 感染性 / 脓毒性动脉瘤

- 占所有颅内动脉瘤的 2.5%～4.5%。

- 多见于脑动脉远端分支，尤其是大脑中动脉（MCA）。

- 一般单发，很少多发。

- 发病机制如下。

  > 由含有病原微生物的栓子引起的动脉壁化脓性炎症，栓子常源自于受感染的心瓣膜或肺静脉。

  > 常见的病原微生物包括金黄色葡萄球菌和草绿色链球菌。

- 由真菌引起的感染性动脉瘤称为真菌性动脉瘤（霉菌性动脉瘤），最常见的真菌是曲霉菌。

  > 真菌性动脉瘤的主要感染部位可能是肺、鼻旁窦、心脏或脑膜。

- 镜下特征如下。

  > 脓毒性动脉瘤：动脉瘤壁可见炎细胞浸润（炎症细胞主要为中性粒细胞），伴灶性坏死。

  > 真菌性动脉瘤：表现出与真菌菌丝存在相似的特征，可能需要特殊染色（PAS 染色和 Gomnori Methanamine 银染色）才能证实。

(2) 夹层动脉瘤

- 夹层是指血管壁撕裂，并伴有血管外血液渗出。

- 与夹层相关的血管扩张称为夹层动脉瘤。

- 发病年龄：主要发生于青年和中年。

- 发病部位：包括椎动脉、基底动脉、大脑中动脉和颈内动脉（锁骨上），可累及双侧动脉。

- 多与获得性和先天的因素相关。

- 头部和颈部钝性损伤或过度伸展也与此相关。

- 病理特点表现为内弹性膜出现异常，包括灶性消失、分裂、磨损和重叠，并形成假的腔隙（动脉壁内有血）。

高血压是 Charcot-Bouchard 动脉瘤（粟粒性

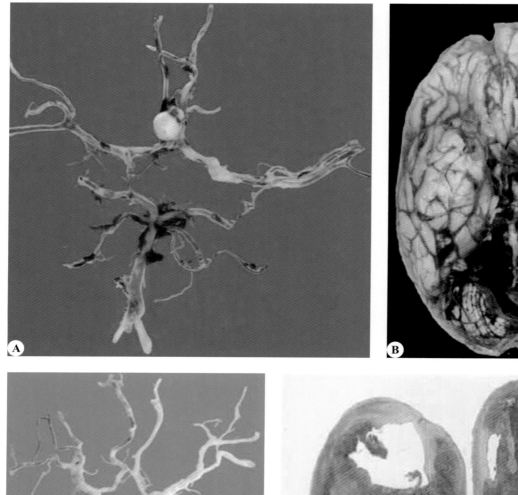

▲ 图 22-1 颅内动脉瘤

A. 显示前交通动脉内的囊状动脉瘤；B. 显示左侧大脑中动脉的巨大栓塞性动脉瘤；C. 显示左侧椎动脉梭形动脉瘤，注意血管中严重的动脉粥样硬化改变；D. 镜下显示动脉瘤的病理特点，注意中膜退化和破坏，只残留外膜的支撑，腔内为新鲜血栓（Masson 染色，10×）

动脉瘤或微动脉动脉瘤）发生的重要致病因素，目前尚不明确。

二、中枢神经系统血管畸形

Rajeswarie RT　Anita Mahadevan　**著**

邳　程　**译**

【定义】

- 一组异质性疾病，包括由血管发育紊乱引起的各种病变。

【发病机制】

- 胚胎发生过程中的发育异常。
- 在胚胎发育的第 3～8 周，调节血管细胞凋亡、生长和成熟的信号通路发生异常。
- 不同分化程度的血管丛细胞持续存在。

【分类】

提出了几种分类系统。

1. 根据血管的口径及其与脑内正常血管和脑实质的关系分类

(1) 先天性血管畸形

- 动静脉畸形（AVM）。

- 海绵状血管瘤。
- 静脉血管瘤。
- 毛细血管扩张症。
- 混合性（组合性）：海绵状和静脉性血管瘤、海绵状血管瘤和毛细血管瘤。
- 动静脉瘘。
- 硬脑膜动静脉瘘。
- Galen 静脉畸形（VGM）。
- 颈动脉海绵窦瘘。

(2) 模拟血管畸形的获得性病变

- 辐射引起的白质损害。
- 静脉窦梗阻引起的血管病变。

2. 基于血流量的分类

- "高流量"血管畸形包括动静脉畸形（AVM）和动静脉瘘。
- "低流量"血管畸形包括海绵状血管瘤、毛细血管扩张症和发育性静脉畸形。

3. 国际血管异常研究学会（ISSVA）分类

- 最近采用的分类方案见表 22-1。
- 将继发于增生活跃的"血管性肿瘤"与因血管发育缺陷造成的"血管畸形"分开。
- 这两种类型的病变具有不同的临床特征、诊断和治疗策略。

表 22-1　血管异常 ISSVA 分类（2014 年 4 月墨尔本第 20 届 ISSVA 研讨会通过）

血管异常				
血管性肿瘤			血管畸形	
良　性	潜在恶性	恶　性	单纯性	混合性
• 婴儿性毛细血管瘤 • 先天性血管瘤 • 簇状血管瘤 • 梭形细胞血管瘤 • 上皮样血管瘤 • 化脓性肉芽肿	• 卡波西型血管内皮瘤 • 网状血管内皮瘤 • 乳头状淋巴内血管内皮瘤（PILA）、Dabska 瘤 • 复合性血管内皮瘤 • 卡波西肉瘤	• 血管肉瘤 • 上皮样血管内皮瘤	• 毛细血管畸形（C） • 淋巴管畸形（LM） • 静脉畸形（VM） • 动静脉畸形（AVM） • 动静脉瘘（AVF）	• 毛细血管 - 静脉畸形（CVM）、毛细血管 - 淋巴管畸形（CLM） • 淋巴管 - 静脉畸形（LVM）、毛细血管 - 淋巴管 - 静脉畸形（CLVM） • 毛细血管 - 淋巴管 - 动静脉畸形（CAVM） • 动静脉畸形（CLAVM）

国际血管异常研究学会（International Society for Study of Vascular Exceptions）对血管异常进行的 ISSVA 数据简化分类，已获得 Creative Commons Attribution 4.0 International License 许可

注意：① "合并"是指在一个病变中发现两种或两种以上的血管畸形；② AVM、AVF、CAVM、CLAVM 为高流量血管畸形

三、动静脉畸形

Rajeswarie RT　Anita Mahadevan　著
郅　程　译

【定义】

- 动静脉畸形（AVM）是指扩张的动脉、动脉化的静脉及厚度和口径不同的静脉的异常缠结，缺乏中间的毛细血管网。
- 导致高压动脉系统与低压静脉系统直接分流。

【发病机制】

- 胚胎期成熟毛细血管床的形成障碍，浅表静脉形成和吸收中断或胚胎早期动脉和静脉通道之间的持续存在。
- 邻近缺氧实质成分分泌的 VEGF 和 bFGF 促进血管生成。
- 最近的报道表明，这些改变可能胚胎期即形成，在出生后，诱导血管生成和炎症反应。

【发病率】

- 无症状 AVM 发病率为 1/2000（0.05%）。
- 有症状性 AVM 发病率为 0.89/10 万。

【年龄及性别分布】

- 最常见于年轻人（平均年龄 30 岁），无性别差异。

【发病部位】

- 可累及大脑或脊髓。
- 多发生于幕上，沿大动脉分布（MCA ＞ ACA ＞ PCA）。
- 较少见的部位是胼胝体和脉络膜丛。
- 约 89% 是单发性病变，如果是多发性，则应考虑是否与遗传性出血性毛细血管扩张症 / 脑面部动静脉畸形综合征（CAMS）等综合征相关。

【临床表现】

- 出血最常见（30%～80%）。
- 癫痫发作是第二常见的症状（15%～35%），是由于出血、含铁血黄素沉积、静脉性高血压及缺血造成。
- 进行性神经功能障碍（21%）是由血管侧支形成、高血流、肿块效应或脑积水、静脉充血及流出道梗阻引起。
- 较小的病变更易诱发出血，而癫痫发作则可能由较大的病变所引起的。
- 每年出血的风险为 2%～4%，动脉瘤形成的风险较高（约 7.6%）。第一年再次出血的风险为 6%～18%。

【影像学特征】

- 影像学诊断标准如下。
  - ➢ 计算机断层扫描 / 磁共振成像（CT/MRI）或常规血管造影检查显示脑实质病灶的存在。
  - ➢ 早期静脉灌注。
- 分为两种类型，最常见的是"肾小球样"AVM，高密度影，病灶内未见脑组织；较为少见的是弥漫性或增生性 AVM，整个病灶内存在脑组织。

【大体检查】

- 各种管径不同及管壁厚薄不一的血管相互缠绕形成楔状致密肿块。
- 病变周围的大脑皮质可见出血，表面存在扩张的厚壁血管。

【镜下特征】

- 病变部位由致密的血管聚集构成，动脉和静脉之间没有毛细血管沟通。
- 动脉性血管成分伴有不同程度的平滑肌增生、纤维化及内弹力板分层。
- 薄壁的静脉。

- 由于血管内压力较高，静脉壁出现不规则的增厚和胶原化。
- 可能存在附壁血栓的形成、钙化或血管周围炎症。
- 周围脑实质胶质细胞增生、萎缩、炎细胞浸润或钙化。

【遗传学谱系】

- 与遗传性疾病有关，特别是在多发性的病变，如遗传性出血性毛细血管扩张症、马方综合征、常染色体显性多囊肾、Osler-Weber-Rendu 综合征。
- 部分属于神经皮肤性综合征，如神经纤维瘤病 1 型、Sturge-Weber 综合征和 Wyburn-Mason 综合征。
- 脑面部动静脉畸形综合征（CAMS）是一种罕见的非遗传性脑 – 视网膜 – 面部血管瘤病，由累及面部、眼和大脑的多灶性 AVM 所引起。

【预后】

- AVM 可通过外科手术治疗、血管内栓塞术、放射介入治疗或结合这些方法综合治疗。
- 位于浅表部位或次要部位的动静脉畸形比位于深部和脑干部位的有更好的预后。
- 与出血风险增加相关的因素包括既往出血史、病灶大小、与动脉瘤有关（供血动脉上的椎弓根动脉瘤 / 腔内动脉瘤）、深部位置（脑室周围、基底神经节和颅后窝，由小穿通支供应的区域）、深静脉引流，以及静脉流出时的梗阻。
- Spetzler-Martin 分级系统是一种基于病灶大小、位置和静脉引流来预测手术发病率和死亡率的评分方法。1～2 分手术风险 < 1%，发病率 < 10%。

四、脑海绵状血管畸形或海绵状血管瘤

Rajeswarie RT　Anita Mahadevan　著
郅　程　译

【定义】

- 脑海绵状血管畸形（CCM）是一种窦状血管，缺乏肌肉和弹性纤维，管壁内衬单层内皮细胞，缺乏中间的紧密连接。
- 其他术语如"海绵状血管瘤"。
- ISSVA 建议使用"脑海绵状血管畸形"这个术语。

【发病率】

- 第二常见的颅内血管畸形。
- 占所有血管病变的 10%～15%。
- 无症状 CCM 的患病率约为 1/625（0.16%）。
- 有症状 CCM 的年患病率约为 0.24/10 万。

【年龄及性别分布】

- 最常见于青壮年和男性。

【发病部位】

- 可发生在任何部位，但幕上最常见。
- 常见部位有颞叶皮质下白质、脑桥、外囊和脊髓。
- 多发性病变并不常见，可能是常染色体显性遗传的家族性遗传相关。

【临床表现】

- 癫痫是最常见的症状。
- 出血：由于压力较低，并不会危及生命。
- 慢性出血会导致癫痫发作和局灶性神经功能缺损。
- 也可无任何症状，仅为影像学检查偶然发现。

【影像学特征】

- MRI 显示病变血管增多，病灶中心区域

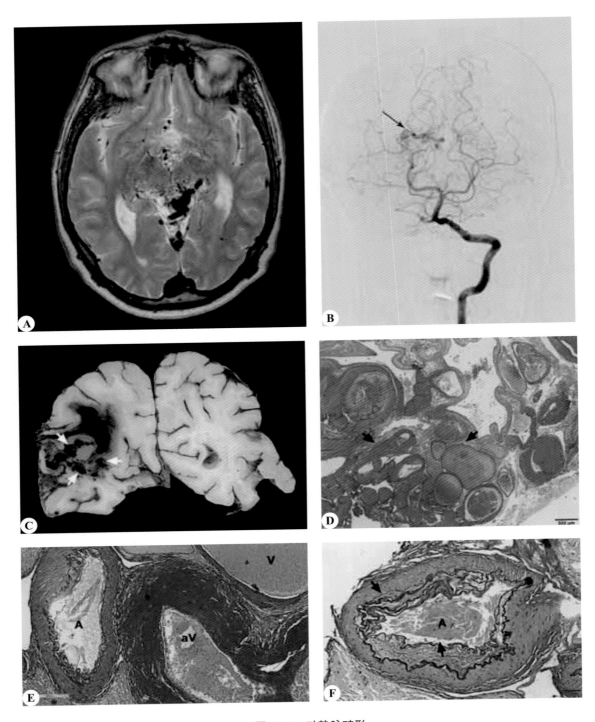

▲ 图 22-2　动静脉畸形

A. 脑动静脉畸形的轴位 T₂W 图像显示脑干周围可见多个微小的流空，在脑脊液周围可见大的流空，引流静脉扩张；B. 椎动脉造影显示由右侧大脑后动脉分支供血的小脑动静脉畸形病灶；C. 脑部大体切片显示动静脉畸形破裂后枕部有一大的血肿，注意沿皮质表面扩张的大血管（箭）；D. 组织学切片显示动静脉畸形病灶（箭），病灶周围有较大的不规则增厚的血管呈密集排列的薄壁静脉团块状排列（Masson 染色，物镜 5×）；E. 高倍镜观察动脉化静脉（AV）弹力纤维增多（弹力纤维染色，物镜 10×）；F. 动脉（A）弹性纤维染色（弹性纤维染色，物镜 20×）显示内弹力板（箭）的分层

信号混杂，周围可见代表脑胶质成分及含铁血黄素低信号"环"状影，伴有出血及钙化。

- MRI T_2–FLAIR 显示特征性的"爆米花状"信号团块。

【大体检查】

- 病灶离散、分叶状，边界清楚，直径可以不同。

- 海绵状、色混杂，伴出血、钙化、纤维化和黄色瘤样变性。

【镜下特征】

- 致密的海绵状血管团块，血管之间未见或少见脑实质成分。

- 缺乏明显的供给动脉或引流静脉。

- 脉管有以下特点。

  ➢ 直接相通。

  ➢ 内衬单层内皮细胞。

  ➢ 薄纤维壁。

  ➢ 缺乏肌层或内弹性层。

- 邻近脑实质内可见含铁血黄素沉积，胶质细胞增生，钙化／骨化。这些铁盐的沉积会引起癫痫的发作。

【遗传学谱系】

- 大部分为散发病例，20% 可能为家族性遗传疾病。

- 与家族性遗传疾病相关的常染色体显性基因突变有 3 个。

  ➢ 染色体 7q11–21 上 CCM1，该基因编码 KRIT1。与 Ras 家族的 GTPases 相互作用导致血管生成因子的失调，如 b1–整合素。

  ➢ 染色体 7p15–p13 上 CCM2 基因，编码 MGC4607。

  ➢ 染色体 3q25.2–27 上的 CCM3 基因，编码 PDCD10，与细胞凋亡相关。

【预后】

- 手术切除后预后良好。

- 手术选择切除局限于脑干或其他重要部位的病变。

- 放射治疗的作用存在争议。

- 周围含有含铁血黄素沉积的神经胶质成分是诱发癫痫发作的区域，需要切除以控制癫痫发作。

五、静脉血管瘤／发育性静脉异常

Rajeswarie RT　Anita Mahadevan　著

郅　程　译

【定义】

- 管腔扩张的静脉聚集，静脉结构正常。

- 静脉内正常生理性血流并没有中断，因此称为"发育性静脉异常"（DVA），而不是畸形。

- 属于毛细血管后结构异常，因此没有异常动脉存在。

【发病率】

- 最常见的一种颅内血管畸形。

- 通常是影像学检查偶然发现。2.6% 是尸检偶然发现的。

【发病机制】

胎儿期皮质内静脉发育不良引起的解剖学异常。

【发病部位】

除了蓝色橡皮疱样痣综合征外常为孤独性病灶。

最常见的发生部位如下。

- 额顶叶向侧脑室前角引流区域（36%～64%）。

- 小脑半球向第四脑室引流区域（14%～27%）。

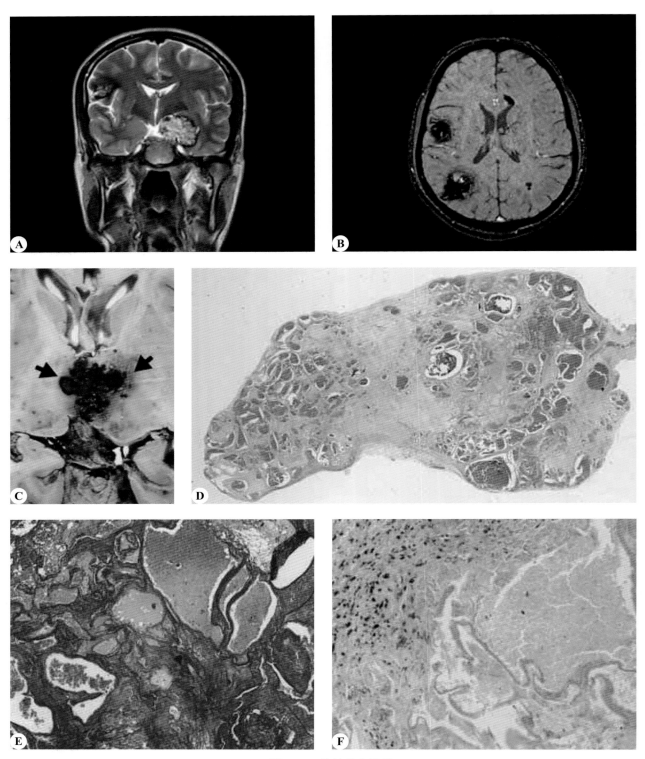

▲ 图 22-3　海绵状血管瘤

A. 冠状面 T_2W 显示左侧内侧颞叶混杂信号；B. 图像显示脑实质内的多个病灶，具有特征性的斑片状和混杂的高信号区域；C. 丘脑海绵状肿瘤，呈局限性出血性病变（桑葚样）（箭）；D. 组织学特征，病变显示不同口径的静脉密集排列（HE，8×）；E. 可见缺乏肌层的薄壁静脉，伴不同程度的中层纤维化（Masson 染色，物镜 10×）；F. 病灶周围皮质可见大量含铁血黄素沉积（普鲁士蓝染色，物镜 10×）

【临床表现】

- 很少出现症状。
- 发生颅内出血、癫痫或局灶性神经缺陷的风险极低。
- 发生于胸椎下段时会引起脊髓萎缩和病灶水平以下的偏瘫。

【影像学特征】

- 典型的"水母头"特征：小静脉向中心静脉干呈放射状排列。
- 在 CT 和 MRI 上表现为车辐轮状结构。
- 13%～40% 的血管瘤可伴发出血或癫痫。

【镜下特征】

- 与相邻的正常静脉相比，异常的静脉具有更大的血管腔和更厚的血管壁。

【伴发病变】

- 多发性 DVA 常伴有蓝色橡皮大疱性痣综合征。
- 约 20% 的患者伴有海绵状血管瘤，被称为混合血管畸形（MVM）。
- 与头颈部静脉畸形有关。

【遗传学谱系】

目前尚未发现相关遗传学改变。

【预后】

- 为了防止由于静脉梗死而引起的严重的发病率和死亡率，应避免手术切除或消融。
- 建议切除血块及相关海绵状血管瘤，但要避开静脉血管瘤。

六、毛细血管扩张症

Rajeswarie RT　Anita Mahadevan　**著**

郅　程　**译**

【定义】

- 在正常大脑中囊状或梭状扩张的毛细血管聚集。

【发病率】

- 占血管畸形的 4%～12%，通常是偶然发生的。

【发病机制】

- 尚不清楚，可能继发于静脉异常。
- 与海绵状血管瘤相关。

【发病部位】

- 大部分发生于脑桥基底部。
- 较少见于颞叶、延髓、尾状核和脊髓。
- 体积较小，常常是单发性病灶。
- 如果是多发性，常与 Osler-Weber-Rendu 综合征、共济失调或 Sturge-Weber 综合征相关。

【影像学特征】

- CT 上无明显异常。
- MRI 表现为 T_2 灶性高信号。
- 对比增强后显示典型的"笔触"或"点画"外观。
- 无占位效应。

【大体检查】

病灶常＜ 2cm，深褐色，类似于点状出血。

【镜下特征】

- 薄壁毛细血管，呈囊状或梭状扩张，并伴有散在的脑实质。
- 血管壁缺乏肌层和弹力层。
- 不伴出血、钙化、胶质增生及含铁血黄素沉积。
- 可呈海绵状血管瘤类似形态改变。

【预后】

- 无特殊治疗方法。

七、动静脉瘘

Rajeswarie RT　Anita Mahadevan　**著**
郅　程　**译**

【定义】

- 动静脉之间形成瘘管，之间没有毛细血管，从而使压力过高的动脉血直接流入了静脉内。

【发病率】

- 占颅内血管畸形的 10%～15%，分为成人型及婴儿型两种类型。

【发病机制】

- 婴儿型较为罕见，先天性多发性高流量动静脉瘘（AVF）常继发于硬脑膜窦血栓形成。
- 成人型主要发生于中年人，常继发于硬脑膜窦血栓形成或炎症。
- 血栓形成可引起静脉窦血栓和颅外动脉之间的分流，血栓的再通可以使动脉血直接进入静脉窦。硬脑膜静脉窦血栓导致血管壁内形成多条小血管。
- 好发部位：横窦 – 乙状窦和海绵窦。
- 提出了几个分类系统 – 基于皮质引流程度或软脑膜静脉逆行引流情况进行 Cognard 和 Davies 分类。

【分类】

包括硬脑膜动静脉瘘、颈动脉海绵窦瘘和 Galen 静脉畸形。

1. 硬脑膜动静脉瘘

定义：硬脑膜动静脉瘘（dAVF）是指硬脑膜内脑膜动脉之间的动静脉分流，动脉血直接流入硬脑膜窦或脑膜 / 蛛网膜下静脉。

2. 颈动脉海绵窦瘘（CCF）

- 颈内动脉（ICA）和海绵窦之间的直接分流。

- ➢ 直接型颈动脉海绵窦瘘：常继发于创伤，形成颈内动脉与海绵窦间高压、高流量的瘘管。
- ➢ 间接型颈动脉海绵窦瘘：自发性，海绵窦和硬脑膜间或颈外动脉间的瘘口血流量低。
- 症状：搏动性眼球突出、眼眶杂音或肿胀。
- 颅内出血少见。

3. Galen（大脑大静脉）畸形

- 伴有静脉引流至 Galen 静脉的 AVM。
- Galen 静脉动脉瘤性扩张。
- 新生儿高排血量充血性心力衰竭。
- 表现为发育迟缓、脑积水和癫痫。

八、获得性血管畸形

Rajeswarie RT　Anita Mahadevan　**著**
郅　程　**译**

- 放射治疗引起的毛细血管扩张最为常见。
- 见于＞ 50% 脑肿瘤接受放射治疗后患者。
- 组织学检查：静脉扩张，血管壁透明变，小静脉血栓及薄壁静脉成簇分布。

九、脊髓血管畸形

Rajeswarie RT　Anita Mahadevan　**著**
郅　程　**译**

【发病率】

- 罕见。不同类型的畸形发病率和发生部位不同。

【分类】

- 最早是 1992 年由 Anson 和 Spetzler 进行分类。脊髓血管畸形分为 4 型。其中 1 型为硬膜型，2～4 型为硬膜内型。
  - ➢ 1 型：dAVF（硬脑膜动静脉瘘）。

◆ 最常见的类型，约占脊髓血管畸形的 70%。

◆ 40 岁以上，男性居多。

> 2 型：血管球动静脉畸形。

◆ 最常见的髓内血管畸形，约占脊髓血管畸形的 20%。

◆ 年龄小，神经系统严重退化。

◆ 发病部位：颈髓背侧节段性受累。

◆ 致密结节。

> 3 型：脊髓动静脉异常。

◆ 青年人和儿童好发。

◆ 病变较弥漫。

◆ 髓内和髓外均可见异常血管。

> 4 型：软脑膜动静脉瘘

◆ 硬膜内髓外动静脉瘘：脊髓动脉和静脉之间的直接交通，不存在毛细血管网。

◆ 好发年龄为 20—60 岁。

◆ 发病部位：脊柱表面。

• 改进的分类，提出了三个主要类别。

> 肿瘤包括血管母细胞瘤和海绵状血管畸形。

> 动脉瘤。

> 动静脉病变。

◆ 动静脉瘘：硬膜外和硬膜内（背 / 腹侧）。

◆ 动静脉畸形。

– 硬膜外和硬膜内。

– 硬膜内畸形（髓内、髓内 – 髓外、圆锥）。

【临床表现】

1. 动静脉瘘

• 一般发生在 40 岁以上。

• 进行性下肢无力和排便 / 排尿困难。

• 胸后下段疼痛。

• 痛性神经根病。

• 活动或改变体位会加重症状。

2. 动静脉畸形

• 多为 30 岁以下。

• 表现为蛛网膜下腔或脑实质内出血及窃血现象，很少形成占位性病变。

【影像学特征】

• 动脉造影是 AVM 的金标准。

• 评估血流动力学及瘘管位置。

【预后】

• 硬脑膜动静脉瘘（AVF）：开放或血管内结扎术。

• 硬膜内动静脉畸形（2～4 型）经血管内手术治疗，如有必要，开放性切除。

• 出现相关的神经功能损伤时，需要外科干预。

> 门诊患者通过物理治疗增强肌力后仍能行走。

> 下肢不能抵抗重力的患者不太可能恢复神经功能。

> 出现肠道或膀胱功能障碍会限制神经功能的恢复。

附：血管异常的 ISSVA 分类（2014 年 4 月在墨尔本第 20 届 ISSVA 研讨会上通过）

单纯性血管畸形 I
毛细血管畸形（CM）
• 皮肤和（或）黏膜毛细血管畸形（又称 "鲜红斑痣"）
– 毛细血管畸形伴骨和（或）软组织肥大
– 毛细血管畸形伴中枢神经系统和（或）眼异常（Sturge-Webe 综合征）
– 毛细血管畸形 – 动静脉血管畸形
– 小头畸形 – 毛细血管畸形（MICAP）
– 巨头畸形 – 毛细血管畸形（MCAP）
• 毛细血管扩张
– 遗传性出血性毛细血管扩张症（HHT）
– 其他
• 先天性毛细血管扩张性大理石样皮肤（CMTC）
• 单纯痣 / 鲑鱼斑 / "天使之吻" / "送子鸟之吻"
• 其他

单纯性血管畸形 III
静脉畸形（VM）
• 普通型静脉畸形
• 家族性皮肤黏膜静脉畸形
• 蓝色橡皮大疱性痣综合征静脉畸形
• 球形细胞静脉畸形（含有球形细胞的 VM）
• 其他

单纯性血管畸形 IV
动静脉畸形（AVM）
• 散发性
• 伴 HHT（出血性毛细血管扩张症）
• 伴 CM-AVM（毛细血管 – 动静脉畸形）
• 其他
先天性动静脉瘘（AVF）
• 散发性
• 伴 HHT（出血性毛细血管扩张症）
• 伴 CM-AVM（毛细血管 – 动静脉畸形）
• 其他

混合型血管畸形 *		
CM+VM	毛细血管 – 静脉畸形	CVM
CM+LM	毛细血管 – 淋巴管畸形	CLM
CM+AVM	毛细血管 – 动静脉畸形	CAVM

（续表）

混合型血管畸形 *		
LM+VM	淋巴管 – 静脉畸形	LVM
CM+LM+VM	毛细血管 – 淋巴管 – 静脉畸形	CLVM
CM+LM+AVM	毛细血管 – 淋巴管 – 动静脉畸形	CLAVM
CM+VM+AVM	毛细血管 – 静脉 – 动静脉畸形	CVAVM
CM+LM+VM+AVM	毛细血管 – 淋巴管 – 静脉 – 动静脉畸形	CLVAVM

*. 定义为在一个病变中发现两个或两个以上的血管畸形

血管畸形与其他异常
<ul><li>Klippel-Trenaunay 综合征：CM+、VM±、LM+，肢体过度生长</li><li>Parkes-Weber 综合征：CM+、AVF+，肢体过度生长</li><li>Servelle-Martorell 综合征：肢体 VM+，骨发育不全</li><li>Sturge-Weber 综合征：面部及软脑膜的 CM+、眼部畸形 ±、骨和（或）软组织过度生长</li><li>四肢 CM+，先天性非进行性肢体过度发育</li><li>Maffucci 综合征：VM±、梭形细胞血管瘤 +、内生软骨瘤</li><li>巨头畸形 –CM（M-CM/MCAP）</li><li>小头畸形 –CM（MICCAP）</li><li>CLOVES 综合征：LM+、VM+、CM±、AVM+、过度生长的脂肪瘤</li><li>Proteus 综合征：CM、VM 和（或）LM+，不对称性躯体过度发育</li><li>Bannayan-Riley-Ruvalcaba 综合征：AVM+、VM+、巨头畸形，过度生长的脂肪瘤</li></ul>

已发现相关致病基因的血管性病变
毛细血管畸形（CM） 　**皮肤和（或）黏膜 CM（又称葡萄酒色斑）–GNAQ** 　　<ul><li>毛细血管畸形伴骨和（或）软组织肥大</li><li>毛细血管畸形伴中枢神经系统和（或）眼异常</li><li>CM-AVM 中的 CM RASA1</li></ul>　**毛细管扩张** 　　<ul><li>遗传性出血性毛细血管扩张症（HHT）<ul><li>– HHT ENG</li><li>– HHT2 ACVRL1</li><li>– HHT3</li></ul></li><li>婴幼儿息肉出血性毛细血管扩张（JPHT）SMAD4</li><li>其他</li></ul>　**先天性毛细血管扩张性大理石样皮肤（CMTC）** 　**单纯痣 / 鲑鱼斑** 　**其他**

已发现相关致病基因的血管性病变

静脉畸形（VM）
普通 VM TIE2 somatic
家族性皮肤黏膜 VM（VMCM）TIE2
蓝色橡皮疱样痣综合征静脉畸形
球形细胞静脉畸形（含有球形细胞的 VM）Glomulin
脑海绵状畸形（CCM）
  • CCM1 KRIT1
  • CCM2 Malcavernin
  • CCM3 PDCD10

已发现相关致病基因的血管性病变	

动静脉畸形（AVM）
  散发性
  遗传性出血性毛细血管扩张症（HHT）
    • HHT1 ENG
    • HHT2 ACVRL1
     – JPHT SMAD4
	CM-AVM 中的 AVM RASA1
	  动静脉瘘（AVF）
	  遗传性出血性毛细血管扩张症（HHT）
	    • HHT1 ENG
	    • HHT2 ACVRL1
	    • JPHT SMAD4
	  CM-AVM 中的 AVF RASA1

偶然发现基因异常的血管性病变

血管畸形与其他异常
  • Klippel-Trenaunay 综合征
  • Parkes-Weber 综合征 RASA1
  • Servelle-Martorell 综合征
  • Sturge-Weber 综合征 GNAQ
  • 四肢 CM+ 先天性非进行性肢体过度发育
  • Maffucci 综合征
  • 巨头畸形：CM（M-CM/MCAP）PIK3CA
  • 小头畸形：CM（MICCAP）STAMBP
  • Cloves 综合征 PIK3CA
  • Proteus 综合征 AKT1
  • Bannayan-Riley-Ruvalcaba 综合征 PTEN

第23章 创伤性脑损伤
Traumatic Brain Injury

Nandeesh BN 著

郅 程 译

【定义】

• 创伤性脑损伤（traumatic brain injury，TBI）是指超过大脑保护能力的外力传递到头部，导致神经病理损伤和功能障碍的一种颅内损伤。

【分类】

• 脑损伤可以根据以下不同标准分类。
  ➤ 临床严重程度指标。
  ➤ 病理解剖学类型。
  ➤ 物理机制。
  ➤ 损伤的病理生理学与演变。

1. 损伤严重程度分类（临床分类）

• 按入院时格拉斯哥昏迷评分（GCS）将头部损伤划分为轻度、中度和重度三个预后分组（分级）。

• 轻度创伤性脑损伤（80%）：GCS评分为13～15分，包括脑震荡和亚脑震荡。

• 脑震荡：创伤性脑损伤后立即发生的（通常是可逆的）脑功能障碍，典型的表现是出现突然的短暂的意识损害和记忆丧失，但并不常见。

• 中度创伤性脑损伤（10%）：GCS评分为9～12分，患者通常表现为困倦。

• 重度创伤性脑损伤（10%）：GCS评分为3～8分，患者由于显著的脑损伤和代谢功能障碍而昏迷。

2. 病理解剖学分类

• 局灶性损伤包括挫伤、撕裂伤、颅骨骨折、硬膜下血肿、硬膜外血肿和脑实质内出血，其中一些损伤可产生占位性效应。

• 弥漫性损伤包括全面性缺氧缺血性损伤和外伤性轴索损伤/弥漫性微血管损伤，广泛累及解剖学区域，伴脑肿胀。

(1) 局灶性损伤

① 颅骨骨折

• 定义：颅骨骨折可能发生在钝性或穿透性损伤后，可能是开放的或封闭的，这取决于是否存在头皮的撕裂伤。

• 颅骨骨折类型如下。
  ➤ 线性骨折：由于撞击颅骨内外平坦的表面而发生的骨折。
  ➤ 颅底骨折：贯穿颅底的线性颅骨骨折。
  ➤ 凹陷性骨折：由于受到较小的物体（棍棒或锤子）的撞击，骨折的骨头向下移动，使骨折的内侧骨板和周围骨不再连续的颅骨骨折。
  ➤ 粉碎性骨折：常合并颅骨破裂。
  ➤ 复合性骨折：与头皮撕裂伤有关。
  ➤ 分离性骨折是沿骨缝延伸的骨折，最常见于新生儿和婴儿。
  ➤ 生长性颅骨骨折的特征是硬脑膜和蛛网

膜在骨碎片之间延伸，阻碍骨愈合。

② 挫伤

- 定义：发生在脑组织与颅底不规则骨性突起接触部位的局灶性损伤，表现为脑表面的挫伤。

- 发病机制：对小血管和脑实质的其他成分的损伤，导致垂直于皮层表面的小血管出血。

- 类型："突发性"挫伤发生在撞击部位的正下方，而"反接触性"挫伤发生在撞击部位的正对面。

- 组织学特征：点状或融合性皮层出血，并可累及下方的白质。

③ 撕裂伤

- 定义：脑实质的物理破坏。

- 广泛的撕裂伤伴硬膜下脑实质出血被称为"脑叶破裂"。

④ 出血和血肿

按颅内出血的解剖部位分为以下几种。

a. 硬膜外血肿〔extradural（epidural）hematoma, EDH〕

- 定义：硬膜外隙出血。

- 发病部位：通常发生于覆盖于额颞区脑凸起处，并伴有鳞状颞骨骨折和下层中脑膜动脉或静脉损伤。其他部位包括颅前窝，与前脑膜动脉的损伤、矢状窦和颅后窝及枕叶脑膜动脉或静脉窦的损伤有关。

- 特点：动脉性 EDH 一般在静脉性 EDH 之前出现症状。因为硬脑膜紧紧地附着在颅骨的内部。血肿的集聚缓慢，且与周围组织的界限较清楚。

b. 硬膜下血肿

- 硬膜下隙出血。

- 类型：急性或慢性。

- 发病机制：当受到突然加速或减速运动时，快速的血压变化导致血管破裂。

i. 急性硬膜下血肿（acute subdural hematoma, ASDH）

- 病因学：皮质静脉、动脉和被覆软脑膜发生挫伤时，桥静脉（从皮质表面到硬脑膜窦的皮质静脉）破裂。

- 好发部位：多见于颞叶和额叶，通常与跌倒和被袭击有关。

- 病理特点：尸检时，一旦硬脑膜被刺破，血液即将涌出，病变较大时，会导致大脑半球变形。

- 病程如下。

  ➤ ASDH 属于自限性病变，特别是儿童患者。

  ➤ 进展为亚急性 SDH 与血肿的组织和吸收有关。

  ➤ SDH 的演变过程：包成括纤维细胞增生和巨噬细胞浸润及血肿 – 假膜的新生血管形成和纤维化。

ii. 慢性硬膜下血肿（chronic subdural hematoma, CSDH）

- 定义：损伤后持续 3 周的 SDH 称为慢性硬膜下血肿（CSDH），并形成厚的包膜包裹血液，易再次出血。

- 病因：CSDH 可以由 ASDH 或硬膜下积液、相对轻微的头部损伤发展而来，也可以是自发性 CSDH。

- 好发部位：CSDH 通常出现在大脑半球的凸面，可能累及双侧大脑（15%）。

- 病理特点：中央为具有流动特征的血液，周围是增厚的纤维性包膜。

c. 蛛网膜下腔出血（subarachnoid hemorrhage, SAH）

- 定义：指蛛网膜下腔间隙出血。

- 类型：临床上，SAH 可分为创伤性（tSAH）和非创伤性 SAH。

- 病理机制：tSAH 通常伴有挫伤和撕裂伤，

受损的皮质血管通常为静脉，出血至蛛网膜下腔间隙内。

- 病程：tSAH 可能是一种伴有中线移位的占位性病变，可引起颅内压（ICP）升高和较差的临床预后。
- 并发症：tSAH 与脑血管痉挛有关，有缺氧和低血压的危险。

d. 脑出血（intracerebral hemorrhage，ICH）

- 定义：脑实质内的血液不经皮质表面直接延伸至蛛网膜下腔内。
- 发病部位：最常见于额叶和颞叶，15%～25%的致命性头部损伤中可以观察到。
- 发病机制：损伤时实质血管破裂。

e. 外伤性脑室出血

- 占 TBI 的 1.5%～3%。
- 发病机制：强大角加速度冲击力或实质（脑室周围）内血肿直接延伸至脑室内，或幕下蛛网膜下腔血液逆行扩散。
- 并发症：急性或迟发性脑积水。

(2) 弥漫性损伤

① 局部缺血

- 病因：缺血是由于灌注减少或代谢不平衡引起。
- 病理特点：神经元胞质嗜酸性变。
- 并发症：颅内压升高和梗死。

② 弥漫性脑肿胀

- 病因：水肿和血管充血。
- 发病机制：血脑屏障的破坏，或物理性破坏导致局部血管内的自主调节功能受损。
- 病理特点：脑回变平，脑沟变窄，脑室受压，如果是单侧肿胀，中线会移位。
- 并发症：ICP 增加。

③ 弥漫性创伤性轴索损伤（TAI）

- 定义：轴突损伤是由惯性力（主要是加速－减速）引发的轴突连接损伤，伴随其后的结构和代谢异常。

- 类型：局灶性、多灶性、弥漫性。
- 病理生理学：与高速旋转力有关，使大脑内的组织（包括轴突、血管和神经胶质）发生剪应力、拉伸和压缩等作用，导致组织变形。
- 好发部位：多灶性，常累及深部和皮层下白质，尤其见于中线位置，包括胼胝体和脑干。
- 病理特点：范围从接近正常脑（轻度）到广泛（严重）额部瘀点、矢状窦旁白质病变、局灶性胼胝体出血、中脑背外侧和桥脑出血。银染技术或免疫组织化学可显示轴突肿胀（轴突静脉曲张）。

3. 机制分类

- 撞击伤（闭合性 / 钝性损伤）：由头部受到的直接力、加速－减速或旋转力而导致。
- 由于脑相对于颅腔的不同运动，或由于脑的不同部位相对于其他部位的不同运动而造成的惯性力损伤。组织学主要表现血管出血和 TAI。
- 枪伤、弹片、长钉子或金属杆和刀伤造成的穿透伤。组织学表现：中央为含有出血的坏死腔，中间脑实质伴出血，边缘组织坏死较少，伴组织变性。
- 爆炸性损伤是由爆炸物产生的超压力的声波将大量热、机械和电磁能量转移到大脑，造成血脑屏障或灰质连接处损伤，导致脑弥漫性肿胀。

4. 病理生理学分类

- 原发性损伤是指在撞击瞬间内发生的主要 / 机械性损伤，可能与受伤时最初施加的机械力导致的结构变化有关。
- 继发性损伤指的是继发性 / 迟发性非机械性损伤，损伤时发生的连续病理过程（如自由基的激活、兴奋性毒性反应、离子稳态紊乱、血脑屏障破坏、脂质过氧化物酶

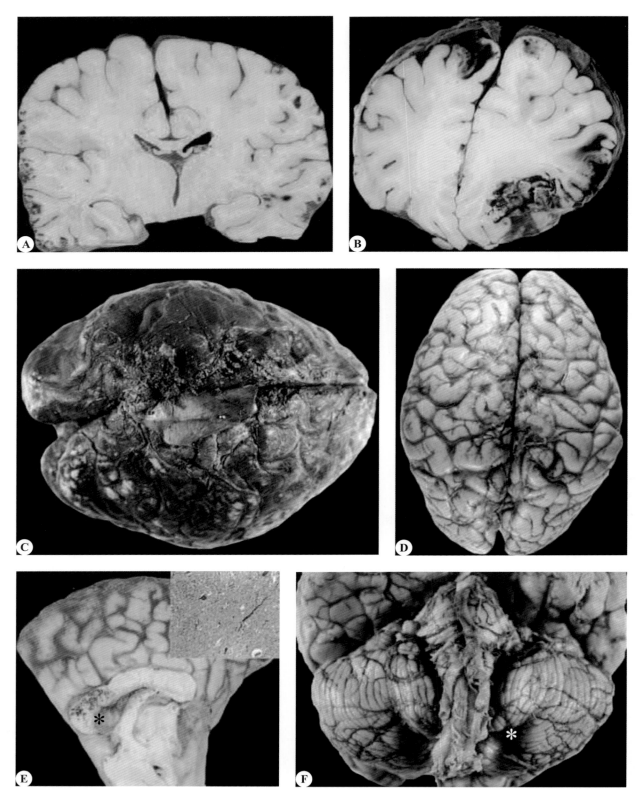

▲ 图 23-1　创伤性脑损伤

A. 大体表现为外表面的双侧挫伤；B. 肉眼可见撕裂伤并蛛网膜下腔出血；C. 显示大脑半球上外侧表面弥漫性蛛网膜下腔出血；D. 显示大脑半球上外侧表面弥漫性水肿；E. 显示弥漫性轴索损伤的胼胝体出血（＊），插图显示轴突肿胀（SMI 磷酸化神经丝－IHC，200×）；F. 显示双侧小脑扁桃体疝（＊）

的激活、线粒体功能障碍和炎症），临床表现较迟缓。

【补充信息】

1. 颅内压升高导致脑损伤

- 大脑镰下疝突出的特征是由于颅内压升高导致大脑（典型的是扣带回）移位到大脑镰下缘的下方。
- 小脑天幕疝常累及颞叶内侧，包括海马旁回疝，可引起同侧动眼神经损伤、颞叶下部和枕叶内侧皮质梗死、颞叶疝压迹（对侧大脑脚小面积出血性梗死）。
- 轴向移位可能是颅内压升高的终末期事件，并可导致继发性脑干出血和梗死。
- 扁桃体疝是小脑扁桃体尾部移位，导致枕骨孔闭塞、脑脊液通道堵塞及颅内压升高，造成小脑扁桃体和白质缺血性损伤（坏死），从而引起心、肺功能衰竭。
- 小脑幕上疝是由于后颅窝占位性病变，导致小脑半球上半部经小脑幕向上突出，引起上半部小脑动脉供应区梗死。

2. 脑损伤的长期后遗症

- 慢性脑震荡后综合征（chronic postconcussion syndrome，CPCS），常在轻度创伤性脑损伤后出现，表现为注意力受损、记忆力减退和易怒，可持续数年。
- 慢性创伤性脑病（chronic traumatic encephalopathy，CTE），一种被认为具有行为、认知和（或）运动症状的神经退行性疾病。

第 24 章　难治性癫痫的外科病理学
Surgical Pathology of Intractable Epilepsy

Shilpa Rao　Anita Mahadevan　**著**

郅　程　**译**

一、概述

【定义】

- 癫痫是指患者每月至少癫痫发作 2 次，持续 2 年以上。

- 国际抗癫痫联盟（International League Against Epilepsy，ILAE）将 2 种或 2 种以上抗癫痫药物治疗方案无效的癫痫定义为"耐药性癫痫"。

（一）耐药性癫痫的病因

- 顽固性癫痫的病因谱系很广。

- 症状性癫痫包括一系列广泛的结构性损伤，包括肿瘤、畸形、血管病变、瘢痕、炎性病变、脑炎和海马硬化（hippocampal sclerosis，HS）等。

本章的重点是两个主要的病理变化，这是难治性癫痫的重要原因，并可接受外科治疗。一是颞叶内侧硬化，二是局灶性皮质发育不良（focal cortical dysplasia，FCD）。

难治性癫痫的第三个重要原因是肿瘤，其被称为长期癫痫相关肿瘤（long term epilepsy associated tumor，LEAT）。这些肿瘤包括低级别胶质瘤和胶质神经元肿瘤，主要发生在颞叶。节细胞胶质瘤和胚胎发育不良性神经上皮瘤占多数。其他不常见的肿瘤包括多形性黄色星形细胞瘤、乳头状胶质神经元肿瘤、毛细胞型星形细胞瘤、弥漫性星形细胞瘤、少突胶质细胞瘤和血管中心性胶质瘤。混合性肿瘤也被描述。所有这些肿瘤在第 2、3、5、7 章中被详细讨论。

二、颞叶内侧硬化

【定义】

常用术语如下。

- 海马或 Ammon 角硬化，指海马 CA1～CA4 单个或多个区神经元丢失及胶质细胞增生。

- 颞叶内侧硬化包括海马硬化及海马外组织的硬化，如杏仁核和海马旁回。

【发病率】

- 海马硬化是耐药性癫痫最常见的病因。

- 占顽固性颞叶癫痫（temporal lobe epilepsy，TLE）病例的 65%～70%。

- 见于青少年和成人。

【大体检查】

- MRI 显示海马萎缩，T_2WI 及 FLAIR 序列呈高信号。脑萎缩的程度与海马各区神经元缺失的严重程度相关。

- 大体表现与影像学异常相一致。

【镜下特征】

以下几种分级系统常被采用。

- 最早的分级系统是基于海马各区神经元定量分析的 Wyler 评分系统。

- 目前采用的分级系统是 ILAE 分类，它是半定量的，具有可重复性，并参考了以前的方案。

- 评分系统是基于 NeuN 免疫组化染色（推荐）或甲基紫 – 固蓝染色（见本章末附录 1），以显示神经元缺失程度。

- 神经元的缺失具有区域选择性，CA1 是最容易发生神经元缺失的区域，而 CA2 区和下丘脑不易发生。

- 局部原因主要有兴奋性毒性的激活、抑制性机制及内源性神经保护机制的变化。

- HS 的 ILAE 分类提供了预后信息（表 24-1）。

- 高分辨率 MRI 可以检测 HS 的各种亚型。

（一）海马硬化的其他发现

1. 齿状回颗粒细胞离散

- 可见于各种类型的 HS，包括颗粒细胞分散和双层。

- 与门部神经元大量丢失、手术时患者年龄及癫痫持续时间有关。

- 不能预测术后结果。

- 与记忆障碍有一定的相关性，因为它与神经可塑性相关。

表 24-1　TLE 中 HS 的国际共识分类（ILAE 诊断方法委员会，2013）

组织学类型	HS 1 型（经典型）	HS 2 型（非经典型）	HS 3 型（尾叶硬化）	NO-HS
Ammon 角	• CA1～CA4 区神经元缺失 • CA1：2 • CA2：0～2 • CA3：0～2 • CA4：1～2 •（CA1：> 80% 缺失；CA2：30%～50% 缺失；CA3：30%～90% 缺失；CA4：40%～90% 缺失）	• 神经元缺失主要在 CA1 区，其他区为轻微病变 • CA1：2 • CA2～CA4：0～1 •（CA1：80%；CA2 和 CA3：< 20%；CA4：< 25%）	• 神经元缺失主要在 CA4 区，其他区为轻微病变。 • CA4：2 • CA1～CA3：0～2 • CA4：50% • CA3：< 30% • CA2：< 25% • CA1：< 20%	无海马硬化
齿状回	• 神经元丢失 50%～60% • 颗粒细胞病变：0～2	• 通常无丢失，颗粒细胞分散可能存在	• 35% 细胞缺失	颗粒细胞分散可能存在
发生频率	• 最常见：60%～80%	• 5%～10%	• 3%～7.4%	无 HS：10%～30%；胶质细胞增生：未知
临床病理相关性	• 预后最好，70%～85% 的患者在 2 年后没有发作；通常为与发热相关	• 发病时年龄较大；某些系列研究显示预后较差	• 与双重病理（如 DNET 等）相关的最常见模式；发病时年龄较大；某些系列研究显示预后较差	预后最差（42%～58% 的癫痫持续发作）；发热性发作不太常见

此分类仅适用于解剖完整的海马体，所有区域都存在，评分系统是基于对 CA1～CA4 中 4～7μm NeuN 免疫染色神经元缺失程度的半定量检测

CA 评分：0= 无神经元丢失或中度胶质增生；1= 中度神经元缺失伴胶质增生 [胶质纤维酸性蛋白（GFAP）]；2= 严重的神经元缺失和纤维胶质增生

齿状回评分：0= 颗粒细胞层正常；1= 离散（可以是局部的）；2= 严重的缺失（可以是局部的）

组织学类型可沿前后轴线变化，评分系统指的是海马体中部

2. 苔藓纤维发芽

- 广泛的苔藓纤维连接颗粒神经元顶端树突。
- "早期癫痫"和 HS 的特征性组织病理学特征。
- 用 Timm 银染法或 dynorphin 免疫组化可证实。

3. 杏仁核硬化

- 杏仁核侧核和基底核的神经元缺失和星形胶质细胞增生。
- 神经影像学检查发现肥大杏仁核与肿瘤病灶相对应。

（二）内嗅皮质在癫痫发作启动中的重要性

- 浅层（Ⅰ和Ⅲ）通过穿孔通路将谷氨酸传入齿状颗粒细胞和 CA 神经元，神经末梢和 CA1 锥体神经元与 EC 的更深层有反馈连接。
- 皮质中层神经元缺失伴胶质增生。
- 皮质下白质胶质细胞增生，皮质萎缩，脑血管周围间隙扩张，淀粉样物质沉积增多。
- 丘脑萎缩，伴 HS 同侧穹窿和乳头体萎缩。
- 小脑前叶或后叶萎缩伴有浦肯野细胞丢失、Bergmann 胶质细胞增生、篮状细胞保存和颗粒细胞损伤。

破碎手术标本（解剖不完全样本）的评估

- ILAE 工作组建议组织病理学评估应包括至少 CA1 和 CA4 区域。
- "HS 可能"的诊断在电镜和神经影像学表现的 TLE。
- 如果没有 CA1 或 CA4，或只有其中一个区域，神经病理学不能确认任何 ILAE 定义的 HS 类型的临床诊断应该被记录在诊断报告中。

三、皮质发育畸形

- 基于发育早期阶段细胞增殖、神经元迁移和皮质结构等的异常，Barkovich 等（2012）提出了对皮质发育畸形（MCD）的修订分类（见本章末附录 2）。
- 遗传学、影像学和发育生物学的进展有助于分类的修订。
- 这些修订包括以下内容。
  - ➢ 神经发生障碍（细胞增殖）引起小头畸形或大头畸形。
  - ➢ 早期神经干细胞迁移障碍导致脑室周围神经元异位，后期迁移异常导致无脑回畸形或皮质下带状异位。
  - ➢ 异常的神经元迁移阻滞导致"鹅卵石"样无脑回畸形的神经元过度迁移。
  - ➢ 神经组织紊乱引起多微脑回。
- 几种相关的基因突变已被确定（Barkovich 等，2012）。

由于其中大多数不进行手术切除，故本章不讨论这类病变。

四、局灶性皮质发育不良

【定义】

- 局灶性细胞结构紊乱为主的皮质结构异常，导致神经元网络改变，引发癫痫发作。

【发病率】

- 在各种研究中占 15%～40%。
- 在慢性癫痫的颞叶手术切除中占 15%，占所有颞叶手术标本约 30%。
- 局灶性皮质发育不良（FCD）的发生率：FCD Ⅰa 型（46%）、FCD Ⅰb（19%）、FCD Ⅱa（15%）和 Ⅱb 型（39%）；手术后分别为 45%、49%、65% 和 84%。

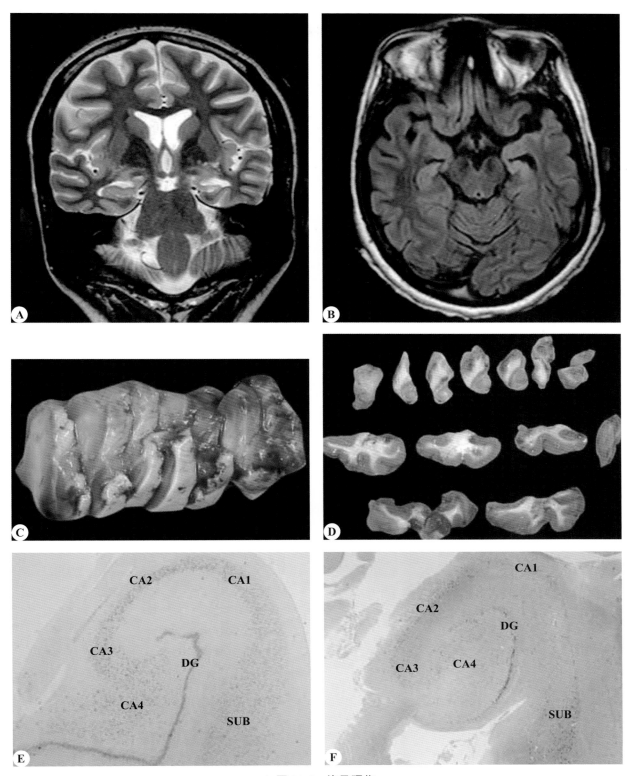

▲ 图 24-1 海马硬化

A. T$_2$W 冠状位显示左侧海马萎缩，信号强度增加；B. FLAIR 轴位显示左侧海马信号增加，可见同侧脑室颞角扩张；C. 切除海马的大体标本，在冠状面连续切片；D. 与正常海马相比，海马体明显萎缩（下图）；E. 海马各区正常神经元密度（CA1～CA4）（NeuN，物镜 40×）；F. 典型的 Ammon 角硬化（1 型）：除 CA2 区神经元相对保存完整外，CA1、CA3 及 CA4 区神经元严重缺失（NeuN，物镜 40×）

【年龄及性别分布】

• 从婴儿期到成人均可见，但 10 岁以内多见。

【发病部位】

• 颞叶以外的区域更常见，尤其是额叶。

【大体检查】

• 影像学检查显示皮质厚度增加，灰白质分界模糊。MRI T_2WI 高信号，显示皮质变薄及局域脑萎缩。

• T_1WI 显示与切除标本肉眼表现类似的皮质增厚或灰白质分界模糊。

【镜下特征】

• 早期的术语包括"Taylor 型发育不良""皮质发育不良"和"轻微发育不良"。

• Palmini 提出了第一个神经病理学分类。主要分为以下两组。

  ➢ FCD 有两种类型：Ⅰ型（不含异常神经元和气球细胞）和Ⅱ型（含异常神经元和气球细胞）。

  ➢ MCD。

• 修订的 ILAE 分型（2011 年）增加了与其他病变（包括 HS、肿瘤、胶质瘢痕和血管病变）相关的皮质发育不良（Ⅲ型），见表 24-2。

• 基本染色包括苏木精 – 伊红染色（HE）、神经标志物（NeuN 和 NF）和胶质标志物（GFAP）免疫组化染色（见本章末附录 1）。

【其他发现】

颞叶硬化可发生于 FCD Ⅲa 型中，皮质第 2 层和第 3 层的神经元严重缺失，并伴有片状胶质细胞增生（GFAP 阳性）。在第 2 层的外侧可以见到异常的小而聚集的"颗粒状"神经元。

FCD Ⅲa 型白质内可出现小的"豆状"神经元，灰白质交界区或皮质下深层白质内可见孤立的异位神经元。

"双重病理"：ILAE 定义为 HS 相关的 FCD，同时存在其他主要病变（也可位于同侧颞叶之

表 24-2　2011 年国际抗癫痫联盟（ILAE）FCD 分类标准

FCD Ⅰ型（单纯）	FCD Ⅰa，皮质径向分层异常	FCD Ⅰb，皮质切向分层异常	FCD Ⅰc，径向及切向皮质分层均异常	
FCD Ⅱ型（单纯）	皮质发育不良伴异常神经元（FCD Ⅱa）		皮质发育不良伴异常神经元和气球细胞（FCD Ⅱb）	
FCD Ⅲ型（与其他病变有关）	海马硬化合并颞叶皮质分层异常（FCD Ⅲa）	胶质瘤或神经胶质瘤附近皮质分层异常（FCD Ⅲb）	血管畸形附近皮质分层异常（FCD Ⅲc）	其他早年获得的病损（如外伤、缺血损害、脑炎等）附近皮质分层异常（FCD Ⅲd）

FCD. 局灶性皮质发育不良

a. 径向分层异常是指由 8 个以上神经元沿垂直方向排列而形成的"微柱"结构：①切片垂直于脑表面切割；②石蜡包埋厚度为 4μm；③ NeuN 免疫组化；④排列整齐的神经元直径较小，细胞面积 < 25μm²

b. 切向分层异常是指：①无法识别神经元分层（分子层除外）；②或第 2 层（外颗粒层）或第 4 层（内颗粒层）小锥体神经元缺失，或两层均缺失或显著减少

c. 异常神经元表现为：①第三层（外椎体细胞层）细胞较正常神经元（12~25μm）体积增大（16~43μm）；②细胞核增大，15~28μm；③ Nissl 体聚集并向细胞膜转移；④磷酸化和非磷酸化 NF 的积累

d. 气球细胞：① HE，胞质淡染，毛玻璃样，嗜酸性，缺乏 Nissl 体；②主要分布于皮质下白质内；③免疫组织化学染色，表达 Vimentin，不同程度的表达 GFAP、NF、GFAP-δ，以及其他干细胞标志物，如 nestin、SOX2、CD133、b1-integrins 和 CD34

非特指型 FCD Ⅲ型用于临床 / 影像学上怀疑，但无法进行组织学检查的病例

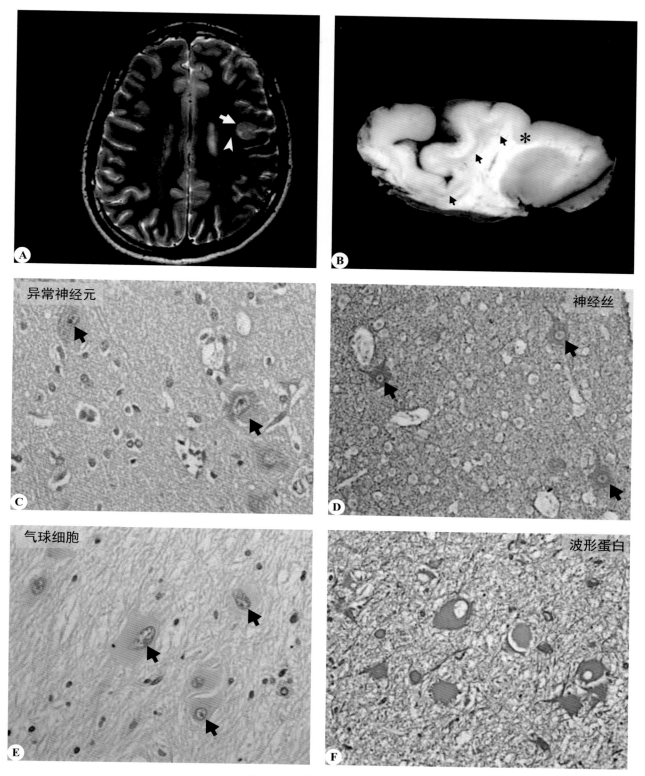

▲ 图 24-2　局灶性皮质发育不良

A. MRI 轴位 T$_2$W 显示左侧局灶性灰质增厚，并累及中央前沟（箭）；B. 肉眼观察显示与相邻正常脑回灰白质分界（＊）相比，病变部位皮质扩大，灰白质交界处模糊（箭）；C. 该区域的组织病理特点显示灰质内大的异常神经元，伴 Nissl 体边集（箭）（HE，200×）；D. 异常神经元聚集表达的磷酸化神经丝（p-NF）（箭）（IHC，200×）；E. 气球细胞，胞质呈毛玻璃样，嗜酸性（箭）（HE，200×）；F. 气球细胞强表达波形蛋白（Vim）（IHC，200×）。

外），如 FCD Ⅱa/Ⅱb、肿瘤、血管畸形、胶质瘢痕和边缘性/Rasmussen 脑炎。

"双侧病理"是指除 HS 之外，出现一个或多个脑叶的两个独立病变，如一个大脑半球的海绵状血管瘤和另一个大脑半球的神经节细胞胶质瘤。

"主要病变"是指肿瘤、遗传性、感染性、创伤或代谢障碍而引起的解剖学病变。这包括与癫痫相关的肿瘤、血管畸形、MCD、脑炎、创伤性瘢痕、出血、血管梗死、线粒体/代谢功能障碍和遗传性综合征。

附录 1 用于癫痫切除标本组织病理学评估的染色术语

染 色	用 途
• 甲基紫 – 固蓝染色 • NeuN（免疫组化）	• 神经元缺失的评估
• 神经微丝蛋白（NF）	• 异常神经元
• 胶质纤维酸性蛋白（GFAP）	• 胶质细胞，气球细胞
• TIMM 染色 • Dynorphin（ZnT3）（免疫组化）	• 用于苔藓纤维发芽染色 • Timm 染色：需要将新鲜标本的海马片固定在 1.2% 的硫化钠缓冲溶液中
• Vim	• 气球细胞

附录 2 皮质发育畸形分类（Barkovich 等，2012 年）

1. 神经元和胶质细胞增殖或凋亡异常造成的畸形

（1）增殖减少/凋亡增加或增殖增加/凋亡减少导致的脑大小异常。

- 小头畸形。
- 小脑畸形。
- 巨脑畸形。

（2）增殖异常。

① 非肿瘤性病变。

- 结节性硬化。
- 皮质发育异常，伴有气球细胞。
- 半侧巨脑症。

② 肿瘤性病变。

- 胚胎发育不良性神经上皮肿瘤。
- 节细胞胶质瘤。
- 节细胞瘤。

2. 神经元异常迁移造成的畸形

- 无脑回畸形/皮质下带异位。
- 鹅卵石样畸形/先天性肌营养不良综合征。
- 异位。
- 室管膜下异位。
- 局灶性皮质下异位。

3. 迁移后发育异常造成的畸形

- 多脑回畸形和脑裂畸形。
- 局灶皮质发育异常，无气球细胞。

第 25 章　类似于中枢神经系统肿瘤的非肿瘤性病变
Non-neoplastic Lesions Mimicking CNS Tumors

Kirti Gupta　Bishan Radotra　著

付伟伟　译

一、结核瘤

【病因与发病机制】

- 由结核分枝杆菌（Mycobacterium tuberculosis）或 M.avium 胞内分枝杆菌（非结核分枝杆菌）引起。
- 中枢神经系统（CNS）结核瘤的发病机制与结核性脑膜炎相似。
- 结核杆菌从大脑、脊髓或脑膜的干酪样病灶（富含杆菌病灶）播散至至蛛网膜下腔，这也是肺部血行播散的结果。

【发病率】

- 多见于发展中国家。
- 在印度等结核流行性国家，结核瘤占脑部占位的 10%～30%。

【年龄及性别分布】

- 占儿童占位性病变的 5%～30%。
- 好发于年轻男性，平均年龄为 30.3 岁。

【定位】

- 可发生于脑和脊髓的任何部位。
- 幕上比幕下更为常见。
- 与成人相比，儿童的小脑更易受累。

- 可以单发，也可多个病灶合并形成一个大肿块。

【大体检查】

- 边界清楚，有厚的纤维包膜的圆形或椭圆形、灰黄色结节，中央可有坏死空洞形成。
- 有时与硬脑膜粘连，形似斑块型脑膜瘤。
- 可发生囊性变或钙化。

【镜下特征】

- 中央干酪性坏死，周围可见增生的上皮样组织细胞、淋巴细胞、浆细胞、多核巨细胞（朗格汉斯巨细胞）及纤维包膜。
- 抗酸杆菌在结核球中难以发现，而通常在结核坏死灶中更易检测到。

【染色与辅助检查】

- Ziehl-Neelsen 染色法显示抗酸杆菌，主要局限于坏死区。
- 聚合酶链反应（PCR）检测结核杆菌。

【鉴别诊断】

1. 神经结节病

- 无大的地图状坏死。
- 肉芽肿可表现为不同阶段的纤维化。

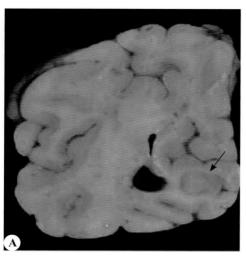
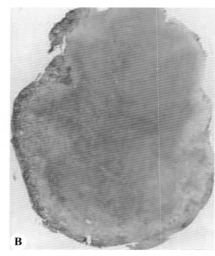
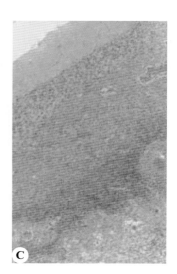

▲ 图 25-1　结核瘤

A. 距状沟下方边界清楚的圆形至椭圆形灰黄色结节状肿块（箭）；B. 扫描视图示中央干酪样坏死区（40×）；C. 结节病变周围被类上皮细胞包绕（200×）

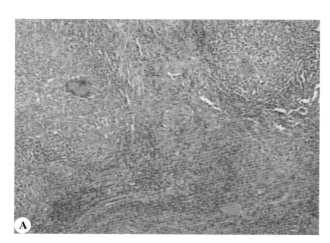
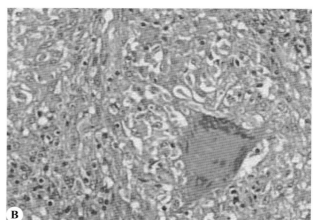

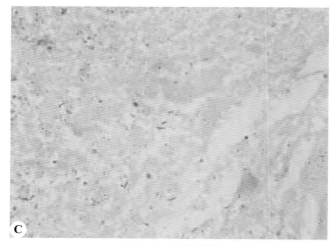

▲ 图 25-2　结核瘤

A. 中央坏死区域被伴有巨细胞反应的上皮样肉芽肿包绕（200×）；B. 高倍镜下可见上皮样肉芽肿伴朗格汉斯巨细胞增生（400×）；C. Ziehl-Neelsen 染色显示抗酸杆菌（1000×）

- 无微生物。

2. 细菌性脑脓肿

- 大量中性粒细胞，而组织细胞 / 上皮样细胞罕见。
- 伴中性粒细胞碎片的液化性坏死。
- 革兰染色培养可检出细菌。

3. 霉菌性脓肿

- 侵袭性曲霉菌感染肉芽肿多伴有纤维化。
- 侵袭性毛霉菌感染可见轻度坏死或广泛坏死。
- 过碘酸 –Schiff 染色反应（PAS）或 Grocott 亚甲胺银染法可显示真菌菌丝。

二、真菌性肉芽肿

涉及中枢神经系统的真菌如下。

- 隐球菌。
- 曲霉菌。
- 毛霉菌。
- 念珠菌。

（一）隐球菌病

通常引起脑膜炎，表现为占位效应（space occupying lesion，SOL）的"隐球菌瘤"罕见。

【病因与发病机制】

- 由新型隐球菌引起。
- 常为机会性感染。
- 免疫低下时最常见的中枢神经系统真菌感染。
- 在酗酒、结节病、皮质类固醇、免疫抑制 / 自身免疫性疾病中的发生率增加。然而，也可在正常免疫活性状态中发生（通常为 C.gattii）。
- 传播途径：通过孢子吸入获得；中枢神经系统感染多是由于肺部的血行播散。

【定位】

- 可发生在大脑或脊髓的任何部位，累及脑膜、室管膜、脉络丛或脑实质。

【大体检查】

- 边界清楚的肿块或脓肿。

【镜下特征】

- 苏木精 – 伊红（HE）染色示有荚膜的卵圆形芽殖菌体（3～20μm），荚膜呈光晕状。
- 出芽形式的病原体通常可以看到 Virchow Robin 间隙内的"肥皂泡"现象。
- 隐球菌瘤（"圆环瘤"）中可识别酵母形态的病原体，有时可产生肉芽肿反应。

【染色与辅助检查】

- 黏液荚膜：黏液卡红（mucicarmine）染色和阿新蓝（alcian blue）染色呈阳性。
- 胞体：过碘酸 –Schiff（PAS）染色和 Grocott 亚甲胺银染色阳性。
- 隐球菌聚合酶链反应。

（二）曲霉菌病

- 最常见的菌种：烟曲霉。
- 其他种类：黄酮类、黑曲霉类和罕见的土曲霉也可侵入中枢神经系统。

【病因与发病机制】

- 健康个体罕见，通常见于接触土壤和腐烂植物的农民 / 农学家。
- 既往患有肺部疾病 / 哮喘患者、免疫功能低下者和使用类固醇或中性粒细胞减少者的发病率增加。
- 脑曲霉菌病 10%～20% 病例是通过血行播散或直接从鼻腔（眼窝 – 鼻腔感染）蔓延而来的。

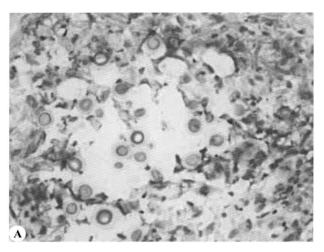 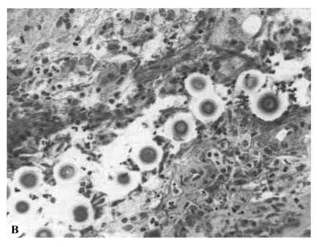

▲ 图 25-3　隐球菌病

A. 血管周围间隙可见大小为 5~20μm 的圆形出芽的隐球菌酵母，呈肥皂泡状（400×）；B. PAS- 阿新蓝染色显示球形隐球菌
（400×）

【定位】

- 大脑中动脉 / 大脑前动脉区域最易累及。

【镜下特征】

- 急性感染：嗜中性粒细胞反应。
- 慢性感染 – 肉芽肿反应伴有纤维化，当侵入血管壁引起血管炎和血栓时，可导致出血性梗死或显著出血。
- 真菌菌丝 –PAS 和 Grocott 亚甲胺银染色阳性。
- 细长的、有分隔和分叉的分枝菌丝。
- 锐角分支。

（三）接合菌病（毛霉菌、根霉菌）

- 多为机会性感染。
- 常见于糖尿病酮症酸中毒。
- 血行播散或鼻腔途径直接蔓延（鼻脑疾病）。
- 与曲霉菌相比，血管侵袭性更强，可导致出血性梗死和坏死。
- 宿主的反应通常很小，但感染是破坏性的。
- 真菌菌丝：PAS 和 Grocott 的甲基胺银染色阳性。
- 宽，无隔膜，伴有不规则分枝的菌丝。

（四）念珠菌病

- 常为机会性感染。
- 患者在接受长期抗生素、腹部手术及导尿管等治疗时易感。
- 常见于新生儿。
- 血源性播散；晚期播散性疾病常累及中枢神经系统。
- 激发各种炎症反应，包括急性炎症、坏死和血管炎伴局灶性血栓，但极少形成肉芽肿。
- 菌体（3~4μm）和假菌丝可由 PAS 和革兰染色显示。

（五）暗色真菌（暗色丝孢霉病）

- 苏木精 – 伊红（HE）染色呈棕色。
- 与其他真菌相同，可引起肉芽肿性宿主反应。
- 细胞壁内的黑色素可由 Masson-Fontana 染色法显示。

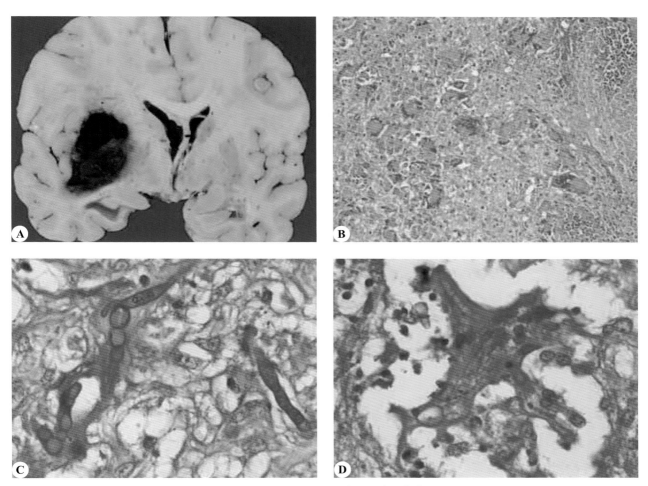

▲ 图 25-4　真菌性肉芽肿：曲霉菌病

A. 脑冠状面显示出血性病变累及左侧壳核和苍白球，并伴有中线移位和扣带回突出；B. 脓肿以嗜中性粒细胞浸润为主，中央可见坏死碎片，周围散在的巨细胞形成肉芽肿结构（400×）；C. 过碘酸 -Schiff（PAS）染色显示曲霉菌纤细的、有隔的菌丝，可见锐角分枝（1000×）；D. PAS 染色突出显示有隔的、细长的曲霉菌菌丝（1000×）

三、寄生虫感染

- 包括刚地弓形虫病、囊尾蚴纤维素病和由独立生存的阿米巴（棘阿米巴，Balamuthia 阿米巴）引起的肉芽肿性阿米巴脑炎。

（一）脑弓形虫病

【病因与发病机制】

- 中枢神经系统弓形虫感染几乎总是发生于免疫功能低下患者中。

- 刚地弓形虫是一种普遍存在于人类和动物体内的专性原生动物。

- 人类感染是通过摄入未煮熟的肉类或摄入受污染土壤或水中的卵囊或裂殖子而引起的。

- 猫是唯一明确的宿主：卵囊可脱落于猫的粪便中。

【定位】

- 通常累及大脑半球，一般是基底节。

- 最常见于灰白交界处。

【镜下特征】

- 多灶性脓肿，形态从急性坏死性到慢性包裹性脓肿不等。

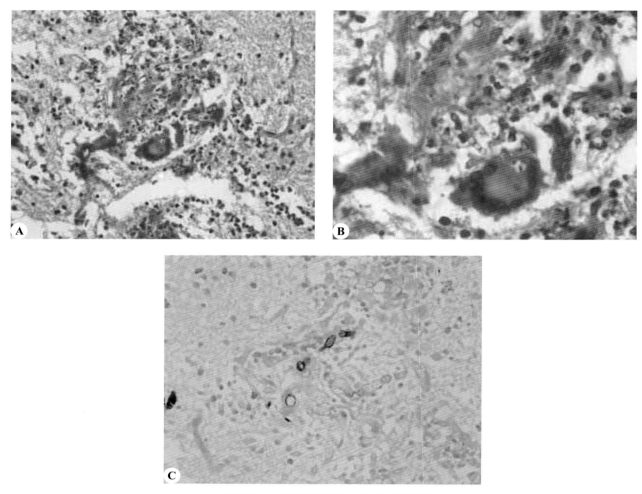

▲ 图 25–5　真菌性肉芽肿：暗色丝孢霉病

A. 嗜中性粒细胞、组织细胞和少数巨细胞聚集形成不典型肉芽肿（400×）；B. 巨细胞内可见细长的、不规则的有间隔的褐色菌丝菌群（1000×）；C. Masson-Fontana 染色可见色素（黑色素）、不规则分隔的褐色丝状菌丝（400×）

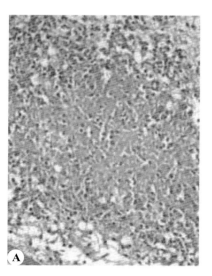
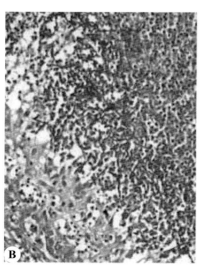

◀ 图 25–6　真菌性脓肿：念珠菌病

A. 脓肿主要由中性粒细胞和坏死的组织碎片组成（400×）；B. PAS 染色可见念珠菌的胞体和假菌丝（400×）

- 急性坏死性脓肿由富含中性粒细胞的炎症和大量游离速殖子的坏死组织组成。小动脉和毛细血管常表现为纤维素样坏死和血栓形成。
- 慢性包裹性脓肿边界清晰，表现为脱细胞中央凝固性坏死，周围有组织细胞、富含脂质的巨噬细胞，以及不同程度的炎症、小胶质细胞增生和星形胶质细胞增生。
- 速殖子和包囊型（缓殖子）可用高碘酸 –Schiff（PAS）和吉姆萨染色显示。
- 免疫组化可使用特异性抗弓形虫抗体。
- 聚合酶链反应（PCR）也可从脑组织进行识别。

（二）脑囊虫病或神经囊虫病

【病因与发病机制】

- 因摄入猪带绦虫孕节 / 卵而患病。
- 卵子摄入可通过不同的来源，如受污染的水、食物或自身感染。
- 绦虫幼虫期可引起中枢感染。

【发病率】

- 可发生于年龄较大的儿童和成人。

【定位】

- 大脑（通常在灰白质交界处）和脊髓；脑室和蛛网膜下腔。

【大体检查】

- 脑膜（花絮状）或实质（通常为灰质）内 1～2cm 充满液体的囊肿。
- 囊肿呈圆形，孤立的充满半透明液体。
- 消退 / 退化的囊肿内含不透明的液体。
- 寄生虫死后的钙化囊肿。

【镜下特征】

- 三层囊壁包括毛发状突起的外层角质层、中间细胞（假上皮瘤 / 合胞体）层和含有

小管的内质网状层。
- 幼虫头节上有吸盘，可存活的幼虫极少见。
- 蛛网膜下腔呈葡萄状形态 – 多发囊肿，常导致软脑膜纤维化。
- 退行性囊肿。
  - 无幼虫。
  - 纤维包膜周围有不同数量的淋巴细胞、浆细胞和嗜酸性粒细胞。
- 囊肿破裂可导致嗜酸性粒细胞和巨细胞炎性浸润。

（三）肉芽肿性阿米巴性脑炎

【病因与发病机制】

- 棘阿米巴可存在于土壤、水、空气、加热或冷却系统、热水浴缸、污水、透析机、牙科冲洗设备及隐形眼镜设备中。
- Balamuthia 阿米巴存在于土壤中。
- 免疫缺陷和老弱的宿主易感性增加。
- 尤其是器官移植和人类免疫缺陷病毒感染者 / 艾滋病患者。
- 由包囊和滋养体致中枢神经系统感染。
- 寄生虫经吸入侵入，再经血行入脑。
- 已知棘阿米巴和 Balamuthia 可通过破损皮肤或嗅觉上皮进入人体。
- B. 阿米巴也可感染具有免疫能力的宿主。
- 棘阿米巴眼部感染可引起佩戴隐形眼镜者急性角膜炎。

【大体检查】

- 局灶性（瘤样）肿块伴脑水肿。
- 可累及大脑、小脑或脑干。

【镜下特征】

- 顾名思义，肉芽肿性阿米巴脑炎（GAE）主要表现为肉芽肿性炎症，伴有多核巨细胞反应。

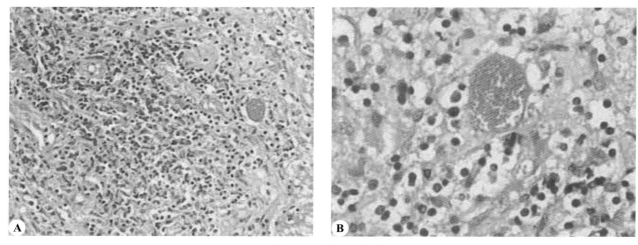

▲ 图 25-7　脑弓形虫病

A. 急性坏死性脓肿由富含中性粒细胞的炎症浸润、坏死组织和大量缓殖子组成（200×）；B. 有包囊的缓殖子内有大量速殖子（1000×）

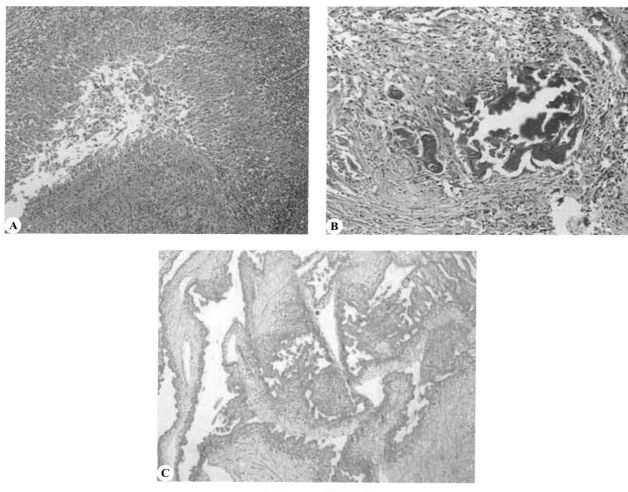

▲ 图 25-8　脑囊虫病

A. 囊壁周围可见栅栏状的组织细胞、嗜酸性粒细胞和巨细胞（200×）；B. PAS 染色显示了陈旧包囊的碎片（200×）；C. 囊尾蚴的三层结构（400×）

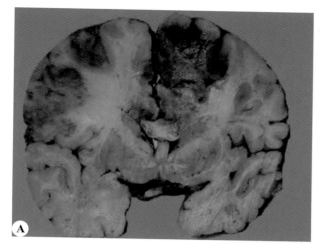
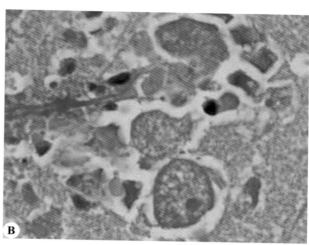

▲ 图 25-9 阿米巴脑炎

A. 冠状位切片显示双侧脑叶（右侧额上回、左侧额中下回并广泛累及脑白质和胼胝体、扣带回）广泛性出血性坏死；B. 血管周围间隙中的溶组织阿米巴滋养体（400×）

- Balamuthia 引起的 GAE 表现出不同的组织学特点，这取决于宿主的免疫状态；可引起肉芽肿性炎症，也可能引起急慢性混合性炎症，而无肉芽肿形成。
- 罕见的急性暴发性病例中，阿米巴可引起中性粒细胞为主的急性炎症。
- 滋养体和包囊可被识别：肉芽肿内包囊更易见。
- 棘阿米巴和 Balamuthia HE 染色下形态相似。
- 包囊具有双层折光性囊壁，有大的泡状核和一个中央深染的核仁。
- 滋养体大小为 14～45μm，细胞核大，中央有核仁，细胞质呈颗粒状。
- 滋养体 PAS 染色阳性，而包囊 Grocott 银染色阳性。

四、神经系统结节病

极少情况下表现为肿块附着于脑膜，类似于脑膜瘤改变。

【定位】

- 单发或多发，病变可累及硬脑膜、软脑膜或脑实质。

【镜下特征】

- 非干酪样肉芽肿相对界清孤立，由上皮样组织细胞和多核巨细胞组成，周边可见不同数量的淋巴细胞和浆细胞。
- 星状小体或 Schaumann 小体偶可见到。

五、肿瘤样脱髓鞘病变

【定义】

肿瘤样脱髓鞘病变（TDL）是一种急性、较大体积（＞2cm）的中枢神经系统肿瘤样脱髓鞘病变，可伴有周围水肿、肿块效应和环状强化。所有的同义词都反映出这些病变在临床、放射学和病理学上都有与脑肿瘤或脓肿的相似性。

【年龄及性别分布】

- 可发生于任何年龄，发病中位年龄为 30—40 岁。
- 好发于女性。

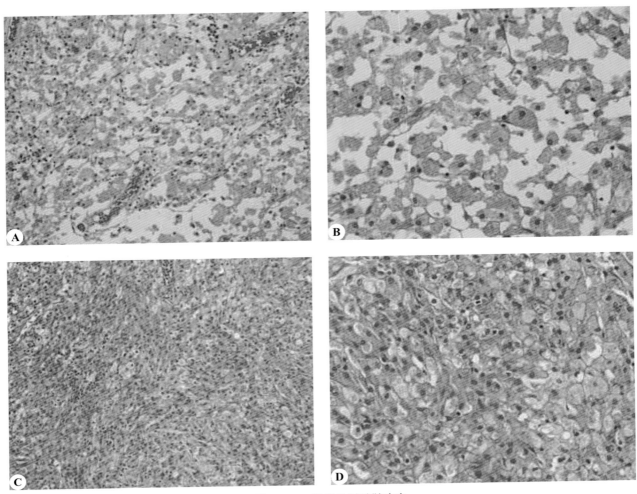

▲ 图 25-10　肿瘤性脱髓鞘病变

A. 片状分布的巨噬细胞及少量散在淋巴细胞（200×）；B. 高倍镜显示片状分布的胞质丰富的巨噬细胞（400×）；C. 低倍镜下可见巨噬细胞与星形胶质细胞相互混杂（200×）；D. 高倍镜显示反应性星形胶质细胞之间的巨噬细胞（400×）

【病因与发病机制】

- 发病机制尚不清楚。
- 病因：自身免疫现象被认为是 TDL 由于病毒感染后或接种后的发展的结果，或多发性硬化的急性表现。

【大体检查】

- 界清，灰白色，质地软硬程度取决于细胞组成成分。

【镜下特征】

- 慢性病变边界清晰，而急性病变边界模糊。

- 富含细胞病变含有大量泡沫状巨噬细胞。
- 病变组织以巨噬细胞成分为主，弥漫均匀分布或在血管周围聚集。胞质呈泡沫状或颗粒状，用神经髓鞘固蓝（LFB）染色法或过碘酸 –Schiff（PAS）染色可显示胞质内吞噬的髓鞘分解产物。
- 与巨噬细胞相伴随的是反应性星形细胞，细胞核大，核仁明显，染色质呈泡状，可见到细长的胞质突起。
- 常见多核星形胶质细胞，具有丰富的嗜酸性胞质和多个小的微核，称为 Creutz Feldt 细胞。

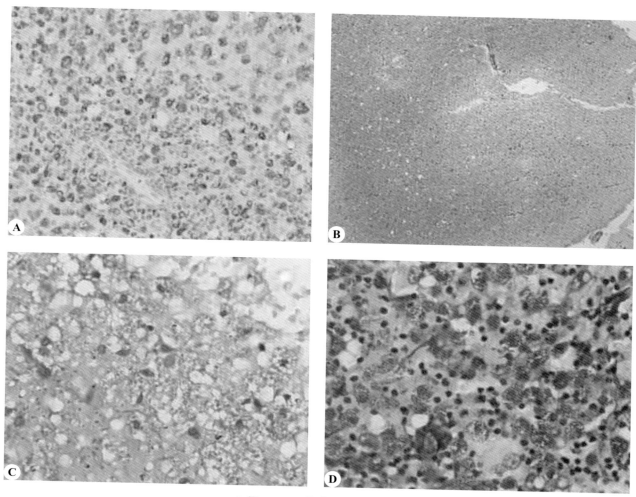

▲ 图 25-11　肿瘤性脱髓鞘病变

A. CD68 免疫组化染色显示巨噬细胞（200×）；B. LFB-PAS 染色突出显示髓鞘脱失（100×）；C. 巨噬细胞胞质内可见吞噬的髓鞘崩解产物（400×）；D. PAS 染色显示巨噬细胞内吞噬的髓鞘崩解产物（400×）

- 核分裂象易见，"颗粒状 / 爆炸型"和经典型均可见到。
- 血管周围 T 淋巴细胞的聚集。
- 无凝固性坏死。
- 轴突相对稀疏。如果存在轴突丢失，髓鞘脱失相对严重得多。在急性病例中，神经丝蛋白（NFP）染色可显示保留的轴突纤维和轴突肿胀。
- LFB-PAS 染色可显示髓鞘脱失。

【免疫组化】

- 胶质纤维酸性蛋白（GFAP）显示反应性星形胶质细胞。
- CD68 显示巨噬细胞。
- NFP- 轴索标志物，显示保留的轴索。
- CD3 和 CD20 显示淋巴细胞的多样性。
- Ki-67 显示病变内增殖活性增强。

【鉴别诊断】

由于临床和放射学表现与包括肿瘤在内的其他脑部病变难以区分，诊断具有挑战性。活检有明显的误诊可能性，误诊率约为 31%。

1. 梗死

- 轴索和髓鞘具有相同比例的脱失。

- 区域性分布的缺血性梗死。
- 血管周围炎症较为少见。
- 核分裂象罕见。

2. 中枢神经系统淋巴瘤

- 类固醇激素治疗后的中枢神经系统淋巴瘤组织学上有相似之处。
- 含有巨噬细胞、反应性星形胶质细胞和非肿瘤性淋巴细胞（主要 CD3 阳性）。
- 细胞凋亡是其显著特征。
- 可见残留的恶性肿瘤细胞。

【预后】

- 如果早期诊断和给予恰当治疗，长期预后通常良好。
- 较大的病变（＞ 5cm）与更多的临床功能障碍相关联。

六、放射性坏死

【定义】

放射状坏死也称为放射性坏死。它的定义为颅外 / 颅内病变（胶质母细胞瘤或低级别胶质瘤）或垂体肿瘤经放射治疗后导致的扩大的脑实质坏死。放疗后间隔时间从 2 年至近 10 年不等。化疗可能有协同作用。

【发病部位】

脑和脊髓均可发生，主要累及白质。表现为肿块效应或与部位相关的局部症状。

【大体检查】

- 白质多见。
- 急性病变：凝固性坏死区域主要累及白质和深部皮层。
- 慢性病变：坚硬、囊性或可能钙化。

【镜下特征】

- 凝固性坏死区呈马赛克样排列（低倍镜下可见）。
- 与周围脑组织边界清晰。
- 实质内可见纤维蛋白渗出。
- 血管改变可从纤维素样坏死到玻璃样变、血栓形成和纤维化硬化；肾小球样微血管增生罕见。
- 病灶中巨噬细胞少见，多数分布在病变周围。
- 炎症改变轻微。
- 假性进展表现为单纯坏死改变或坏死伴发肿瘤。

【治疗】

- 显著的占位效应需要手术减压。

【预后】

- 具有自限性，预后良好；有时病变会持续扩大。

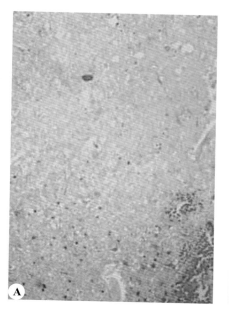
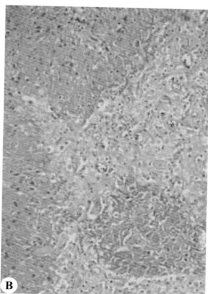

◀ 图 25-12 放射性坏死

A. 大面积凝固性坏死，炎症反应轻
微（100×）；B. 边界清晰（200×）

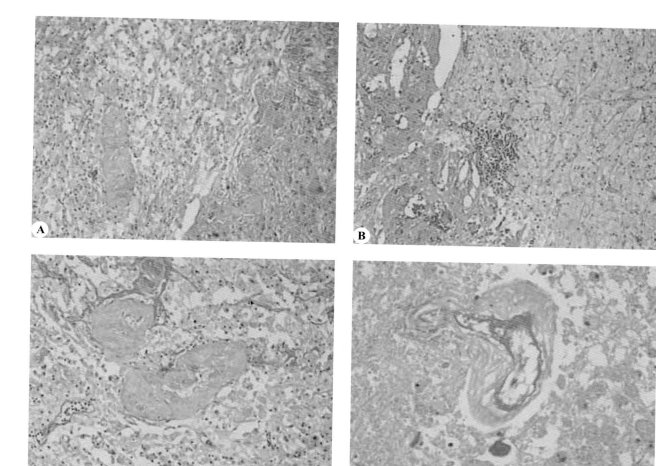

▲ 图 25-13 放射性坏死

A. 病变周边有吞噬细胞及少量淋巴细胞，病变右侧可见反应性星形细胞和胶质纤维（200×）；B. 病灶边缘可见少量成簇的淋
巴细胞（200×）；C. 病变内含有丰富的透明变性血管（400×）；D. 少数可见血管壁纤维素样坏死（400×）

第 26 章　神经系统良性囊肿性病变
Benign Cystic Lesions of the Nervous System

Kirti Gupta　Bishan Radotra　著

付伟伟　译

【定义】

神经系统良性囊肿由一系列不同病变组成，根据其来源和囊肿内衬大致可分为两类。来自中枢神经系统的囊肿包括蛛网膜囊肿、室管膜囊肿和脉络膜囊肿，而来自非中枢神经系统（如外胚层或内胚层）的囊肿包括表皮 / 皮样囊肿和 Rathke 裂囊肿、胶样囊肿和内胚层囊肿（表 26-1）。

表 26-1　良性神经系统囊肿

神经外层	内胚层
• 蛛网膜囊肿 • 室管膜囊肿 • 脉络膜囊肿	• 内胚层囊肿（呼吸上皮源性；原肠性） • Rathke 裂囊肿 • 胶样囊肿
外胚层 • 表皮样囊肿 • 皮样囊肿	

【发病率】

• 约占所有中枢神经系统肿瘤的 0.2% 和 2%；由于许多无症状病变，确切发病率尚不明确。

• 任何年龄均可累及，无性别差异。

【定位】

• 囊肿的解剖起源部位和囊肿内衬的识别是明确诊断的关键。

1. 蛛网膜囊肿

• 几乎发生于有蛛网膜或其发育过程中存在的任何解剖部位。

• 可发生于发育异常或继发于软脑膜炎或外伤的异常状况。

2. 室管膜（胶质室管膜）囊肿

• 可发生于脑室内、外，也可见于侧凸、后颅窝、脑干、脊髓和蛛网膜下腔。

• 起源于内陷的神经管残余。

3. 脉络膜囊肿

• 起源于侧脑室。

• 通常是偶然发现。

4. 表皮样囊肿和皮样囊肿

• 可见于整个中枢神经系统；几乎所有轴外表皮样囊肿（epidermoid cysts，EC）大多发生于桥小脑角和鞍上 / 鞍旁区域，而皮样囊肿更多发生在中线或后颅窝。

• 均由外胚层包绕至周围组织中而产生的。

5. 内胚层囊肿（原肠性，呼吸上皮源性）

• 定位于脊髓前角的蛛网膜下腔；在脑内发生于第三或第四脑室、小脑脑桥角、脑干和大脑半球。

• 起源于内陷的呼吸道或胃肠道的内胚层组织。

6. 胶样囊肿

• 第三脑室近 Monro 孔处。

• 起源于口侧第三脑室背侧的内胚层上皮。

7. Rathke 裂囊肿

• 定位于鞍区和鞍上区。

• 起源于 Rathke 囊残余。

【大体检查】

1. 蛛网膜囊肿

- 薄而透明的囊壁，内含清澈或浑浊的液体。

2. 室管膜囊肿

- 孤立的表面光滑的囊肿，内容物透明至半透明。

3. 表皮样囊肿和皮样囊肿

- 圆形，界限清楚，表面光滑，内含角化蜡样物（表皮样）。
- 毛发 / 皮脂样物（皮样）。

4. 内皮样囊肿

- 孤立，表面光滑，内含黏液状物。

5. 胶样囊肿

- 界限清楚，表面平滑，内含清亮至混浊的液体。

6. Rathke 裂囊肿

- 边界清楚，内含透明的（脑脊液样）或黏液样、胶质样内容物。

【镜下特征】

1. 蛛网膜囊肿

- 内衬单层成熟蛛网膜（脑膜皮）细胞，囊壁可见纤细的纤维组织。
- EMA 阳性；胶质纤维酸性蛋白（GFAP）和癌胚抗原（CEA）阴性。

2. 室管膜囊肿

- 成熟的室管膜细胞覆于胶质组织内层。
- 室管膜细胞 S100 和 GFAP 呈免疫组化强阳性。

3. 表皮样囊肿

- 内衬鳞状上皮，可见角质透明颗粒。
- 无附属器结构。
- 腔内充满无核鳞状细胞和细胞碎片。
- 异物巨细胞对破裂囊内容物发生反应。
- 细胞角蛋白或上皮膜抗原（EMA）阳性。

4. 皮样囊肿

- 囊壁内衬层状鳞状上皮，伴有附属器结构（毛囊、皮脂腺或汗腺）。
- 腔内充满无核鳞状细胞和细胞碎片。
- 囊壁可见异物巨细胞反应。
- 细胞角蛋白和 EMA 免疫组化阳性。

5. 内皮样囊肿

- 内衬假复层纤毛上皮，偶见杯状细胞（PAS 阳性）。
- 可见鳞状上皮化生。
- 细胞角蛋白阳性。

6. 胶样囊肿

- 内衬单层立方至柱状上皮，具有杯状细胞和纤毛细胞。
- 有散在脱落细胞的无定形或蛋白液内容物。
- 内容物中可见散在的丝状放线菌样排列的核酸蛋白（过碘酸 –Schiff 染色阳性）。
- 纤维囊壁内伴巨细胞的黄色肉芽肿反应。
- 细胞角蛋白、CEA（灶性）、S100 免疫组化阳性；内容物 PAS 及阿新蓝染色阳性。

7. Rathke 裂囊肿

- 内衬纤毛、柱状细胞；杯状细胞罕见。
- 黏液 / 黏液样物质是主要内容物。
- 少数情况下可发生鳞状上皮化生。
- 囊壁构成于纤细的胶原纤维，罕见情况下可伴有巨细胞和胆固醇裂隙的黄色肉芽肿性反应。
- 黏蛋白染色可显示杯状细胞。
- 细胞角蛋白或 EMA 呈免疫组化阳性。
- 文献报道 Rathke 裂囊肿、胶样囊肿和内胚层囊肿中 TTF1 免疫组化阳性；因此，囊性转移性肺癌是一个潜在的诊断陷阱。

【鉴别诊断】

- 大多数囊肿诊断基于典型的位置及组织学。
- 表皮样囊肿和皮样囊肿有时需要与囊性颅咽管瘤和囊性畸胎瘤鉴别。

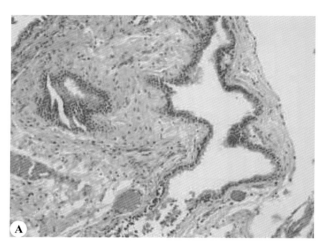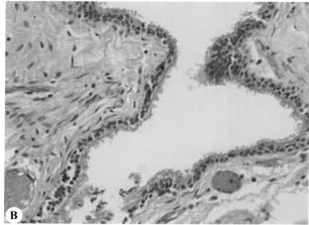

▲ 图 26-1　**Rathke 裂囊肿**

内衬纤毛柱状细胞，囊壁由纤细的胶原纤维组织构成

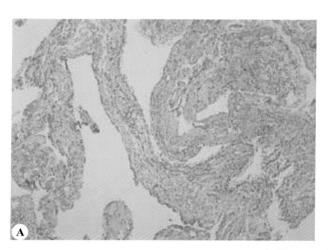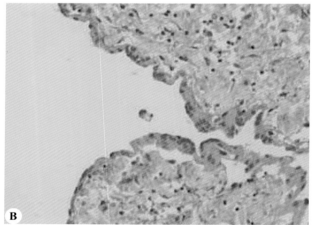

▲ 图 26-2　**蛛网膜囊肿**

内衬单层成熟蛛网膜（脑膜内皮）细胞，囊壁可见纤细的纤维组织

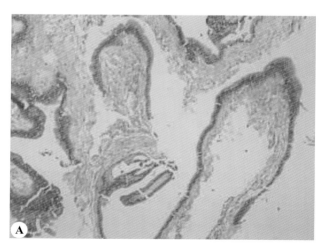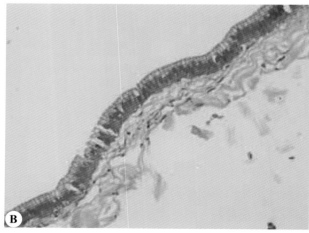

▲ 图 26-3　**胶样囊肿**

内衬单层立方至柱状上皮，可见杯状细胞，有时有纤毛细胞

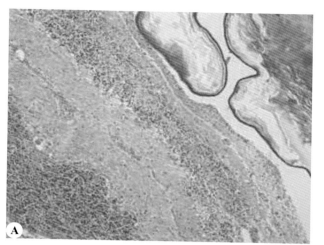
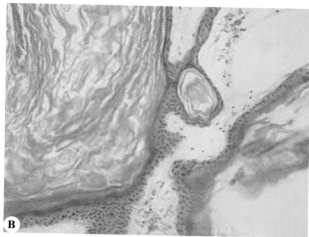

▲ 图 26-4　表皮样囊肿

小脑（A）和脉络丛（B）附近可见层状无核的鳞状细胞和细胞碎片。内衬伴有透明角质颗粒的鳞状上皮，腔内充满无核鳞状细胞（400×）

推荐阅读
Suggested Reading

相关图书

[1] Antonescu CR, Scheithauer BW, Woodruff JM, eds. Tumours of the peripheralnervous system (AFIP Atlas of tumor pathology Fourth series; Fascicle 19).Maryland: American Registry of Pathology: Silver spring; 2013

[2] DeLellis RA, Lloyd RV, Heitz PU, Eng C. Tumours of the pituitary, In: DeLellis RA,Lloyd RV, Heitz PU, Eng C, eds. World Health Organization Classification of Tumorsof Endocrine Organs. 4th ed. Lyon: International Agency for Research on Cancer(IARC); 2004

[3] Ellison DW, Love S, Chimelli L, Harding BN, Lowe J, Vinters H, eds. Neuropathology:A Reference Text of CNS Pathology. 3rd ed. Edinburgh: Elsevier Science; 2013

[4] Fletcher CDM, Bridge JA, Hogendoorn PCW, Mertens F, eds. World HealthOrganization Classification of Tumours of Soft Tissue and Bone. 4th ed. Lyon:International Agency for Research on Cancer (IARC); 2013

[5] Kleinschmidt-DeMasters BK, Tihan T, Rodriguez F, eds. Diagnostic Pathology:Neuropathology.2nd ed. Salt Lake City, UT: Elsevier; 2016

[6] Le Roux PCH, Andrews B, eds. Cerebral concussion and diffuse brain injury. EastNorwalk, CT: Appleton & Lange; 2000

[7] Lloyd RV, Osamura RY, Klöppel G, Rosai J, eds. World Health OrganizationClassification of Tumors of Endocrine Organs. 5th ed. Lyon: International Agency forResearch on Cancer (IARC); 2017

[8] Louis DN, Ohgaki H, Wiestler OD, Cavenee WK, eds. World Health OrganizationClassification of Tumors of the Central Nervous System (Revised 4th ed). Lyon:International Agency for Research on Cancer (IARC); 2016

[9] Louis DN, Ohgaki H, Wiestler OD, Cavenee WK, eds. World Health OrganizationClassification of Tumors of the Central Nervous System. 4th ed. Lyon: InternationalAgency for Research on Cancer (IARC); 2007

[10] Love S, Perry A, Ironside J, Budka H, eds. Greenfield's Neuropathology. Ninth ed.–Two Volume Set. Florida: CRC Press; 2015

[11] Perry A, Brat DJ, eds. Practical Surgical Neuropathology: A Diagnostic Approach: AVolume in the Pattern Recognition Series. Philadelphia, PA: Churchill LivingstoneElsevier; 2010

[12] Santosh V, Sravya P, Arivazhagan A. Molecular pathology of glioblastoma-AnUpdate. In: Somasundaram K, ed. Advances in biology and treatment of glioblastoma(Current Cancer Research series). Switzerland: Springer Nature; 2017:19–55

[13] Sarkar C, Purkait S, Pathak P, Jha P. Pediatric high grade gliomas. In: SomasundaramK, ed. Advances in biology and treatment ofglioblastomas. (Current Cancer Researchseries). Switzerland: Springer Nature; 2017:241–266

[14] Sharma MC, Sarkar C. Pathology of Head Injury. In: Mahapatra AK, Kumar R, KamalR, eds. Textbook ofTraumatic Brain injury. 1st ed. Vol 1. New Delhi: Jaypee BrothersMedical Publishers Pvt Ltd.; 2012:18–25

[15] Soffietti R, Rudà R, Reardon D. Rare glial tumors. In: Berger MS, Weller M, eds.Gliomas, Volume 134 (Handbook of Clinical Neurology). Amsterdam: ElsevierScience; 2016: 399–415

[16] Sravya P, Santosh V. Molecular pathology of diffuse low grade gliomas. In:Muthukumar N, Goyal V, eds. Progress in Clinical Neurosciences. Vol 31. New Delhi:Thieme Publishing Group; 2016:31–47

[17] Suri V, Nambirajan A, Sharma MC, Sarkar C. Surgical Pathology of IntractableEpilepsy. In: Muthukumar N, Goyal V, eds. Progress in Clinical Neurosciences. Vol30. New Delhi: Thieme Publishing Group; 2015:13–31

[18] Winn HR, ed. Youmans and Winn Neurological Surgery. 7th ed. Philadelphia:Elsevier Health Sciences; 2016

相关文献

上篇　神经系统肿瘤

[1] Bahar M, Hashem H, Tekautz T, et al. Choroid plexus tumors in adult and pediatricpopulations: the Cleveland Clinic and University Hospitals experience. J Neurooncol2017; 132(3): 427–432

[2] Cavalli FMG, Remke M, Rampasek L, et al. Intertumoral Heterogeneity withinMedulloblastoma Subgroups. Cancer Cell 2017;31(6):737–754.e6

[3] Coy S, Dubuc AM, Dahiya S, Ligon KL, Vasiljevic A, Santagata S. Nuclear CRX andFOXJ1 Expression Differentiates Non-Germ Cell Pineal Region Tumors and Supportsthe Ependymal Differentiation of Papillary Tumor of the Pineal Region. Am J SurgPathol 2017;41(10):1410–1421

[4] Dahiya S, Haydon DH, Alvarado D, Gurnett CA, Gutmann DH, Leonard JR Jr.BRAF(V600E) mutation is a negative prognosticator in pediatric ganglioglioma.ActaNeuropathol 2013;125(6):901–910

[5] DeWitt JC, Mock A, Louis DN. The 2016 WHO classification of central nervoussystem tumors: what neurologists need to know. Curr Opin Neurol 2017; [Epubahead of print]

[6] Frihwald MC, Biegel JA, Bourdeaut F, Roberts CWM, Chi SN. Atypical teratoid/rhabdoid tumors-current concepts, advances in biology, and potential futuretherapies. Neuro- oncol 2016;18(6):764–778

[7] Gupta N, Chacko G, Chacko AG, Rajshekhar V, Jayprakash M. Fluorescence in situhybridization for chromosome 14q deletion in subsets of meningioma segregatedby MlB-1 labelling index. Neurol India 2016;64(6):1256–1263

[8] Gupta T, Sarkar C, Rajshekhar v, et al. Indian Society of Neuro-Oncology consensusguidelines for the contemporary management of medulloblastoma. Neurol India2017;65(2):315–332

[9] Han CH, Batchelor TT. Diagnosis and management of primary central nervoussystem lymphoma. Cancer 2017; [Epub ahead of print]

[10] Huang BY, Zong M, Zong WJ, Sun YH, Zhang H, Zhang HB. Intracranial Rosai-Dorfman disease. J Clin Neurosci 2016;32:133– 136

[11] Johann PD, Erkek S, Zapatka M, et al. Atypical Teratoid/Rhabdoid Tumors AreComprised of Three Epigenetic Subgroups with Distinct Enhancer Landscapes.Cancer Cell 2016;29(3):379–393

[12] Kakkar A, Biswas A, Kalyani N, et al. Intracranial germ cell tumors: a multi-institutional experience from three tertiary care centers in India. Childs Nerv Syst2016;32(11):2173– 2180

[13] Kakkar A, Majumdar A, Kumar A, et al. Alterations in BRAF gene, and enhancedmTOR and MAPK signaling in dysembryoplastic neuroepithelial tumors (DNTs).Epilepsy Res 2016;127:141–151

[14] Kaur K, Kakkar A, Kumar A, et al. Integrating molecular subclassification ofmedulloblastomas into routine clinical practice: a simplified approach. Brain Pathol2016;26(3):334–343

[15] Kaur K, Kakkar A, Kumar A, et al. Clinicopathological characteristics, molecularsubgrouping, and expression of miR-379/miR-656 cluster (C14MC) in adultmedulloblastomas. J Neurooncol 2016; 130(3):423– 430

[16] Kitamura Y, Sasaki H, Yoshida K. Genetic aberrations and molecular biology of skullbase chordoma and chondrosarcoma. Brain Tumor Pathol 2017;34(2):78–90

[17] Kumari K, Sharma MC, Kakkar A, et al. Role of mTOR signaling pathway in thepathogenesis of subependymal giant cell astrocytoma- A study of 28 cases. NeurolIndia 2016;64(5):988–994

[18] Kisters-Vandevelde HVN, Ktisters B, van Engen-van Grunsven ACH, Groenen PJTA,Wesseling P, Blokx WAM. Primary melanocytic tumors of the central nervoussystem: a review with focus on molecular aspects. Brain Pathol 2015;25(2):209–226

[19] Lopes MBS. The 2017 World Health Organization classification of tumors of thepituitary gland: a summary. Acta Neuropathol 2017;134(4):521–535

[20] Louis DN, Perry A, Burger P, et al; International Society Of Neuropathology-Haarlem. International Society Of Neuropathology-Haarlem consensus guidelinesfor nervous system tumor classification and grading. Brain Pathol 2014;24(5):429–435

[21] Louis DN, Perry A, Reifenberger G, et al. The 2016 World Health OrganizationClassification of Tumors of the Central Nervous System: a summary. ActaNeuropathol 2016;131(6:803–820

[22] Macagno N, Figarella-Branger D, Mokthari K, et al. Differential Diagnosis ofMeningeal SFT-HPC and Meningioma: Which Immunohistochemical MarkersShould Be Used? Am J Surg Pathol 2016;40(2):270278

[23] Malgulwar PB, NambirajanA, Pathak P, et al. Study of B-catenin and BRAF alterationsin adamantinomatous and papillary craniopharyngiomas: mutation analysis withimmunohistochemical correlation in 54 cases. J Neurooncol 2017;133(3):487–495

[24] Mete 0, Lopes MB. Overview of the 2017 WHO Classification of Pituitary Tumors.Endocr Pathol 2017;28(3):22–243

[25] Nambirajan A, Sharma MC, Rajeshwari M, Kakkar A, Suri V, Sarkar C. A ComparativeImmunohistochemical Study of Epithelial Membrane Antigen and NHERF1/EBP50in the Diagnosis of Ependymomas. Appl Immunohistochem Mol Morphol 2016;[Epub ahead of print]

[26] Osamura RY. Pathology of Pituitary Tumors Update: With World HealthOrganization new Classification 2017. AJSP Rev Reports 2017;22(4):189–195

[27] Owosho AA, Estilo CL, Huryn JM, Chi P, Antonescu CR. A Clinicopathologic Study ofHead and Neck Malignant Peripheral Nerve Sheath Tumors. Head Neck Pathol 2017;[Epub ahead of print]

[28] Pajtler KW, Mack SC, Ramaswamy V, et al. The current consensus on the clinicalmanagement of intracranial ependymoma and its distinct molecular variants. ActaNeuropathol 2017;133(1):5– 12

[29] Pajtler KW, Witt H, Sill M, et al. Molecular Classification of Ependymal Tumorsacross All CNS Compartments, Histopathological Grades, and Age Groups. CancerCell 2015;27(5):728–743

[30] Patel B, Chacko G, Nair S, et al. Clinicopathological correlates of primary centralnervous system lymphoma: experience from a tertiary care center in South India.Neurol India 2015;63(1): 77–82

[31] Pathak P, Kumar A, Jha P, et al. Genetic alterations related to BRAF-FGFR genesand dysregulated MAPK/ERK/mTOR signaling in adult pilocytic astrocytoma. BrainPathol 2017;27(5):580–589

[32] Purkait S, Mallick S, Sharma V, et al. Prognostic Stratification of GBMs UsingCombinatorial Assessment of IDH1 Mutation, MGMT Promoter Methylation, andTERT Mutation Status: Experience from a Tertiary Care Center in India. TranslOncol2016;9(4):371–376

[33] Rajeshwari M, Sharma MC, Kakkar A, et al. Evaluation of chromosome 1q gain inintracranial ependymomas. J Neurooncol 2016;127(2):271–278

[34] Rajeswarie RT, Rao S, Nandeesh BN, Yasha TC, Santosh V. A simple algorithmicapproach using histology and immunohistochemistry for the currentclassification of adult diffuse glioma in a resource-limited set-up. J Clin Pathol2017;j clinpath-2017–204638; [Epub ahead of print]

[35] Ramaswamy V, Remke M, Bouffet E, et al. Risk stratification of childhoodmedulloblastoma in the molecular era: the current consensus. Acta Neuropathol2016;131(6):821–831

[36] Sahm F, Reuss DE, Giannini C. WHO 2016 Classification: Changes and Advancementsin the Diagnosis of Miscellaneous Primary CNS Tumours. Neuropathol ApplNeurobiol 2017; [Epub ahead of print]

[37] Sahm F, Schrimpf D, Stichel D, et al. DNA methylation-based classification andgrading system for meningioma: a multicentre, retrospective analysis. Lancet Oncol2017; 18(5):682–694

[38] Sarkar S, Philip V], Cherukuri SK, Chacko AG, Chacko G. Implications of the WorldHealth Organization definition

of atypia on surgically treated functional and non-functional pituitary adenomas. Acta Neurochir (Wien) 2017;159(11):2172186(Wien)

[39] Sarkar S, Rajaratnam S, Chacko G, Mani S, Hesargatta AS, Chacko AG, Pureendoscopic tr anssphenoidal surgery for functional pituitary adenomas: outcomeswith Cushing's disease. Acta Neurochir (Wien) 2016; 158(1):77–86, discussion 86

[40] Sarkar S, Chacko AG, Chacko G. Clinicopathological correlates of extrasellar growthpatterns in pituitary adenomas. J Clin Neurosci 2015;22(7):1173–1177

[41] Schweizer L, Koelsche C, Sahm F, et al. Meningeal hemangiopericytoma and solitaryfibrous tumors carry the NAB2-STAT6 fusion and can be diagnosed by nuclearexpression of STAT6 protein. Acta Neuropathol 2013;125(5):651–658

[42] Sharma MC, Gupta RK, Kaushal S, et al. A clinicopathological study of primarycentral nervous system lymphomas & their association with Epstein-Barr virus.IndianJ Med Res 2016;143(5):605–615

[43] Sturm D, Orr BA, Toprak UH, et al. New Brain Tumor Entities Emerge from MolecularClassification of CNS- PNETs. Cell 2016;164(5):1060–1072

[44] Thomas C, Sill M, Ruland V, et al. Methylation profiling of choroid plexus tumorsreveals 3 clinically distinct subgroups. Neuro-oncol 2016; 18(6):790–796

[45] Torchia J, Golbourn B, Feng S, et al. Integrated (epi)–Genomic Analyses IdentifySubgroup-Specific Therapeutic Targets in CNS Rhabdoid Tumors. Cancer Cell2016;30(6):891–908

[46] Traul DE, Shaffrey ME, Schiff D, Part I: spinal-cord neoplasms-intradural neoplasms.Lancet Oncol 2007;8(1):35–45

[47] van de Nes J, Gessi M, Sucker A, et al. Targeted next generation sequencing revealsunique mutation profile of primary melanocytic tumors of the central nervoussystem. J Neurooncol 2016; 127(3):435–444

[48] Yuzawa S, Nishihara H, Tanaka S. Genetic landscape of meningioma. Brain TumorPathol 2016;33(4):237–247

[49] Yuzawa S, Nishihara H, Wang L, et al. Analysis of NAB2·–STAT6 Gene Fusion in 17Cases of Meningeal Solitary Fibrous Tumor/Hemangiopericytoma: Review of theLiterature. AmJ Surg Pathol 2016;40(8):1031–1040

第 22 章　神经系统动脉瘤与血管畸形
Malformations of the Nervous System

[1] Alg VS, Sofat R, Houlden H, Werring DJ. Genetic risk factors for intracranialaneurysms: a meta-analysis in more than116,000 individuals. Neurology2013;80(23):2154–2165

[2] Jellinger K. Vascular malformations of the central nervous system: a morphologicaloverview. Neurosurg Rev 1986; 9(3):177–216

[3] Penn DL, Komotar R], Sander Connolly E. Hemodynamic mechanisms underlyingcerebral aneurysm pathogenesis. J Clin Neurosci 2011;18(11):1435– 1438

[4] Pritz MB. Cerebral aneurysm classification based on angioarchitecture. J StrokeCerebrovasc Dis 2011;20(2): 162–167

[5] Spetzler RF, Detwiler PW, Rina HA, Porter RW Modified classification .of spinal cordvascular lesions. J Neurosurg 2002; 96(2, Suppl): 145–156

[6] ISSVA classification for vascular anomalies and vacular tumors, Overview table.20th ISSVA Workshop, Melbourne, April 2014

第 23 章　创伤性脑损伤

[1] Blennow K, Brody DL, Kochanek PM, et al. Traumatic brain injuries. Nat Rev DisPrimers 2016;2: 16084

[2] McGinn M], Povlishock JT. Pathophysiology of Traumatic Brain Injury. NeurosurgClin N Am 2016;27(4):397–407

第 24 章　难治性癫痫的外科病理学

[1] Barkovich A], Guerrini R, Kuzniecky RI, Jackson GD, Dobyns WB. A developmentaland genetic classification for malformations of cortical development: update 2012.Brain 2012;135(Pt 5): 1348–1369

[2] Bluimcke I, Aronica E, Miyata H, et al. International recommendation for acomprehensive neuropathologic workup of epilepsy surgery brain tissue: Aconsensus Task Force report from the ILAE Commission on Diagnostic Methods.Epilepsia 2016;57(3):348–358

[3] Blimcke I, Thom M, Aronica E, et al. International consensus classification 0hippocampal sclerosis in temporal lobe epilepsy: a Task Force report from the ILAECommission on Diagnostic Methods. Epilepsia 2013;54(7):1315–1329

[4] Blimcke I, Thom M, Aronica E, et al. The clinicopathologic spectrum of focal corticaldysplasias: a consensus classification proposed by an ad hoc Task Force of the ILAEDiagnostic Methods Commission. Epilepsia 2011 ;52(1):158–174

[5] Thom M. Review: Hippocampal sclerosis in epilepsy: a neuropathology review.Neuropathol Appl Neurobiol 2014;40(5): 520–543

第 25 章　类似于中枢神经系统肿瘤的非肿瘤性病变

[1] Chacko G. Parasitic diseases of the central nervous system. Semin Diagn Pathol2010;27(3):167–185

[2] Kleinschmidt-DeMasters BK. Central nervous system aspergillosis: a 20–yearretrospective series. Hum Pathol 2002;33(1):116–124

[3] Murthy JM, Sundaram C. Fungal infections of the central nervous system. HandbClin Neurol 2014;121:1383– 1401

[4] Nagappa M, Taly AB, Sinha S, et al. Tumefactive demyelination: clinical, imagingand follow-up observations in thirty-nine patients. Acta Neurol Scand 2013; 128(1):39– 47

[5] Santosh v, Mahadevan A, Chickabasaviah YT, Bharath RD, Krishna sS. Infectiouslesions mimicking central nervous system neoplasms. Semin Diagn Pathol2010;27(2):122–135

[6] Shankar SK, Mahadevan A, Sundaram C, et al. Pathobiology of fungal infections ofthe central nervous system with special reference to the Indian scenario. NeurolIndia 2007;55(3):198–215

[7] SravaniT,UppinSG,Uppin MS, SundaramC.Rhinocerebral mucormycosis: Pathologyrevisited with emphasis on perineural spread. Neurol India 2014;62(4):383–3868. Zagzag D, Miller DC, Kleinman GM, Abati A, Donnenfeld H, Budzilovich GN.Demyelinating disease versus tumor in surgical neuropathology. Clues to a correctpathological diagnosis. AmJ Surg Pathol 1993;17(6):537–545

第 26 章　神经系统良性囊肿性病变

[1] Zada G, Lin N, 0jerholm E, Ramkissoon S, Laws ER. Craniopharyngioma and othercystic epithelial lesions of the sellar region: a review of clinical, imaging, andhistopathological relationships. Neurosurg Focus 2010;28(4):E4

索 引
Index

献给

热爱自然科学博物馆事业的朋友们